傷寒論之現代基礎理論及臨床應用

惲子愉 著

Ainosco Press

目　錄

緣起 i
第六版前誌 iii
凡例 v
推薦序（一） vii
推薦序（二） ix
推薦序（三） xi
自序 xv
總論　就現代醫學觀點對《傷寒論》的釋疑和評價 .. 1
本論　《傷寒論》之現代基礎理論及臨床應用 15
第一章　辨太陽病脈證并治上 17
第二章　辨太陽病脈證并治中 51
第三章　辨太陽病脈證并治下 127
第四章　辨陽明、少陽病脈證并治
　　第一節　辨陽明病脈證并治 175
　　第二節　辨少陽病脈證并治 210
第五章　辨太陰、少陰病脈證并治
　　第一節　辨太陰病脈證并治 215
　　第二節　辨少陰病脈證并治 219
第六章　辨厥陰、陰陽易差後勞復病脈證并治
　　第一節　辨厥陰病脈證并治 235
　　第二節　辨陰陽易差後勞復病脈證并治 253
傷寒論病因病名索引 257
方劑索引 275

緣起

感謝多年來支持「惲子愉醫學系列叢書」的讀者和好朋友們，在 2020 年春天，我們決定重新整理出版這套書，由王世興醫師、惲純和醫師、葉姿麟醫師和華藝數位股份有限公司學術出版部的同仁就內容及索引，以當代學術出版的方式，一字一句地校對調整，並陸續交由華藝數位股份有限公司發行。

這套著作是對傳統中醫最重要的幾部典籍用現代醫學理論提出獨到的註解，其中《臨證特殊案件之經過及治驗》一書包含了作者卅多年行醫生涯精彩的病例分享及說明，希望藉由這次的重新出版，可以為苦於尋找傳統中醫與現代醫學之間連結的中醫同好們提供一盞明燈，以求達到知識學問的傳承與推廣傳統中醫現代化的目的。

第六版前誌

各位讀者好，多承各位的愛護，本書至今已經出到第六版了，由於本書是所有書中，最先出版的第一本書，經驗不夠，錯誤很多，雖然在每一版發行前都儘訂正，總是錯誤難免，而讀者各位大雅君子，本來學問就很好，一、二個小錯字，仍能看過去，大量包涵，實在非常感激，但是錯誤總歸是錯誤，必須儘可能改正，此次承連讚興先生大力修改訂正，諒必絕少再有錯誤了。

如今更有可喜的現象，是將以前本書的不完全處作更完善的設計，因為本書雖然可使醫學觀念改善和進步，但在作重點式的思考和瀏覽時，往往混成一片，沒有清晰索引可以查考，以收事半功倍之效，乃由各位研究現代醫學及從事臨床的年輕新進醫師（medical doctor, MD），因為他們對本書所標示的新醫學，頗感興趣，曾經澈底研究過，他們的觀念新穎，透視極精闢如：陳香伶醫師（MD）、陳昭綽醫師（MD）、翁紹評醫師（MD）、李明璋醫師（MD）、張春政醫師（MD）、張其真醫師（MD）、曾慶暉醫師（MD）、陳家騏醫師（MD）、梁景輝醫師（MD）等九位青年醫師，將歷年研究閱讀本書的心得精心編寫成病名病因索引，更由陳香伶醫師（MD）編錄成方劑索引，如此則對本書更有可觀及閱讀的方便，故而除了對連讚興先生之對本書一字不苟地大力訂正之外，更對九位青年才俊好學的醫師，不以所學的為限，更能灑脫地捐棄門戶私見，一切唯以事實、真理，為依歸的精神，唯求更一進步的開拓，更上一層樓的成就，表達衷心的欽佩和感謝。

惲子愉　敬識於自寓

1990 年 7 月

凡例

一、本書按照《傷寒論輯義按》之條文次序排列。

二、《傷寒論》原文前附有號碼如為 1-1-1，第一個 "1" 即第一章，第二個 "1" 即本章的第一條，末了一個 "1" 即全書的總條文，以便對照。

三、本書完全憑新式學理對以前的作家所言絕少採用，但求疾病變化的真相。

四、本書中方劑的煎法除有價值的必須按照的煎法之外，其他一概不錄，因時隔千年方劑之譜法大有出入，幾已全然不同矣。

五、本書每章後的現代醫學參考書非原文全版照錄，須選對中醫合適者，師其大意轉化發揮之。

六、本書除《傷寒論》原文外絕無轉錄、抄錄任何書籍。

推薦序（一）

　　跟隨惲子愉老師（後文尊稱為惲師）習醫近二十餘載，無論在學校講堂上授課或臨床看診，都可以感受到惲師學貫中西、知識淵博、文采風流、講課幽默風趣，臨床經驗功夫一流，治愈各種疑難雜症不計其數，可謂學術與臨床兼具的一代名醫。

　　《傷寒論》可說是中醫典籍裡最重要也是最實用的一本醫書，書中記載之方劑，藥味簡潔、藥效明確，流傳至今仍是許多臨床醫家常用的方劑，日本東洋醫學家更對此書致力研究，臨床使用廣泛，日本藥局常見的漢方成藥製劑，幾乎都出自《傷寒論》的藥方，可見此書之實用性。惲師在中國醫藥學院（現為中國醫藥大學）教授「傷寒論課程」是系上最受歡迎的課程，不僅該年級的學生踴躍上課，其他年級的學生，甚至校外研究中醫人士也都慕名來聽課，因為惲師講解《傷寒論》，不從陰陽五行玄奧模稜兩可的理論來做註解，而是用現代醫學理論、物理化學、血液動力學、流體力學來做闡釋，再配合惲師臨床經驗來佐證，所以上課內容豐富精彩，對學生思想具啟發性，不是教學生死背條文，陰陰陽陽食古不化，由於上課內容扎實，二個學期的「傷寒論課程」都只講解到所有條文的一半而已，整部《傷寒論》精彩內容無法解釋完整，年復一年，讓學生們意猶未盡，所以惲師決定著書流傳後世，指引現代中醫研究一條可行的道路。

　　此書在絕版多年之後，欣聞惲師大公子惲純和醫師及長媳葉姿麟醫師在工作繁忙之餘，花時間再次整理，重新付梓，並增加電子書版本以方便各界

人士閱讀使用，僅以此文來緬懷師恩並致上祝賀之意。

王世興　謹上

2020 年 1 月 15 日

推薦序（二）

　　不平凡的時代，人才俊傑輩出以轉舵改變當世。在中醫源遠流長的洪流中典傳不朽，如扁鵲越人、華佗（二世紀初）、長沙仲景、唐孫思邈（581～682年），迄金元五代學說紛起，明清之時溫熱學說萌興（吳又可、葉桂、吳鞠通、王孟英）。十九世紀開始中西匯通醫家如：唐宗海、惲鐵樵（1878～1935年）《藥盦醫學叢書》，共八輯，其後代惲道周藏書保存，迄國民政府遷台，設立中國醫藥學院（現為中國醫藥大學）始聘于立忠、惲子愉（1927～2005年）為之擎柱，開創新一代中西醫學教育，此乃條件機轉醫學之肇始。

　　惲師在1989年開辦「生命醫學雜誌社」，由門人弟子亟力推廣醫學理念，是台灣早期少數的中西醫學專刊發行，共歷時十年，培育杏壇醫林高手無數，為臨床與理論並進，現代引導古代，台灣本土醫學再創新的楷模典範。惲子愉醫學叢書六冊（1985～1988年）包括《中國醫學基本觀念導論如何選擇治療概論》、《傷寒論之現代基礎理論及臨床應用》、《臨證特殊案件之經過及治驗》、《溫病涵義及其處方述要》、《內經素問真相之探討》、《金匱要略新論》。

　　今有後嗣承志，由惲純和醫師及葉姿麟醫師賢伉儷重刊其著作，嘉惠莘莘學子及醫學同好，可喜可賀，特為之祝記。

承業弟子林鉅超　敬賀

2019年11月下旬

推薦序（三）

　　在今年（2020年）三月接到已故恩師惲子愉的公子惲純和醫師的來電，告知準備再版印刷老師一系列醫學書籍，問我有何意見，當時不自量力想為《傷寒論之現代基礎理論及臨床應用》一書寫一篇導讀，以利購書者方便閱讀，無奈遷移至高雄大樹後，診務繁忙，無法專心於此，實有愧於老師的教導和對純和的允諾。因此簡單提出一些心得和大家分享，讓閱讀者瞭解現代醫學與《傷寒論》的連結在臨床上有其必要性和重要性。

　　首先作者在〈總論：就現代醫學觀點對《傷寒論》的釋疑和評價〉的文章中，非常強調醫聖張仲景所處時代人民的營養與健康狀態，在東漢末年與三國交替時代，「可以說是最艱苦的時期，歷經兵燹、飢荒，人口銳減，整個漢民族幾乎瀕臨消滅的邊緣」。當時許多人是處於長期營養不良狀態，導致維生素缺乏症、蛋白質攝取量的不夠及慢性營養不良性貧血，如此這般將會使組織缺氧而促使心血管系統經常性地行代償作用，一旦患病，症狀就會異乎常人，容易趨向病情嚴重。更何況張仲景時代有大疫，在其著作序文描述：「余宗族素多，向餘二百，建安紀年以來，猶未十稔，其死亡者三分有二，傷寒十居其七。」傷寒屬於外感疾病，在當時的時空背景，「其人的內在環境（internal environment）早已不同於正常的健康人了，其腎上腺素（adrenaline/epinephrine）的分泌及活動力也比較差，簡言之即疾病的抵抗力（resistance）及應變力（stress）都不如常人」。如此情況，創造出醫藥著作《傷寒論》。但同樣針對外感疾病，清朝的溫熱學派如吳鞠通著作《溫病條辨》，其「治病的手段及用藥的廣泛，已較《傷寒論》為進步」。因此代表北方天氣較寒冷的《傷寒論》對應南方天氣較溫暖的《溫病條辨》在處置外感疾病

時,「病人的體質（constitution）及環境（environment）的不同,要占極大的成分」。至此,溫病學派與傷寒經方學派的論爭應可停矣。

《傷寒論》在面對外感疾病時,必須處理當時營養不良的體質及寒冷氣候對機體的影響,接下來它想處理的是什麼呢？書中特別提出西方醫學 Syles 氏的立論,凡任何刺激包括病的感染,應變力的產生可分為三個階段：

一、抑制期（phase of inhibition）：凡突然受到疾病的侵襲,腎上腺素一時不能立刻應變而產生抑制現象,體質愈差,抗力愈低,則反應力亦愈弱。

二、發揚期（phase of stimulation）：對抗病力增強,腎上腺素受侵襲的刺激,開始分泌以抗病,抗病力旺盛。

三、衰竭期（phase of exhaustion）：疾病曠時日久,內分泌呈衰竭現象,抗病力隨之而低落。

以上三點可謂條例分明,《傷寒論》雖不若如此地清晰,但是處處隱約地顯示此種現象。作者試著以太陽應對抑制期；陽明應對發揚期；少陰應對著衰竭期,這可以說是一項大膽的論述和發現,這將現代醫學對感染疾病的病程發展與《傷寒論》進行了連結,並且在疾病發展過程中對處方用藥改善病理條件進行了剖析。這也難怪惲老師可以提出「《傷寒論》中的條文,條條若仔細分辨,與近代醫學吻合之處很多」、「故《傷寒論》者乃對各種疾病發生後,病人因而產生代謝、酸鹼平衡失常,鹽類及體液、循環及腸胃肝膽機能紊亂而予以作調節的一本書」、「方子雖出於經驗,卻能對現代生理病理學的變化,絲絲入扣,故能有效」。

透過《傷寒論》的研讀學習,有是症用是藥,其實是對疾病的生理病理變化進行調節與治療。現代醫學愈進步,中醫藥的運用也就愈明確,這也務實地認識到《傷寒論》與現代醫學連結的必要性與重要性。「使現代醫學在臨床方面及思考方面作更多的活用和開發,是為寫本書的目的。」惲老師的

用心與創新,我輩欽佩不已。「學問之道不居新舊,診案案例是事實。」書中文筆流暢,處處應機,看法客觀符合臨床事實,值得閱讀者細思量。

弟子林建雄

庚子年深秋

自序

　　中國醫學表面上看來非常粗陋,陰陰陽陽非但與現代科學相違背更絕難使接受現代文化洗禮的讀者能接受,其實如果對現代科學及醫學認識較為精確一些,捐棄成見,悉心體會,可知其內涵極為奧妙,涵義極為精深,甚則遠遠超出現代所知者很多,大部分的精義都落在現代醫學尚未發展到的境界,目前崇尚時風,研究原子雷射電腦者眾,更無人去注意到這一門又舊又爛的學問,殊不知此學問雖是舊瓶,裝的卻是新酒,遠超出你想像之外,此乃時尚關係,原不足深怪,等到有一天風轉潮回,自然漸漸有出頭日子。

　　在這龐大而古老的學問領域中有三種人真可稱之謂聖賢而值得推崇。第一種人學問精深,技藝超群,但平日濟世救人,診務極忙,實在無暇寫書,偶然留得一鱗半爪已被後世尊為絕唱,例如扁鵲先生、倉公淳于意先生、華佗先生,他的書稱《青囊書》傳說被人燒了,這亦不過說說而已,真相恐怕未必如此,診務工作的忙碌,已使進餐睡眠都要不足了,無時寫書了,即使近代如葉天士先生,名遍大江南北,僅存的一本《臨證指南醫案》還是門人集體記錄,此書亦不甚高明,又如我老師于立忠先生才學淵博,冠絕一時,臨床技藝之精,允稱一代高手,他也不願寫書,蓋希臘醫聖希波克拉提曾云:「一個醫生,當他開始做醫生為人治病,開始學習做學生,一直到臨死之前的一剎那仍需要學習。」我老師謙沖恬淡,一如當年德國的數學王子,大數學家高斯,雖有很多發明,卻不願意發表,蓋雅達超拔,雅不願置身是非之場,為後世多帶口舌之爭,寫書不過白紙落黑字如此而已,較之音樂及繪畫,容易得多,不屑為之。

　　第二種人乃學問功夫是確實有一套,臨床功夫亦相當精湛,並非不甘寂

寞而沽名釣譽,但此等人,性情雖不如前面第一種的瀟灑,但卻相當直率而熱心,於是將畢生心得全部寫出,全憑良心,實際經驗,讓後世讀者多少可以知道一些治病方法,以便濟世救人,如《傷寒論》的作者張仲景先生即是一例,其他有吳鞠通先生他的《溫病條辨》,說理雖有舛誤,處方甚佳,讀之使人能治病,得益匪淺,尚有俞根初先生他的《通俗傷寒論》,取材豐富,方亦有效,還有傅青主先生他的男女科名字不好聽,但處方別具心得。即以近代論之有張錫純先生他的《醫學衷中參西錄》處方有效,且臨床經驗極為豐富,雖然理論老派,但不拘新派、老派,只在乎開藥精處方妙真能濟世救人,總是一代名醫,事實無可否認,茲再論及我的祖父惲鐵樵行醫治病於上海,治愈過不少難病,也救了不少病人亦是當時的名醫,但他立意較新,很想將舊式的傳統醫學,使之更新,使讀者易讀,而學者更易學,則不致於誤人,則多多病人可以得救,故他的著作除《傷寒輯義按》之外還有很多,也都是實事求是,臨床心得絕對公開,絕對誠實,治愈就是治愈,失敗的也就老老實實說治療失敗,絕不強詞奪理,學者風度本當如此。

第三種人並非醫生而且根本不懂醫,但是按照我國古訓,忠厚傳家,救人一命勝造七級浮屠,他們極為誠實,自稱不懂醫,但家財饒富,乃召集一般懂醫且能治病的好手,聚腋成裘,將古方一一傳錄,細心保存,絕對客觀,不作任何置評,例如王肯堂先生集成的《六科準繩》,汪昂先生的《醫方集解》都屬於此類。

中醫界之所以能存在到現在苟延殘喘者,這三種才藝絕頂,經驗豐富,古道熱腸的人,幫了不少大忙,也可以說是中醫學的中流砥柱,嗣此以後,據我記憶所及中國醫學,便愈來愈退步僵化而漸漸沒落了,究其原因之始,是大家都想寫書,其實我早就說過寫書不過是白底落黑字,可以說毫無困難之處,難在著書的人是否醫界高手,是否臨床治病能得心應手,是否臨床經驗豐富等等重要條件,似乎都可以統統不管,只要寫書、印書就將出名,說其為沽名釣譽,似也不以為過。更有一般人隨便將西醫書上的套語抄上一陣,硬是削足適履塞到中國醫學中去,一味強詞奪理而自己從不治病,寫到這裡

不禁使我想起一位先生，即陸淵雷先生了，陸先生先是拜在樸學大師章太炎先生門下學訓詁之學，章太炎先生亦即章炳麟先生，與我祖父相交莫逆，尤其佩服我祖父的醫道，彼此互相推崇之餘，陸淵雷先生即由章太炎之介紹拜於我祖父門下學醫，章先生是當時一代大儒，既經介紹，只能接受陸先生乃隨我祖父學醫，按理是我的師伯，是我的長輩，不料於民國廿五年，我祖父逝世之後，陸先生乃出版《傷寒論今釋》及《金匱要略今釋》，作書的方式與原則，完全模仿我祖父的形式，而對我祖父攻擊不遺餘力，學問之道，各有所見，單述自己之理由便已足夠又何須以攻擊逝世的老師為能事，大概當時在上海我祖父雖已謝世，影響力仍大，如能攻擊他，自然是高出一籌之意罷，別人可以以學生攻擊老師為能事者，我讀的書不算多，但也不算少，可能還是很少很少以致寡聞少見，遍視中外古今，大概只有陸淵雷先生一人而已，也許可以按西方哲學家柏拉圖說：「吾愛吾師，吾更愛真理」。「吾愛吾師」在陸先生的眼裡是根本談不上了，但即使在吾愛真理方面來講，恐怕問題亦相當多，而更不及其老師罷，因為《傷寒論》此書含義精深，即使現代醫學發展到目前的地步，尚能勉強知其真相之一部，尚不敢說貫徹全部，何況當時在四、五十年之前的西洋醫學，在現代之進步階段看起來不啻是破銅爛鐵，如此中西夾雜，硬拼硬湊，強詞奪理說是非常科學，實在有問題。我祖父當年想貫會中西醫學無疑地是行不通，因為當時的西醫學說和發明還不足以之作澈底的解釋，但是我祖父還有一點好處，非常實在，能解釋就解釋，不懂亦就是不懂，更引證了很多臨床治療實例為憑證。學問之道不拘新舊，診案案例是事實，只要是事實，不論老派、新派總不能否定它罷，故張錫純先生的醫案，我祖父的《臨證筆記》、《臨證演講錄》、幼科、神經症候治療，都有確實的療效，總還值得一看的，否則若不是事實，則張仲景先生的《傷寒論》又有什麼意義呢？陸淵雷先生當時住上海牯嶺路人安里我知之甚詳，他一輩子很少看病，或者可以說從不看病，以賣上述之書及在上海的中醫學校教書為本，那時候做醫生要比現在容易得多，中醫執照隨便申請，考試一了門面，甚至不考試，只須由有名人士介紹略為參問便可獲得，西醫

執照有的是軍醫，有的也有學徒制的，不過正統的醫師當然還須醫科大學畢業，當然陸先生非醫科大學畢業，亦未經西醫實習臨床亦非西醫，夫自己不看病或竟不會看病，可以寫書教人看病，一如自己不會開車，不會烹飪，卻教人開車，教人燒飯，雖是小事自己不會，要想教別人卻行不通，但自己不會看病卻能教人看病在中醫界可以行得通者，何也？蓋醫道非常複雜，可以隨便亂「蓋」，即使學生開藥不靈，亦不致於怪我也。

在中國醫藥學院以前有一位吳國定教授是教《傷寒論》的，吳國定先生學問很好（但學問是別人的經驗，自己的經驗才是自己真正的學問），吳先生對陸淵雷先生推崇備至，謂其書已經科學得不能再科學了，如今吳先生於二年前已經過世，本來陸淵雷先生墓木已拱，吳先生已經作古，若再加褒貶似乎有傷忠厚（不過吳先生我是不知道，陸先生視其所作所為，恐怕「忠厚」兩字不在他的辭典中），但是有些事實我不得不講，否則對買書而喜歡讀書的人士是一種不公平，公私兩相矛盾心理之下，我只能捨私從公，照事實直說了，吳先生與我在同一學校教書，幾達十數年，吳先生事實上是與陸先生相同之處是，他們都很少很少而幾乎從不看病的，所以我建議，凡買一本書必須先知道作者之底細，尤其是醫書性命攸關，非同小可。若此作者作一本著作，更有一本著作論治療論病，談臨床的，可知作者確是臨床醫師，是一位臨床治病的醫師，讀其書自然可以濟世救人，若拿古書東註西註，本身並無臨床經驗，甚至根本沒有一篇文章談及治療及治驗醫案者，讀其書不但浪費精力，假若誤入歧途，害人害己則更為遺憾。自陸淵雷先生為濫觴之後，中醫界著書者多如雨後春筍，著書者比讀書者多，寫文章者比看病者多，看病者又比病人多，蓋中醫師年年考試有出，病人生病都是先看西醫的，請中醫看看無非抱著倖中的心理，故誠心求治的病人有限，豈非醫者比病人多乎，正如一支部隊官比兵多，兵比槍多，槍比彈藥多，真正令人扼腕不已。

本書出版承王世興醫師（MD）為之鼎力謄清校對，更有林鉅超醫師（MD）及呂宗憲醫師（MD & master of science [MS]）之幫助，方能早日出版，非常感激，特此向三位致謝。

本書出版草創，掛一漏萬，在所難免，不盡其處，尚乞各界大雅，不吝賜教為感。

惲子愉　謹識於自寓

1985 年 9 月 21 日

總論
就現代醫學觀點對《傷寒論》的釋疑和評價
（本文脫稿於 1977 年 4 月 7 日）

　　中國醫學自古以來有數千年歷史，一般為前人所推崇備至者可分為醫經及醫方二門，前者多談「病理」和經絡如《靈樞》、《素問》、《難經》等。是以經絡學說為主，偏重於針灸的治療，雖然《內經》中偶見有少數方藥，多為簡單的單味藥，後者是以《傷寒論》、《金匱》為主，實為後世方劑的源由。尤以「傷寒」部獨立稱之為《傷寒論》。歷代註家近百位，各持己見，各有千秋，莫不以遵經尊古為主題，稱之為天經地義的經書，為後世治醫者所必讀，更稱《傷寒論》、《金匱》的方劑謂經方，其所以別後世醫家所開的時方，《傷寒論》非但我國古今治中醫學者奉之為圭臬，而日本東瀛醫家不拘是古代或近代，甚至明治維新後的新醫者，都對此書具莫大的興趣，而致力研究之。現代醫學學者所以對此書嚮往實因此書具有與一般中國古醫書特別不同的優點，是：

一、此書對病直接論症，絕少涉及五行六氣種種玄奧的理論，使人便於研究，因為論症比論脈要可靠得多。

二、此書雖然論及脈理，但對脈理、脈學種種，玄妙模稜，徒亂人意的辭句，似乎有意儘量避免，所以相當實事求是，與後世醫家大談陰陽脈理以治病的方式，迥然不同。

三、書中所載的方劑與辨症，相當嚴格，都能絲絲入扣，處方甚為簡潔明瞭，有是症用是藥，隨症加減絕不含糊而臨床應變又極為靈活可作後世治醫者的典範，更便於治現代醫學學者的研究，因其有路可循，有案例可辨。

《傷寒論》既是中國醫學皇皇典籍中的一部出類拔萃的好書，所以此書的著者張仲景被尊稱為醫聖。更有人說半部《論語》治天下，一部《傷寒論》可以治萬病，按理說應該對後來的治醫有很大的幫助了，但是事實上並不如此，這一部好書變成了令人不解的奇書，因為臨床上及研究閱讀上發生了很多疑問，概要言之可分為下列數點：

一、用《傷寒論》法則治病有時可一方而愈，但大半都是用傷寒方之後，非但病不能全愈反而病勢加重，我國傳統一向尊師重道。薄今而厚古，對古人述說極其尊重，不敢懷疑古聖的不對，認為此病非屬「傷寒」，乃是醫者自己診斷錯誤，當然治療就發生問題。

二、認為與地區有關，乃揚言江南無真「傷寒」只有「溫病」，大凡「傷寒」之發都在山高水深、人煙偏僻的地區。

三、認為與病人的體質有關，故傷寒方只適宜於藜藿之體而不適宜用於膏粱之軀，也就是說適合於貧窮的患者，而不適合於養尊處優、環境良好的病人。

四、《傷寒論》所述的各種症象，除了部分常見的之外，部分症象都為後世少見的，更有好多奇怪的病，如結胸及厥陰篇的熱三日厥二日等，不一而足，甚為費解。

五、《傷寒論》整部書對處理誤汗、誤吐、誤下之警語甚多，散見於各篇，因而誤以為凡病都由誤下、誤吐、誤汗而起，於是後世醫者畏汗、畏下、畏吐，假之以藉口云，某醫用藥錯誤，某藥太冷，某藥太熱，某藥太克伐，甚至某藥太補，相互攻訐，盈篇累牘聚訟紛紜，莫衷一是，治病不負責任，以不死不活為原則，不求有功，但求無過。

六、以現代醫學的眼光來看，《傷寒論》所說的傷寒絕非指我們內科或傳染病學所講的腸窒扶斯（typhoid fever）的傷寒，也非指一般現代醫學所講的傳染病，古醫籍將「傷寒」歸諸曰發熱類門，所謂「傷寒者皆熱病之流亞也」，有人認為《傷寒論》所說的「傷寒」頗像流行性感冒（influenza），但流行性感冒在內科學的傳染病章中至多不過十幾頁，

便可交待清楚解說明白，何致要如此長篇大論，使人墜入五里霧中，莫名其所以。

七、因之中醫儘管大捧而特捧《傷寒論》，尊之為經典，但是大都均口是心非，真正用傷寒方治病的少之又少，一般都用時方或者溫病方，而對用傷寒方治病的「傻瓜」稱之為經方家，其中含有明褒實貶之意，認為專唱高調，不切實際也。

八、《傷寒論》對病之變化敘述至為詳盡，可稱費煞苦心，而後世所見此種種情況絕少，即使誤汗、誤下、誤吐，也不致於嚴重到如此程度，未免使人橫生疑竇，而病情變化的機轉（mechanism）又極不易明瞭，所知既不澈底，所行就難免錯誤而生曲解。

九、《傷寒論》以六經為分類，其症狀仿古之經絡例先後分太陽、陽明、少陽、太陰、少陰、厥陰等六個階段，以論病變化的程序，自不同於《內經‧靈樞》經絡的命名，但何以整本《傷寒論》大半本幾乎占全部的二分之一以上，都講的是太陽病，陽明病就講得很少。其他四經尤其是厥陰篇，幾乎都是略為交待，便稱了事，其篇幅極不平衡，此種現象究以如何解說。

以上九點不過概其大要而已，事實上疑問之處正多，凡對中醫稍有涉獵之人，心存的疑點恐怕還不止此數，若要解說此種種問題，老是在古人的註解上下功夫，在故紙堆裡翻跟斗，沒有辦法得到結果，於是不得不就現代醫學的觀念加以分析，庶幾可有較為明確的答案。

凡研究《傷寒論》首先要注意的應該是《傷寒論》的時代背景及當時的生活情況，使我們能知道當時的病人和以後的病人，甚至現代的病人，有什麼不同，才能解決種種疑點。

張仲景是東漢末期的人，與華佗同一時期，正處於東漢及三國的交替時代，漢民族在這一個時期，可以說是最艱苦的時期，歷經兵燹、飢荒，人口銳減，整個漢民族幾乎瀕臨消滅的邊緣，根據史家的考證，當時中國人口只有幾百萬人，因為人口稀少，曹操破匈奴之後將北地的胡族遷居中國

北方諸地。華胡雜居中原以後到晉代造成五胡亂華的局面，故當時的情形，即在民間最流行的小說《三國演義》中也可以看到人民掙扎於生死邊緣的慘狀，生活困苦達於極點，終年飢饉，營養不良，當時一般達官貴人也是朝不保夕，古人既不知營養為何物，憑當時情況來判斷，營養也好不到哪裡去，大凡長期營養不良，其可能發生的情況，大概可歸納為：一、維生素缺乏症（avitaminosis）；二、蛋白質攝取量（protein intake）的不夠，尤其是動物蛋白；三、慢性營養不良性貧血（nutritional anemia）。

營養不良並非單指缺乏某一種物質，某一種物質不明顯的缺乏可能又影響其他物質的代謝，因此使其他物質亦缺乏，就依維生素缺乏來講，症象明顯的單一種維生素缺乏症，除在文化落後的原始民族見到之外，很難發現，我們臨床所見是：一、根本毫無症象，診斷須持特別的程序和試驗；二、症象完全不像維生素缺乏症，當然診斷的動機都無由開始；三、確實診斷為維生素缺乏病在內科學所論及者，都為極度缺乏，非臨床的材料，而維生素（vitamin, Vit.）中以 Vit. B 之種類最多，而其著見的缺乏現象反而較少。Vit. B 為代謝之輔酶（co-enzyme）Vit. B_{12} 更為脊髓神經及神經鞘（myelin sheath）安定之一種不可缺少的物質，又是惡性貧血（pernicious anemia macrocytic anemia）所缺乏的因子之一，Vit. C 是抗壞血病的因子（scurvy），Vit. D 對鈣之代謝，Vit. A 對眼結膜及上皮細胞的角化具有關係，Vit. K 及凝血酶原（prothrombin）協同為抗出血因子，諸如此類，不一而足在生化代謝章中條例分明，因篇幅所限，不復贅言，但是真正發生急性貧血或出血時，我們就無暇來考慮缺乏何種 Vit.，總以輸血為上，因為健康人的血液中有各種正常因素可以暫時幫助病人度過難關，可知整體性的治療遠較分門別類的來得急需而管用，循上所述，《傷寒論》中的患者究竟缺何種 Vit.，我們不能知道，但在條文中所記載的病變，有好多可以從他的症象上推測而得之。

至於蛋白質則動物蛋白較植物蛋白更適合於人體的營養，我中華民族對動物蛋白的攝取量本來就少，目前尚且如此，於古為更烈，故不及食肉的游牧民族強悍而具衝動，是以七億人口的文明大國，一連再三地受制於北方少

數的游牧民族令人十分感慨，整個民族的蛋白攝取量雖非主要因素，但也不失為可參考的資料，《傷寒論》的時代當然更為缺乏，蛋白質本為胺基酸（amino acid）鏈所構成，人身上有八種胺基酸自身不能製造，必須由食物中攝取稱之為八種主要胺基酸（8 essential amino acids）。主要胺基酸之攝取也不能單憑某一種缺乏而專補某一種，必須同時補充讓身體自己發生調節作用而重新調節，否則效果就差或竟無效，而蛋白質為身體組織結構的必須物質，更是組織修護和成長的必須物質，血紅素（hemoglobin）是蛋白質，血漿是蛋白質，其他酵素（enzyme）、內分泌（hormone）、抗體（antibody），乃至基因（gene）無一不是蛋白質，蛋白質更影響滲透壓（osmotic pressure）的變化，體液（body fluid）包括細胞外液（extracellular fluid）及細胞內液（intracellular fluid）的平衡，內分泌又影響人身電解質（electrolyte）之平衡，如醛固酮（aldosterone）及抗利尿激素（antidiuretic hormone, ADH）更對水分的保持和排泄具有莫大的關係，再深一層來講，人體之結締組織（connective tissue）及細胞間質（stroma）等皆由蛋白質所組成，在生化方面，往往一有變化牽連全局，即使科學昌明的今天，其不很瞭解處仍很多，然而一般蛋白質的缺乏，若非極度缺乏，在身體代償（compensation）充足的條件下，可以無病，其人只能用一句籠統話言之，所謂身體比較虛弱，其抗病力自較常人為低，一旦生病或受感染，到代償失敗，敗象畢生，變化極多，《傷寒論》的病人就是如此，而我們目前在醫院看到的貧病（malnutrition patient），在不生病時照樣工作如常人，一旦患病各種不足現象於焉叢生。

復次談到貧血（anemia），營養不良性貧血的情況不同，隨地理、隨食物營養之攝取條件而異，除了正血球性貧血（normocytic anemia）屬於急性出血及溶血所致之外，營養性貧血，一般可分為血球變小性貧血（microcytic anemia）及血球變大性貧血（macrocytic anemia），前者是鐵代謝不良，後者是 Vit. B_{12} 及葉酸（folic acid）之不足，鐵離子（Fe^{2+}）降低使某種細菌的活力（activity）及侵染力（effective power）增強，如白喉菌（diphtheria）及痢疾菌（bacillary dysentery）即為一例。Vit. B_{12} 缺乏所造成的貧血實非 Vit.

B$_{12}$的缺乏，其主要因素，乃在胃液中之內在因子（intrinsic factor）之缺乏，故無論任何一種營養性貧血，都與腸胃道的吸收機能有密切的關係，腸胃道的消化機能，目前已為現代醫學所確認是與情緒有關，與年齡有關，與氣候有關，腸胃因是自律神經的主要分布區，故對血流、對心臟即所謂心胃症狀（Roemheld syndrome），對膽囊，有時膽囊結石與心臟所發生的狹心症（angina pectoris）殆幾不可分辨，現代醫學均知甚詳，同時消化機能又隨胃腸道之黏膜壁的生理狀態及消化酵素的生化狀態而變動，凡此又與平時攝取食物的種類及其長期的習慣性有連帶關係。如嬰兒因多飲乳汁其凝乳酶、乳糖酶（lactase）就較成人為多，消化酶之多寡則以其人的飲食種類及習慣自動調節，腸胃的黏膜亦具自動調節的功能，因營養攝取的不注意，調節功能即降低而失常，所以偏食可以使人致病，而感染之種類常因其食物不同而不同，輕度慢性的貧血雖不如血液驟然減少之症象立顯，因為身體有代償機能的存在，僅有或全無些許輕微的症狀，然胃腸之衰弱乃成其必然之現象。

一、平時輕微的症狀一旦患病可立轉嚴重者

（一）組織之缺氧（tissue hypoxia）：一組織之氧本為血液所供給一般體能組織（somatic tissue），如肌肉其能量供給（energy supply）的糖代謝（glucose metabolism）本來是缺氧狀態，與心肌之高氧狀況不同，如今貧血而氧之供應更少則氧分壓降低（$O_2 \downarrow$），使乳酸（lactic acid）增加所以肌肉容易痠痛，代謝產生之酸（metabolic acidosis）刺激呼吸中樞運動時生呼吸困難，故《傷寒論》常有頭痛、關節疼痛不可近者、四肢煩痛、四肢難以屈伸等語。

（二）大腦因動脈氧之低下而呈過敏狀態，其人常有頭重腳輕之感，更有失眠不安感、精神緊張等症伴見《傷寒論》中具有日夜煩躁不得眠，心中懊憹反覆顛倒，夜而安靜（因夜而代謝降低所需之氧，相對地需要減少）。

（三）末梢神經缺氧，使人有麻木沉著之感，而《傷寒論》有身重、四肢沉重、振振欲擗地等句。

（四）缺氧恆令人生消化道失常之症象如胃口喪失，腹部不舒，《傷寒論》有腹脹滿、腹大滿、不能食、食即吐等語。

（五）肝臟及腎臟在長期慢性貧血的缺氧狀態下，由機能測驗（liver and kidney functional test）略見機能障礙的現象，故《傷寒論》有小便難、胸脅苦滿、腹滿時減、減不足言等現象。

二、代償的機轉（Compensatory Mechanism）

因為要使組織得到充分氧氣則心臟血管系統（cardiovascular system）大概可分三種方式作代償：（一）末梢血管擴張（peripheral vascular dilatation）、（二）心臟搏出的反射增強（reflex increase in cardiac output）、（三）增加血液中之氧使之儘量進入組織（increase oxygen extraction from the blood perfusing the tissue）。

要滿足以上的條件，則心臟的收縮力及心跳率必然須加強，俾使收縮壓加強，而末梢血管之抗力降低，又使舒張壓降低，心臟的跳動非與脈搏之搏動為一致，乃生所謂脈浮而緩的現象，蓋收縮壓高輕取即得謂之浮，舒張壓低脈管之緊張度降低乃謂之緩，加以末梢表皮血管有時常擴張之趨勢，故容易出汗而體溫擴散，己身之代謝低而熱量產生不足，一旦感染而發熱，汗因蒸發而使之物理性的表面溫度降低，則成了汗自出而惡風，凡心跳率高而脈搏壓低之循環則稱之謂動量過高性循環（hyperdynamic circulation），病人恆感心悸（palpitation）胸部不舒感，故《傷寒論》有心下悸，臍下悸，病人雙手自冒心、心煩等現象。

貧血者的循環變化是心臟及大血管產生渦流現象（turbulence），促成其產生之因素有二：一、心跳加速則血流加快；二、血液濃度低亦即血之凝滯度低（viscosity of blood）而血液密度（blood density）亦較低，其與血漿的

相互關係滲透質的配合，是不同尋常的，在此特別的條件下以及前述種種條件下，其血球較一般健康者為脆弱，感染後由於病原體的毒素（toxin）等關係，則易生溶血現象（hemolysis）則成《傷寒論》所謂的發黃、陽黃、陰黃等現象。

以上所述種種，若經誤下則因鉀（K^+）發生變化，誤吐、誤汗因鈉（Na^+）發生變化再配合脫水（dehydration）的變化，乃生肌肉無力，腹部膨滿，肌肉痙攣，大便不通，復因鹽類及水分之失常（disturbance of electrolyte and fluid）加上細菌毒素則成神昏譫語、循衣摸床（delirium and disorientation），脫水使血液循環滯流，靜脈回流受阻，乃生血管循環系統衰竭現象（collapse of cardiovascular system），重者《傷寒論》稱之為亡陽，輕者稱之為陽不足，當急溫之云云。

如是觀來，則此人平時所以無症狀，並非是健康者，不過是得代償條件，看起來無病而已，為維持這代償的代價，則其人的內在環境（internal environment）早已不同於正常的健康人了，其腎上腺素（adrenaline/epinephrine）的分泌及活動力也比較差，簡言之即疾病的抵抗力（resistance）及應變力（stress）都不如常人，不要說以現代人生活水準來評論當時人，即以明清時代，或竟三國時代以後的人，其生活水準就遠較當時為佳，所以傷寒方用之治一般「熱病」，往往不效且禍不旋踵，因云傷寒方皆熱藥（熱藥都是興奮代謝，促進營養價者）適宜於虛寒的「傷寒」而不宜於化熱的「溫病」（原因為《傷寒論》中別有一條提到「溫病」認為「傷寒」與「溫病」是兩種不同的病，那末「傷寒」與「溫病」是否兩者而一呢？倒也未必盡然，因為中國醫學代有創作和發明，不可以說它毫無進步，清代的溫熱學派、治病的手段及用藥的廣泛，已較《傷寒論》為進步，又是所作的書如《溫病條辨》、《廣溫熱論》等充滿陰陽玄理，穿鑿附會則遠較《傷寒論》為差，中醫從來就沒有病的觀念，只是以症論治，與現代醫學的以病論治，實事求是的謹嚴態度，相差太遠，硬要辨別，徒爭口舌而已，平心而論病人的體質（constitution）及環境（environment）的不同，要占極大的成分。

張仲景時代的人，體質既如此之差，平時勉強維持，若一旦有病，或者既一旦發生感染（infection）不論是何等感染，因為沒有病的觀念，可以說隨便什麼感染，流行性感冒？或者輕得如日常所謂的傷風感冒（common cold）那樣的病，其體能之應變條件已經非常有限，便可以變端莫測，試想當時的醫學程度，當時的「寶貝」醫生又喜歡用簡單而峻猛的方劑，予之以妄發汗、妄吐、妄下，更亂加針灸（當時的針多用火針，當時的灸乃著肉灸，其痛苦與炮烙之刑相差幾希）。甚至以火薰之，以冷水灌之，幾乎像以酷刑逼供的犯人，而不再是病人了，病人若不延醫診治或許還可能自己不藥而愈，若請醫生則醫生與屠夫相差不遠，於是紕漏百出而一塌糊塗，難怪張仲景本人在他《傷寒論》自序中也感慨萬千了，於是他「乃勤求古訓，博采群方，撰用《素問》、《九卷》、《八十一難》、《陰陽大論》、《胎臚藥錄》，併《平脈辨證》，為《傷寒雜病論》。」（其實這是古時士大夫的習慣，喜歡尊古，藉此以壯聲勢門面，張仲景的方劑必是根據當時臨床實驗而來，似非從《素問》、《八十一難》等古書推斷來的，否則無此實效），書中大部分著重於救誤、救逆，所謂逆誤無非針對誤汗、誤下、誤吐、誤被火針而汗下吐等。結果在一般病人似乎沒有像《傷寒論》所說的如此嚴重，所謂汗不過是促進循環，以散體溫之高熱。下不過是使大便通暢，去腸中宿糞，亦即使病原體所產生的毒素部分滯留於腸內者，一舉而清除之，藉以調節其腸內之菌群（bacteria flora）及大腸桿菌（*Escherichia coli*）之過分繁殖，減輕腸子的負擔，消除腸壁之緊張，吐法今已少用，針灸已離內科方劑而別具一格。總之並無對病原體，直接發生消滅和撲救的作用，所施的手段都為間接的，或者說是旁敲側擊的，所以根本不能在實驗室的試管內產生效果（*in vitro*），也不能用動物試驗而證明其有效（*in vivo*），雖然有些方劑也不乏有些消炎抗生的作用，但力量有限，與現代抗生素的力宏而效速，使用範圍的廣大，相差何至千里，因之實在很難為治現代醫學者和醫師所接受，蓋現代醫學源出歐洲。自十八、十九世紀以還 Louis Pasteur 和 Rudolf Ludwig Karl Virchow 等名家輩出，其發軔乃針對歐洲歷次大疫研究的結果，所以對細菌及病原體感染之研

究極為精細,以解剖、組織、生理各科為手段而求其變化之道,重點在病原體的感染、發炎的處理、公共衛生、預防免疫,到今為止,雖然因抗生素的輝煌發明,細菌得以確實廣泛地控制,而傳染病學已不若以昔的重要,但仍為其重點,殆無疑義,《傷寒論》既以「熱病」為標榜,而「熱病」多半為感染之病,而連發病、致病的病原體都不知道,又如何能治病?但是事實告訴我們,《傷寒論》的方是能治病的,不單能治小病且能治大病,用方絕精還能治我們認為不能治之病,我們認為須開刀動手術的病,靈活應用漢醫方劑,可以不動刀圭全部治愈且無後遺症(這不過是偶見的事例,並且還要漢醫高手方克辦到,一般賣祖傳秘方的江湖郎中不在此例),事實不容否認,真理只有一條,於是我們認為中國醫學其醫書滿紙玄理,實不足取,所以能治病有效者必是藥的關係,我們應該集中全力去研究藥,中藥的研究自民初肇始直到現在,雖然略有收獲,其結果並不令人十分滿意,所費不貲,所得有限,不禁使我們望洋興嘆,愛莫能助了,實則兩者的基本立場頗有距離,其中的障礙和誤解,當是:

一、中國醫藥之治療,非單味性精專的治療,乃多元性配合所得的複雜效果,我們研究實驗的是單味藥,即使是單味原藥,其成分十分複雜,我們所講的是有效成分,其他一概摒棄,殊不知摒棄的成分中尚有很多作用,因為我們的生化程度還不能真正瞭解它的涵義,而此種作用正為中國醫方可資利用,以作配合調節以治病者。如麻黃一味,我們知道有效成分為麻黃素(ephedrine)有擴張氣管以定喘,收縮末梢血管可略升高血壓,力量亦很有限,升壓作用遠不及腎上腺素如此而已,效果雖顯,利用範圍變狹,如麻黃之效用僅限於麻黃素的範圍中,恐怕即使精於用麻黃的高手如張仲景輩處方治病也要捉襟見肘,一籌莫展了。

二、漢方所得的綜合治療效果,非直接撲殺某病的病原菌,乃對發病後,身體之調節,使發病所生的逆生理現象解除而達到治療的目的,其用藥複雜,每一味藥的力量不須極重,而今我們用單味的濃縮劑,或者提煉有效成分劑,使之於受實驗的小動物,其致死量(lethal dose)降低,致死

率升高，無怪除了發生些許效果之外，動物先興奮後麻痺，最後死亡，對臨床幫助不多，而對此藥使用的涵義也莫名其妙。

三、動物的頭腦，生活環境遠較人類為簡單，可以用作為細菌感染（bacterial infection）及血清免疫（immunity and vaccination）的研究材料，但不能用之作慢性病的研究材料，如消化道潰瘍（peptic ulcer）。以前曾想盡方法都不能使之生潰瘍症直至最近用電流刺激其大腦皮層（cerebral cortex）後方始生潰瘍，人類的情緒、生活條件、應變環境極為複雜，單用動物作試驗似未能盡如人意。

四、中國醫學是醫藥混為一體的產物，而我們醫藥分立，研究藥的不一定懂醫，研究醫的更不懂藥，於是產生隔膜，無法得心應手，相輔相成，也無法啟發研究的靈感。

五、中國醫學的治療標準是以人與病的綜合關連為前題的個別治療（individual treatment），非一般性治療（general treatment），易言之某方對某甲有效，對生同樣病或同樣症象的乙可能效差或竟全然無效，必須另起爐灶，理由是乙之體質條件（constitutional condition）與甲不同，此話怎講，其實這種情形我們也是屢見不鮮的，如某「特效藥」臨床效果優良達90%，則為什麼這10%無效，我們無法說明，又如消化道潰瘍，據統計在幽門與十二指腸接口（antrum）為最多，胃小彎（curvature minor）次之，胃大彎（curvature major）最少，這種現象，我們也無法說明，只能說統計如是而已，漢方之所以錯綜複雜，便是一種暗示，同樣的一種病有數十張方劑，同樣的一張方劑又可以治不同的病。

六、現代生化學（biochemistry）及生理病理學（pathophysiology）尚在發展階段，尚不足以窮病變之理，漢方是積數千年對人試驗的結果，乃是醫與藥相輔而成的產物，並非單論藥物治病，如今天的針灸，可以不用藥也能治病，其理由迄今不明，可見我們的學問尚不能達到某一深度。

凡諸種種問題，實極難得一結論，然而要明白其真相的「近似值」則對中國醫學的瞭解可奏事半功倍之效，而《傷寒論》為瞭解中國醫學的門戶，

以六經為分類，亦即太陽、陽明、少陽、太陰、少陰、厥陰，分述病的六個階段，這六個階段並不一定盡見。一般來講只有三個階段，太陽、陽明、少陰而已，前人亦謂三陰合一，實即為少陰，而太陰、厥陰是其備份的分支，又云「三陽皆實三陰皆虛」，但何以太陽篇，篇幅如此之多，其他五經很少，厥陰篇只略具數條，依古書作解釋，前人的注釋盈筐盈籮也無法講出其所以然，此即中國醫學所以漸漸沒落的主要因素，若以實證的方法來看便可有一個較清晰的觀念。

所有的動物包括人類在內，對外界環境所發生的變化，為了適存（adaption）都有應變的能力，此能力的產生乃恃腎上腺素的分泌，根據 Syles 氏的立論，凡任何刺激包括病的感染，應變力的產生可分為三個階段：

一、抑制期（phase of inhibition）：凡突然受到疾病的侵襲，腎上腺素一時不能立刻應變而產生抑制現象，體質愈差，抗力愈低，則反應力亦愈弱。

二、發揚期（phase of stimulation）：對抗病力增強，腎上腺素受侵襲的刺激，開始分泌以抗病，抗病力旺盛。

三、衰竭期（phase of exhaustion）：疾病曠時日久，內分泌呈衰竭現象，抗病力隨之而低落。

以上之點可謂條例分明，《傷寒論》雖不若如此地清晰，但是處處隱約地顯示有此種現象，故六經之六個階段，其實只有如 Syles 氏所說的三個階段太陽、陽明、少陰，何以太陽症占如此廣大的篇幅呢？大概可以認為是：

一、「太陽」可以說是各種感染的前驅期，疾病種類很多，古人又不認識病，當然捉摸不定，變化可以隨時發生，其症狀複雜，故不得不厭其詳地來論述之。

二、「太陽病」中醫認為是足太陽膀胱經，其實與《內經・靈樞》的足太陽膀胱經風馬牛不相及，不過習慣沿用其名以解釋其「水道」、「水分」分利的問題，當時人身體條件差，所謂 Syles 氏所述的抑制期亦較長，夜長夢多，更加以蛋白質缺乏，血液循環不良，病毒的侵犯，如火燎原，

而誤汗、誤下、誤吐復火上加油，發生前述的脫水，鉀、鈉、氯的代謝紊亂（低血鉀 [hypokalemia]、低血鈉 [hyponatremia]），血管循環系統失常（disturbance of cardiovascular system）甚則衰竭，產生神經及血管種種症狀。

三、蛋白質失常，營養不良，平時勉強維持，疾病促發其機限（trigger），腸胃機能本來衰弱，復加肝腎機能之障礙，乃生各種併發症（complication），或者本有伏病（underlying lesion）乃一併發作，故其演變極繁不可思議。

四、由於輕度貧血之氧的不足，復加疾病侵害的細菌、毒素以及代謝毒素乃生酸中毒（acidosis），缺氧（hypoxia）現象更為明顯，大腦缺氧而生種種之虛性興奮。

《傷寒論》乃根據種種變化，逐一謀取對策，故太陽篇包括將近全部《傷寒論》二分之一的篇幅，那末其他五經呢？其他五經不可以與第一經之「太陽經」作等齊觀，不是說太陽經有那麼多，其他五經必須等量，或至少也須差不多的量，若作如此想，那末張仲景是江郎才盡了，無奈醫學不是文學，不可以持才創作的，乃是實事求是的，其他五經實已包括在太陽篇內了，其他五經之設，不過意猶未盡處，再加以申述而已，五經中除了陽明症按中醫歷來的立說都認為是實證，很像 Syles 氏所說的發揚期之外，內中帶有部分論及腸胃機能及黃疸（jaundice）之症象，以及少陰症的泛論代謝低落、體力衰竭期之外，少陽、太陰、厥陰之經不過是備文而已。

《傷寒論》中的條文，條條若仔細分辨，與近代醫學吻合之處很多，今限於篇幅，不能一一詳述，故不失為一部好書而非玄奧莫測的奇書，故《傷寒論》者乃對各種疾病發生後，病人因而產生代謝、酸鹼平衡失常，鹽類及體液、循環及腸胃肝膽機能紊亂而予以作調節的一本書，現代醫學對此也非常注重，不過《傷寒論》所注重的範圍較廣，應變和處方較為靈活，所以然者則又不得不歸功於藥，但藥須源自方，方子雖出於經驗，卻能對現代生理病理學的變化，絲絲入扣，故能有效，如以現代的解剖（anatomy）、細菌

（bacteriology）免疫、內外科教科書來衡量它，《傷寒論》可謂一無是處，無怪現代醫學學者認為它不能治病，若以生理病理學、生化學、神經作用（function of nerve system）、血液循環血管調節種種情況來觀《傷寒論》，則《傷寒論》的確頭頭是道，其唯一無可避免的缺點乃是古人對病的不認識，只能求諸於症，知病治病易於解決，就症治病，情形就愈演愈複雜，故較為難，其方效果明顯，藥力峻猛，因以症象診斷沒有把握，故一般中醫都不敢輕用，現代醫學界所努力以赴的最大目標，也是要建立症狀與病的關係，歐美諸大醫學家在著書立說的序文上都有如此的要求期望，常讀《傷寒論》可使我們的思想活化，對我們的醫學教育由背誦而理解大有幫助。

從前人生的病現代人可以不生，諸如傳染病、營養不良病，現代醫學突飛猛進，包括營養、治療、公共衛生、免疫，預防醫學早已將之解決。從前少見的病，現代人患之者，比比皆是，諸如精神病、慢性病、神經衰弱症、高血壓、心臟病及代謝失常症等，《傷寒論》或更廣泛一些來講中國醫學，其發軔之初，反頗和現代病的標題相接近，是值得注意和研究的。

中華民族，智慧甚高，是一個善於發現的民族，其發現之深與精奧，現代醫學有時尚不足解釋之，故非為不科學，乃落在科學尚未發展到的階段上，現代醫學進步愈深，則愈與其接近，針灸即是一例，我們讀古醫書，其說理固然屬不可解，其所述的症象是可靠的，其用的方劑是有效的，若以科學醫藥補其不足的論說，則無異是一個正待開發的寶藏，尚請研究新醫學諸賢，開明豁達諸公，揭棄門戶之見，則必有所成也，總之張仲景之不幸，乃碰到那些「怪理怪氣」極難侍候的病人，費盡心機，傷透腦筋，張仲景之大幸者乃對此種種病變都有處方以應付，這些處方應用於後世的患者真是集其大成，所以尊之為醫聖。

本論
《傷寒論》之現代基礎理論及臨床應用

在寫此書之際我們首先應該感謝的是現代醫學的發展，由於發展飛速，很多以前不能解釋的現象，現在都可以詳為解釋，《傷寒論》中有很多晦澀之處，現在都可以清空如畫，但是要研究中國醫學，明白而確實地掌握其治療機轉，單憑醫科學校的病理、生理、解剖、內外科學問，似乎尚不足應變，我們更需要進一步地對下面學問有所認識，如生理病理學（pathophysiology）、臨床氣象學（clinic climatology）、顯微流力學（microrheology）、血液動力學（hemodynamics）、神經生化學（neurobiochemistry）等。

研究《傷寒論》並非只對古老醫學加以整合，而是使現代醫學在臨床方面及思考方面作更多的活用和開發，是為寫本書的目的。

第一章
辨太陽病脈證并治上

1-1-1 太陽之為病。脈浮頭項强痛而惡寒。

　　《傷寒論》及《內經》等古醫書都以六經作分類，內涵的意思很深以後當一一詳論之，如今在開始的時候不適宜作詳細的討論，所以可將六經的分類當做現代醫學的分類，如神經系統、消化系統、內分泌系統等相彷彿，但後者易於學習瞭解，前者不易掌握，然而亦有他的好處，在臨床時候，有統一連貫之妙，不過學習起來比較困難，對初學者而言，更是莫名其妙。

　　古人認為六經即太陽、陽明、少陽謂之三陽經，太陰、厥陰、少陰謂之三陰經，陽主外而陰主內，故陽症為輕、陰症為重，又以為太陽主人一身之表，陽明主人一身之裡，以為風寒感染先由太陽受病謂之外感，再由外而漸漸傳至內部，先皮膚而肌肉而內臟，至內臟後稱為陽明，其實乃是想當然的說法，為便於初學者而設，因為一般人均可以體會到凡人受冷受風之後，便發感冒，似乎是風寒從皮膚侵襲的，其實人之所以受感染，不外由於下列幾種途徑：

一、上呼吸道感染（upper respiratory tract infection）：此種最為普遍。

二、腸胃道感染：此種亦普遍，但一般人不認為是感冒。

三、泌尿生殖器感染：此種較少，如性病。

四、皮膚接觸：更少。

風寒之侵襲，實在是其人早已經有感染，一般多為病毒感染（virus infection），再加以受冷，經過感染後抗體已經下降，受冷使抗體更下降，症象乃見。

　　既已感染，人體發動抗力，其唯一的手段當然是發燒（fever），如此代謝率因發燒而增加，大凡體溫增高一度脈搏增速十次，假若脈搏之頻率增快，振幅與平時相同，顯然地脈搏跳動力增強，如此則醫者較易於測候到似乎脈浮在皮膚上一樣，所謂輕取即得謂之浮（浮脈乃脈搏強而容易體會，脈搏強度＝脈頻率×脈振幅，如今頻率增加而振幅不變，當然脈搏的強度大大地增強）。脈搏的測候有許多條件，並非單候脈就可以知道某病如何云云，真正欲知道病況，必須除脈之外尚須參照許多條件，所以《內經》云合色脈可以萬全，《難經》亦云見而知者謂之神，聞而知者謂之聖，問而知者謂之工，切而知者謂之巧，神聖工巧，以巧為最差，亦就是說候脈的參考力最不足考，即使現代醫學的 X 光、心電圖等也要參考病人的條件才能下斷語，否則難免流於妄測，單憑脈斷斷不能確定病，必須配合臨床條件及經驗，方可作參考，以後會更詳細地論及茲不贅述，所以至少在候脈的時候，要看看病人的體質（constitution）是簡單的要求，譬如婦人體胖，脂肪沉積者手臂上都是油肉，當然脈沉，體瘦者脈較易候得，可稱脈浮，常運動者筋肉型體質者，脈亦浮，斷不可一概而論。

　　項強頭痛，剛發燒時一般以鼻子受感染為最多，因為諸凡感染正如前述以上呼吸道感染為最普遍，而鼻子乃首當其衝，故在發燒的時候，鼻炎是最初的感染，病毒非獨使鼻黏膜發炎，且在鼻縱膈之處的細胞能分泌大量的組織胺（histamine），鼻炎多涕，其鼻涕並不一定從鼻孔外流，多半從鼻後腔反流到喉頭，甚至波及扁桃腺而生扁桃腺炎，鼻黏膜下之微血管循環（microcirculation）受抑制，可以波及眼睛由淚腺管受感染而淚多，或從喉黏膜漸漸下降，沿上鼻腔之黏膜，而喉頭而氣管，甚則旁及耳咽管，各部分充血，病者感覺有火辣感，由於代謝升高，代謝物一時排泄不及，更由於組織胺及病毒之隨顱外血管（extracranial blood vessels）循環之擴散，乃使環項

肩背肌肉均生痠痛，又因發燒，身體之溫度突較外界四周環境的溫度相對地較高，乃有怕冷惡寒的感覺。

1-2-2 太陽病。發熱。汗出。惡風。脈緩者。名為中風。

　　此處發熱較前一條之發熱為低，因為有汗可以疏散部分體溫，所以體溫亦不至於太高，脈搏不致於過速，神經應變之刺激不大，所以脈和緩。

　　一般的出汗大概可以分兩種：
一、熱汗：可疏泄體溫，一般人都能瞭解。
二、冷汗：非疏泄體溫之汗，乃是神經緊張所致。

　　在真正神經緊張的時候腎上腺素（adrenaline/epinephrine）和正腎上腺素（norepinephrine）因應變應急即大量分泌以應付當時緊張之環境，故使末梢血管收縮，使肌肉血管因應表皮末梢血管收縮而自然地擴張，故反而不出汗，如以圖解來看時，應設在 a 階段上而緊張狀況一直上升至最高點 P 後，開始和緩，所以經 P 頂點後下降，乃從和緩而進入鎮靜，是漸漸的平靜期，因緊張狀況已經過去，在此時則大量出汗，俗語所謂嚇得我一身冷汗，在講此話時，必然驚嚇緊張已經過去，然後表皮血管緩和肌肉血管擴張的血液，循環迫使之向外推，乃至渾身是汗，這種汗是冷汗，冷汗一般情況多出在手掌心及腳掌心，如今全身出冷汗，可知其人緊張度偏高，一般身體虛弱如《傷寒論》時代的人，蛋白質攝食不夠，內分泌係蛋白質所構造，如鄰苯二酚（catecholamine）的量不夠，亦即是說，腎上腺素分泌量不足以應付一時感染的刺激，同時亦不夠刺激肝臟，使之把肝醣（glycogen）轉換成葡萄糖（glucose）以應付緊張之必需，故血糖驟然不夠，易出冷汗，現代人感冒身體差者也有這類情形發生，但仍屬少數：
一、老人：腸內蛋白質不正常，異性蛋白增加。
二、小孩：水分不易保持，易脫水，故糖分亦不易保持。
三、婦女：神經質者居多，且內分泌每個月有更動，不及男性之穩定。

有時還可以見到如此情形，晚上腎上腺素分泌不足，常會引起腰痠背痛，故婦女、老人常見此症。

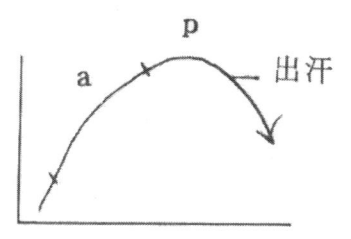

惡風與惡寒情況又有些不同，蓋出冷汗，本來已感全身發冷，所謂毛髮直豎，毛骨悚然，如果再加風一吹，使汗蒸發，而蒸發再奪去部分體溫，病人自必極為惡風，怕風矣！

1-3-3 太陽病或已發熱。或未發熱。必惡寒。體痛嘔逆。脈陰陽俱緊者名為傷寒。

本條的「傷寒」及上一條的「中風」均為《傷寒論》中特有的名詞，與腦中風的中風和腸熱病的傷寒（腸窒扶斯 [typhoid fever]）完全不同，「傷寒」、「中風」並非是病的不同，實則是二者而一的病，不過症狀不同而已，產生症狀不同的理由為傷寒者，腎上腺素反應快，肝釋放葡萄糖快，有應變充分條件，人體的緊張度提高，大凡緊張度提高，不須認是病理情況，但就生理方面的健康人而言也有上述種種症狀，如徹夜不睡，必然為渾身痠痛、怕冷、頭暈、噁心，何況再加病之侵襲，故知「傷寒」與「中風」不同處乃是「中風」的腎上腺素分泌不夠，所以一感染便呈衰竭現象，而「傷寒」感染是有腎上腺素大量分泌，故脈陰陽皆緊，發熱必然惡寒，不發熱而將要發熱之緊張亦可使之惡寒，體工以發熱的手段使免疫力升高，以抵抗病毒，端視病情嚴重與否而定，病情的嚴重與否，又須視病毒毒素的厲害與人體的抗力充分與否而定，同樣的發熱惡寒，有發高燒而惡寒很厲害的如革蘭氏陰性菌（Gram-negative bacteria）的感染，多發於骨盆腔中，女性較多如腎盂炎、腎炎等，比較輕的如普通感冒之類。

體痛嘔逆的機轉（mechanism），總括言之，無非是感染 → 發燒 → 循環增快 → 代謝加速，葡萄糖由而代謝成二氧化碳及水，或乳酸，乳酸對肌肉是一種刺激 → 體痛，而嘔逆為：一、鼻涕倒流入胃；二、發燒時，白血球對胃壁具浸潤作用（infiltration），於是乎胃口大差，嘔逆發作。

1-4-4 傷寒一日。太陽受之。脈若靜者為不傳。頗欲吐。若躁煩。脈數急者。為傳也。

上面第一節已經講過古人認為病是由外面皮膚傳入內部的，一般人似乎常常說受了風寒而發病，事實上由外面肌膚感染入者相當少，大都是由上呼吸道最多，消化道其次，傳入人體經過血液，或淋巴的散播乃至全身而使病發作，都是由內向外發的，不是由外向裡傳的，清代的溫熱派無論處方以及理論都較《傷寒論》高明多了，他們認為溫病由口鼻入，與現代醫學所持相同，現在姑論《傷寒論》的說法，假設病是從外傳向內的，則太陽主人一身之表，故太陽先受之，假如脈搏很平正，沒有其他症象，則證明人體之抗力能將病毒克服，或感染很輕，當不足以引發疾病。

假設是欲吐，脈搏急數，人很躁煩，正如前幾條所述的情況，須知病勢已經升高了，但是《傷寒論》須要符合他的學說，說病勢已進為傳經，所謂傳經與不傳經如此而已，並無很深的含義。

我們現代醫學遠較古人所述為精細，一定要硬說傳經尊古尊聖，似乎無此必要，救治病人乃是第一要務。

1-5-5 傷寒二三日。陽明少陽證不見者為不傳也。

本條已經講得很清楚，無須再加以釋義，但是有一點必須說明，即在醫學方面很多情況都只具或然性，必然性必須要條件很多方能確定，並不一定二三日陽明病（腸胃現象）及少陽症（神經、肝膽症狀）不見就是不傳，此條備作參考而已，並非不易的經典。

1-6-6 太陽病。發熱而渴。不惡寒者。為溫病。

此條提到溫病，卻使後世醫者掀起軒然大波，中醫分成溫病派和傷寒派，互相攻訐，聚訟紛紜，殊不知所爭論的都不是病的不同，只是症象不同而已，白白浪費了很多時間和筆墨，因為中醫根本就沒有病名，只憑症象治療，事實上發燒一定會怕冷惡寒，僅時間長短不一而已，傷寒怕冷時間長，溫病怕冷時間短，病人甚至連自己都沒有感到怕冷，僅感覺精神委靡不振，一過之後便發熱而怕熱，此非病不同，乃病人對病的反應不同，原因有二：一、氣候不同（地理條件）；二、人事不同（營養條件、生活條件）。東南沿海氣候溫和，營養好勞動少，生活複雜，蛋白質攝取量多，所謂膏粱之體，中醫認為是陰虛火旺，病一發便作火化熱化，亦即所謂溫病，動量少者腸胃動量隨之也差，生活較為散漫，蛋白質已多攝取，一旦感染，在腸胃內迅速發酵，而發生的症象，自然較血糖不足，營養差，蛋白少而勞動多的人，或者在內陸氣候，體溫與氣候有明顯差異的情況所發生的症象，大不相同，此類病症稱之為溫病，以別於傷寒。

1-7-7 若發汗已。身灼熱者。名曰風溫。風溫為病。脈陰陽俱浮自汗出。身重多眠。鼻息必鼾。語言難出。若被下者小便不利。直視失溲。若被火者。微發黃劇則如驚癇。時瘈瘲。若火熏之。一逆尚引日。再逆促命期。

按理發汗本為退燒，因出汗後體溫必然因疏泄而降低，如今發汗後帶動代謝之升高，腸胃道之發酵，使大腸桿菌大量增生，腸中細菌共存之生理條件為之不平衡，故知用藥退燒，其用藥之本質，很有問題，如用消炎、鎮靜、退燒劑，不致於發生這種現象，若用《傷寒論》太陽病之方劑，此等方劑本屬調節血液循環，增加抗體之興奮劑，當然不一定適用，一般人詬病傷寒方服之使人病情反而加重，在前言序文中已有提及，創江南無真傷寒之說，其實真正的癥結，乃在古人的由表傳裡說，沒如現代醫學知道明確的病情傳播路線，可知病毒及一切感染經由淋巴血液循環傳及全身，由內而外者，再用

刺激劑，增快帶動傳播，勢必如火燎原，一發不可收拾，故經發汗後身體灼熱，病情就此而加重，脈陰陽俱浮，汗自出，代謝高度興奮，因病而興奮，藥又加之再興奮，體溫升高，高燒病人，當然極為困倦，身重多眠，喉中懸壅垂下垂，一如常人白天辛苦工作後晚上鼾聲大作，並無兩樣，語言懶得講，若用溫病方可以立刻見效，其消炎、退燒，或如用點滴也可以奏效於一時，若大量用點滴高燒可以降低，但燒卻一直長時間不退，其理由以後再詳細解釋，按理腸胃有積不清，可以用消導清理藥，使漸漸有大便則燒可以退清，如用猛劑瀉下，古時用瀉藥均甚峻烈，結果積滯不出反而因瀉而脫水，使緊張度更升高，腸胃道之動量因下後而降低，脫水而小便不利，則直視，為排尿尿道括約肌緊張，失溲即略有遺尿，而真正尿卻有排不出之感。

被火即是用艾灸，古時灸法是將大把艾放在皮膚上著肉灸，在國畫上有一張灸艾圖可以見一斑，病人如受炮烙之刑，極為痛苦緊張，緊張之極血管強烈收縮，再加疾病的高燒，血液中開始溶血，紅血球（red blood cells）大量崩潰，膽紅素大量溶出，則成溶血性黃疸，神經劇烈震撼乃有如驚癇時，瘈瘲等恐怖驚駭現象，若再用火烤之治病，非再是治病，簡直是謀殺，如此醫生，不看任其自然發展還比看醫生要好，不但古時候如此，方今情況也差不多，誤治一次，還能苟延殘喘，再誤治便將送命。

1-8-8 病有發熱惡寒者。發於陽也。無熱惡寒者。發於陰也。發於陽者七日愈。發於陰者六日愈。以陽數七。陰數六故也。

怕冷的原因，不外乎有下列幾種：

一、前述的發燒與外界環境之差異乃怕冷。

二、因病變而腎上腺素起以抗病，即腎上腺素大量分泌，表皮血管因緊張而收縮，故怕冷。

三、感染來勢極速應變能力來不及應付，血糖來不及大量製造而怕冷，此時用糖最好，其實一般性感冒用赤砂糖，鼻涕多過敏用揮發性的蔥白，再加生薑幾片使血管擴張，畏寒情況降低，緊張亦隨之而降低，此即中醫

所說的透發，使血液循環重獲平衡，抗體於焉而產生，傷風感冒即用即好，不必看醫生以勞師動眾。

不發燒而怕冷：

一、代謝率降低，如心搏力不足，肝機能降低，胃腸道消化酵素（enzyme）不能發揮作用不吸收。

二、體內水分不調節，來自內分泌不調節，多半由於氣候關係，氣候劇變，病者自律神經不如常人反應之快，無法適應其速率，因為人體所需的能量為三磷酸腺苷（adenosine triphosphate, ATP），一天的需要量幾乎近十五公斤，而全部能量用於細胞內外液滲透及血管滲透上幾達百分之六十以上，用於日常生活活動不過其餘的百分之四十而已，由此可知其關係人身安危的重要性。

至於發於陽、發於陰、六日七日等，乃古時候流行陰陽五行的通說，於今早已不必耿耿於懷了。

1-9-9 太陽病。頭痛至七日以上自愈者。以行其經盡故也。若欲作再經者。鍼足陽明。使經不傳則愈。

此又是一條外感之變例，頭痛、發熱、鼻塞、噴嚏、咳嗽中醫認為是外感中的表證，所謂太陽主一身之表，嗣後見高燒、便秘等一切腸胃症象，云由表傳裡，病由太陽而傳陽明，其實根據現代醫學觀之其理甚明，所謂表症無非是上呼吸道感染，其感染的條件，絕非單純外來的風寒因素，乃是由上呼吸道感染後由淋巴、血液由內達外，更因上呼吸道感染，涕痰很多，不一定全由喉頭、鼻孔向外排出，乃至倒流入胃，為感染性的異性毒蛋白，故繼而發生腸胃症狀。若成頭痛，良久又無腸胃症狀，外感不會一直持續不退，身體自行調整而全愈，此不過是較輕度普通感冒而已，假若略有腸胃症狀，不很嚴重者，調節腸胃道之動量即可奏效，故鍼足陽明，就針灸而言，足陽明胃經的足三里是針灸的大穴，用處正多，不如以足三里為主，隨症配穴，當可濟事，針足三里可以安定腸胃，因為：一、蠕動之不正常使腸內化學成

分（chemical components）隨之而變化，如腸中菌群之變化，大腸桿菌異常繁殖，可使高燒。一般平時由腸壁滲出影響婦人之內生殖器可以白帶不斷，光用沖洗及外塞白帶片，使陰道黏膜多生刺激，而黏膜抗力更降低，使白帶不斷。二、腸內含有大量多胜肽類（polypeptides），如substance P、肌酸激酶（creatine phosphokinase, CPK）、鈴蟾肽（bombesin）等，此類物質之分布不單單在腸內，在脊髓、在腦部都有密集的分布。假如不調節，腸子逆蠕動上及肝膽而嘔吐，腸子膨脹多氣，增加腹背壓力，乃致腰痠背痛。

流行性病毒感染有其有利及不利之條件與人體之抗病力、氣候及一切環境條件，互為利用，互為因果。

1-10-10 太陽病。欲解時。從巳至未上。

人都知道中醫對氣候時間的變化非常注重，以前認為玄而不可思議，如今已被一一證明，並非空中樓閣，先對中醫的時間觀察加以說明，較有意思，中醫對於一年廿四節氣（農曆），以前部分高手中醫見病危的病人都可預先測知其死亡之時間，百不爽一，中醫尤其對一年中四大節氣，特別強調二分二至，所謂春分、秋分、夏至、冬至，在一天中比照一年也分四大時間，即黎明、中午、落暑（或黃昏），以及子夜，現代學說發現人的腦中有時規設定（circadium），其對自主神經，內分泌及各種酵素的活動均有一定的影響，而用藥促發的難易度以自主神經系統（autonomic nervous system, ANS）最容易，內分泌次之，酵素則更難，以後會詳細論及。

影響自主神經因素有：

一、內在環境：受外來環境的影響，諸如天氣、氣候、情緒等影響，在《內經・素問》中講得很詳細。

二、生理上變化：月經故婦女影響較男性為多，月經來潮時，心理相當的變化，影響生理變化，產生諸多婦科方面的困擾，又可因生理變化，月經來時女性荷爾蒙分泌亢盛，其平日可保護血管，強健心臟，故女性在生育年齡，得心臟血管病者甚少，但此種內分泌物可使鈉（Na^+）滯留，

使水分連帶滯留，鈉更可使小血管產生收縮現象，因之情緒不良，睡眠不好，更多過敏病如皮膚病、香港腳等，經來時必然大發。

ANS 的變化很容易看出，若論酵素在消化道常見食後飽脹、瀉等，在其他處很難看出，女性常患的紅斑狼瘡（systemic lupus erythematosus, SLE）如對以上三者的關係有明確地瞭解，用中藥亦可不難控制之，通常醫生不論中西醫都對《內經》強調氣候的七情六慾，如何傷人，未免過甚其詞，一般情況判斷絕無此類情況發生，固然不錯，在正常的健康人自己身體能調節，但在病人，尤其嚴重病患者，則必然加重，台灣節氣的變化少，不若大陸變化之巨，如夏季天氣炎熱，代謝較低，甲狀腺荷爾蒙分泌因之而減少，故《內經》云「夏至一陰生」，又云天氣熱人體應之以寒，冬季則反之，代謝高，甲狀腺分泌旺盛，以對抗外來之寒冷，所以寒帶的動物，內分泌豐富，磷蛋白高，都為中醫的上品滋補之物，夏季時肝機能低落，甲狀腺機能卻降低，所以濕使抗力差，熱使代謝率低，濕熱併發，夏季生腸胃病、肝炎的特別多，反觀冬季因表皮血管循環低落，內部代謝又高，腦中風、腦血栓者較多。

而今已經確實證明人體上經過歸類，有兩大類物質與時間很有關係：

一、血管興奮素（vasostimulatory material, VSM）為鄰苯二酚來自腎臟，中醫所謂腎者先天之氣，腎氣當上升。

二、血管抑制素（vasodepressor material, VDM）來自肝臟，中醫早已謂肝氣當條達而下降，此二者用之於調節血管之收縮及擴張，更從而調節人體之血壓。

VSM：鄰苯二酚、腎素（renin）、血管收縮素（angiotensin）等。

VDM：來自肝臟對血壓具抑制作用。

所以中醫之治高壓不以降血壓為能事，因為降血壓，未必能治高血壓，若從以上兩處著手，血壓可以調節得頭頭是道，以後再說。

一、VSM：吾人知道鄰苯二酚中的腎上腺素及正腎上腺素對人體的活力及抗病力具有很大的關係，此物之分泌從早上八點開始漸漸升高，一直到下

午三、四時之後則漸漸下降，到半夜則降至最低，俗云天亮前後，特別黑暗，也有其內在影響，所以腦中風、腎臟病（renal disease）、心臟病，半夜死亡率較高。

二、VDM：在黃昏時最高，同時黃昏落暑時肝機能最低，吾人可見黃昏時，有人精神大差，昏昏沉沉。

故一般疾病不止是所謂的太陽病欲愈時刻，大致在早晨過後一直到黃昏以前那段時間中。

1-11-11 風家表解。而不了了者。十二日而愈。

風家在中醫中涵蓋範圍極廣，故云風為百病之長，風數行而善變，正如在現代醫學中炎症的炎字（-titis）範圍一樣地廣，而二者之間確有非常密切而微妙的關係，如外風：受外來之邪，像病毒體之傳染，內風：凡是中醫認為鬱生濕（炎症血管擴張，血流滯慢，血漿蛋白及白血球從血管壁滲出，乃腫），濕生火（由血管血流滯鬱乃生熱，生紅乃痛），火生風（由於炎症產生各種症狀，尤其是神經症狀），由於二氧化碳積聚，氧代謝較低落，則火大生風，所謂風除了炎症之外，當有許多過敏性，免疫性疾病統統稱風，用風藥謂之風能驅濕，其理不喻自明，有些肝炎在大風大雨之後觸發；進行性肌肉萎縮症（progressive muscular atrophy），由病毒引起，神經性病毒有時可潛伏於人體達24年，說不定在24年偶因傷風感冒而發病，又如肺炎（pneumonia）後若不調理，身體功能極差而難愈，以後再詳述之。

風家，可知家者乃常常之意思，即病人常常患感冒之意，此類人本來抗體不足，經屢次感冒，感冒雖愈，但腦中仍迷迷糊糊，精神不爽。可知病後腦所需之代謝基準物不夠，亦即氧與醣不夠，腦之用氧用醣率為全身器官之冠，經過感冒發燒，當未全部恢復，如果隨其自愈須要十二日之久，張仲景時代如此，後世醫學大為進步，根本不必硬等十二日，一如現代醫學對一般病之善後也，沒有什麼好辦法，不過打營養針，吃些維他命等與張仲景時好不到哪裡去，倒是後世的中醫對此大大地有所突破，缺氧及醣，必用補中益氣湯或清暑益氣湯可以治愈。

1-12-12 病人身大熱。反欲得衣者。熱在皮膚寒在骨髓也。身大寒。反不欲近衣者。寒在皮膚熱在骨髓也。

　　古醫書的說理，大部分有問題，以現代醫學眼光視之，當然是笑話，但以今笑古實在無多大意義，吾人坐飛機笑古人騎馬，用槍炮而原子彈作戰笑古人舞刀舞劍，此人本身似乎有問題，茲不贅述，但在症象上則可以作參考及研究，寒在皮膚，熱在骨髓，熱在皮膚，寒在骨髓，自然不足取。

　　身大熱反要得衣（陽極似陰）即所謂是客觀的而我們所認同的熱，體溫劇急上升，乃極嚴重的感染，如革蘭氏陰性菌之感染，此菌的內毒素（endotoxin）極為厲害，可使人發高燒，此類細菌多在人體之下焦，比較髒的地方如腸子、骨盆腔等，若發生骨盆腔炎（pelvic inflammatory disease, PID），或腎盂炎等腎病，可以高燒惡寒，臉色青白四肢冰冷，一般言之，素食者腸中多革蘭氏陽性菌（Gram-positive bacteria），肉食者則多革蘭氏陰性菌，故常發盲腸炎等及以上之疾病。

　　身大寒反不欲近衣者，為心臟病及肺心病，心收縮搏動力降低，血液集中在中樞、腹腔，致末梢血管收縮，靜脈回流降低，此時腎上腺素等分泌均降低，脈快而強，為心力衰竭之前兆，腎衰竭也有此現象，所謂陰極似陽也。

1-13-13 太陽中風陽浮而陰弱。陽浮者熱自發。陰弱者汗自出。嗇嗇惡寒。淅淅惡風。翕翕發熱。鼻鳴乾嘔者。桂枝湯主之。

　　《傷寒論》的開宗明義治療第一方，當詳細討論之，首先從更廣的醫學範圍作討論，陰陽二字，一向非但為現代醫學家所詬病，更為中國古文化解釋一切自然現象所詬病，亦是妨礙中國文化發展的最大障礙，至少很多人士認為如此，陰陽可以隨便翻滾幾無至境，直言之可以說毫無責任感，立論說法不負責任，無法使人信服，無法使人學習，其實考察古人的環境，便可知曉古人是先發現有某種自然現象，也就是說先發現某種事實或者某種結果，理由不明，有些事實，即使現代科學如此發達，理由仍屬不明，但現代學者較為誠實所謂知之為知之，不知為不知，是知也，不知道就是不知道，古人

卻不是如此，硬講一套道理，陰陰陽陽，隨便胡講一通，對學生可謂敷衍失職到極點，而古代的學生，恪守於傳統的尊師重道，不敢說一個不字，「我愛我師，我更愛真理」，只有希臘學者柏拉圖教法，東方學者連做夢都不敢想的，所以只能囫圇吞棗，認為老師的學問真正了得，我等智慧不及，只能嘆感存之了，但是老師愈說愈玄，說到連自己也不懂，反正沒人反駁，沒人敢發問題，全部照泡，於是天昏地黑，一塌糊塗，後世讀其書者一頭霧水，不知所云，好在張仲景還比其他學者好得多，只有前面幾句陽浮陰弱⋯⋯陰弱者汗自出之後，論的都是症狀及病情，發熱自汗、惡風鼻鳴、乾嘔，自是事實，太陽中風前面條文已有相當的解說，如今更作深層檢討，中醫之所謂太陽，所謂表症，實則是任何感染的初步，感染的病因可以是任何原因，在上呼吸道首當其衝時，從鼻子到喉頭的黏膜面，先鼻腔而漸經喉頭，由發炎而充血，黏膜的底面因密集的血管（吾人可見正常的黏膜呈深紅色可知血管密集的程度），因充血而循環不良，血管因充血而擴張，血液因血管擴張無力而滯留，黏膜面上分泌細胞（goblet cell）因氧氣供應不足，而大量分泌黏液（吾人可見人臨終時候，喉頭痰聲轆轆實則呼吸漸漸因呼吸中樞衰竭而缺氧，黏膜分泌細胞產生大量分泌而致此），故而痰多涕多，鼻子、喉頭呈灼熱感（因充血而灼熱，因而二氧化碳增加，額外的血管更為擴張而血液滯留），人非常疲倦因為相對地缺氧氣，此處所謂缺氧非絕對的缺氧症（anoxia），不過因呼吸受礙而略呈缺氧而已，若說一定要找到血液中二氧化碳濃度增加，氧氣濃度低下的話，則此人早就呼吸困難要戴氧氣罩了，有時我們必須體認到，我們永遠落在病的後面，我們對疾病只有盾牌防守，被動挨打的分，我們沒有矛槍作積極的攻擊疾病，而且老是病先走三步，我們只走了兩步，老是落後，此種局面的形成乃是我們堅持要有證據，當 X 光上，化驗報告有了證據，疾病早已遠超過我們或竟一發而不可收拾了，所謂上工治末病即寓意於此，否則沒有病還要你醫生來治豈非笑話了，故而鼻涕多而鼻鳴，加以涕多不及全部外流而大量倒流入胃，尤其小孩根本不會吐痰，全部積聚於胃中，發燒乃使胃中組織胺增加，更使白血球浸潤，於是鼻鳴乾嘔，

嗇嗇惡風，翕翕發熱，在中風節中已經談過，但是翕翕發熱的意思是熱不甚高，因為有汗出故熱不高，出的汗是冷汗，一派衰萎現象，全由於血糖之不夠，一方面責成於腎上腺素不足以應交感性興奮而降低，另一方面由於胰島素突然升高，使糖分解不足以應付胰島素之消耗，血糖不足則出冷汗而畏冷，針對之治療乃用桂枝湯。

桂枝湯方：桂枝去皮三兩　芍藥二兩　甘草炙二兩　生薑切二兩　大棗劈十二枚

上五味㕮咀，以水七升，微火煮取三升，去滓，適寒溫服一升，服已須臾，啜熱稀粥一升餘，以助藥力，溫覆，令一時許，遍身漐漐，微似有汗者益佳，不可令如水流漓，病必不除。若一服汗出病差，停後服，不必盡劑。若不汗，更服依前法。又不汗，後服小促其間，半日許，令三服盡。若病重者一日一夜服，周時觀之，服一劑盡，病證猶在者更作服。若汗不出，乃服至二三劑，禁生冷黏滑，肉麵五辛，酒酪臭惡等物。

桂枝湯是補劑，營養調節劑，略帶有去風寒之角色，人身所需營養的三大要素醣、蛋白質、脂肪，脂肪對人的影響是間接的，蛋白質須長期病之消耗時，方發現不足，屬慢性病例，唯有醣可以即時發生病變，故低醣病者，必畏冷，出冷汗，生虛脫現象。《傷寒論》時代病人體力差，即使一旦受輕微之感冒，腎上腺素之糖解仍不足應付，亦即體內之代謝無法立時使肝中之肝醣轉化成葡萄糖，桂枝湯即針對此而發，更佐以熱粥以輔助其藥力，所謂發汗實則是順生理作用而已，桂枝湯不必純用在發汗上，一般醣不夠為應變力使神經緊張，但過後則出冷汗，前幾條已述之甚詳，容易產生緊張者體內非獨醣不夠，平時蛋白質攝取亦不夠，因為主要胺基酸在人身亦為轉化成醣的重要環節，脈緩是副交感神經緊張度升高之故，副交感神經興奮，使胃腸蠕動亦增加，其後果使胃泌素（gastrin）、腸促胰泌素（secretin）、膽囊收縮素（cholecystokinin）、胰酶素（pancreozymin）增加，胰島素因之而增加以分解血糖，乃使血糖益形不夠，故桂枝湯為對肝腎調節之大方。

一、桂枝：擴張表皮血管，運健腸胃，根據人之條件而調節，當時情況在出汗則有汗能止，當時情況無汗則無汗能發（何以有此情況容後當更詳論之）。

二、生薑：興奮血管運動神經，其味辛辣使血管神經反射（reflex）增強（一如吾人食辛辣之物汗必大出）使鄰苯二酚增加，因為擴張表皮血管，不失為對中樞神經鎮靜之一種間接方法，與直接鎮靜中樞神經方式不同，條件亦不同，但效果顯著，故與桂枝配合用。

三、芍藥、甘草：鎮靜血管，尤其對靜脈血管效果顯著，故如人爬山運動後疲勞素亦即乳酸之積聚於肌肉，使腰痠背痛，單用大劑芍藥、甘草即可立效，此處與桂薑配合同用，使該興奮處↑，使該鎮靜處則↓。

四、大棗：增加糖分，其效果絕妙，非一般葡萄糖靜脈注射（intravenous therapy, IV）可以比擬，蓋更有對血小板、紅血球有很大作用（容後述）。

桂枝湯是張仲景最拿手善用之方，蓋當時營養一般性缺乏也，故為營養調節劑。

一、老年人：營養缺乏，當今飲食非營養物之缺乏，乃營養物之不能代謝，善用桂枝湯可改善之。

二、小孩：（一）生長快速，營養需求大。（二）小孩子細胞間隙（intercellular space）大（隨年齡大而間隙變小，愈老則愈小），水分進出容易，常因發熱生病，使水分調節度下降，容易脫水，桂枝湯用之於先可避免後一步的不利現象。（三）內分泌系統尚未健全發展，抗體發育，免疫力亦不全部長成。

三、女性：大部分在生產年齡的婦女，不拘在工業先進國家營養有多好，總常略有貧血現象。原因是：（一）月經關係，月經之血雖非正常之血，但對血紅素，多少有影響。（二）缺鐵離子，由月經少量流失之。（三）胃口總較男性為差，蛋白質攝取量較男性總是少些。（四）活動量亦較男性為少。

以上均為無可否認之事實，故而一般社會上部分女性，尤其國人，常見臉色蒼白，血管神經反射較差，產生脈搏軟弱、易於出汗、多恐與緊張，甚至常出冷汗、白帶多、眼冒金星、頭眩、冷熱調節不良。

　　諸如以上，桂枝湯都能得心應手治愈之，如此說來假令患感染真正發熱發燒的病人用桂枝湯，非但不能治愈，反而加重病勢，自是不錯的了，中國醫藥治病的條件非常複雜乃應生理變化之勢而發，故藥力的作用與治療的效果並不一致，這所以研究現代醫學者絕對不能承認理由之一，用實驗室動物實驗絕對無法獲得結果之原因，乃是二者條件根本完全不相同，出發點亦不同，幾乎南轅北轍，但是真理只有一條，欲明瞭其真相更須再作詳盡之評述，茲不嫌贅篇幅，從遠處著手，我們不要先從《傷寒論》的桂枝湯，先談談中醫婦科方面有一張非常有名的方子云保產無憂散，俗名十三太保，此方的功用是生產困難時可以催生，有流產威脅時可以保胎，保胎和催生是絕對二樁不能相容的事實，吾人知腦下垂體後葉的催產素（oxytocin）作強烈收縮子宮，為催生用，以黃體素（progesterone）作安定抑制子宮收縮，用於治療流產，此二物，水火不容，豈能同用，保產無憂散以現代醫學眼光看之，實在非常可笑，可稱荒唐無稽，但是精細深辨之，有其精采不易之深理，事實上婦女在生產時其生理現象即有將胎兒排出體外之趨勢與努力，她本身並非沒有催產素，如果沒有此物何來子宮收縮發生之陣痛，流產情形則反之，當流產之際，胎兒未成熟，母體必然竭力保護之，此非沒有黃體素，如果沒有黃體素則無法著床，授胎發育胎兒，由此可見非無以上諸分泌荷爾蒙，乃在緊張當口此荷爾蒙派不上用場，作用受抑制而已，如果分析保產無憂散中既無黃體素亦無催產素，不過有促進骨盆血流循環，鎮靜脊椎神經等輕描淡寫的藥物，能收如此宏效者，乃當時之局面，所謂生理之勢使然耳，無非在緊急幫助其荷爾蒙一臂之力而已，而且只要如此就已足夠，根本無須勞大駕猛打催產素或黃體素，所以中藥之用乃見勢而發，以環境不同而用藥不同，正如下棋、柔道決賽般，先須看對方情勢而定，故醫者處方對生理病理變化之熟悉，要高人一等，全靠活變與現代新藥實驗製作方式完全不同，豈可以偏

概全，一筆抹煞之乎，由此可知桂枝湯之有汗能收，無汗能發，自須看病人病勢之趨向而定，生理條件與一般粗淺的物理條件不同，活體血管先擴張則以後的反應必為收縮，反之亦然，神經先抑制嗣後必興奮，先興奮嗣後必抑制，此即所謂調節，乃生物活體必具之現象，桂枝湯不過從而幫助之而已，並非真正有此作用，此所以治中醫較為困難之理由。

　　復次中藥之有效絕非單味藥，將單味藥分析幾無一是處，而且現代生化學的程度尚不足以全部貫徹，中藥之所以有效者乃在其方劑，而方劑之所以有效者，乃由於當時情況之判斷和決定，決定的條件是由於精窺生理病理變化的細則，正如開始列出諸學問之條件而來，如說某藥 A 有 α、β、γ 治療的幾種條件，但是效果都很弱，或竟幾乎令人無法置信，因為在實驗室與動物身上無法證明，我們復發現另一種藥 B，具 θ、φ、α、β、γ 的效果，要達到明顯的效果，A、B 同用則 α、β 效果極明顯產生優良的治療作用，中醫藥的效果是綜合而非分析，綜合許多藥物產生的結果，在數千年歷史，案例上有精確的事實紀錄，臨床活用有各自的經驗，陰陰陽陽可以隨便亂講，但是發現的事實多半為真，從而分析自然可以得益匪淺，故以上桂枝湯的各種藥物功用，並非從中藥分析中得來，乃是從中國古醫籍及一般名醫臨床方案，再加自己經歷的經驗方劑對病的分析而得來的，復再配合現代醫學較精深的書本及最新的醫學會議（seminary）等得來，絕非隨便在西醫書中弄幾個新名詞任意套用，硬充時髦，或者本身根本無臨床經驗也不能治病，隨便弄幾本書來移西補東，以釣名沽譽，醫學之道日新月異，我等不過是拋磚引玉而已，但所述所書要有根據，才是真正的臨床者，乃敢一布腹心，絕不可欺蒙讀者也。

1-14-14 太陽病頭痛發熱汗出惡風。桂枝湯主之。

　　《傷寒論》常有一個習慣即某一症象或病症連續數條討論之，此處自不例外。

頭痛顯然係顱外血管充血所致，原因為鼻涕因鼻分泌液感染而分泌旺盛，無法排出。因在鼻縱膈處的肥胖細胞（mast cell）多，含大量組織胺及血清素（serotonin），使人發汗臉紅，此二者可使血管壁細胞釋出前列腺素（prostaglandin）而致頭痛。

若喉頭扁桃腺腫發炎，直接者可使喉頭痛，乃喉頭黏膜炎腫，間接由上述的血行流散關係，使項頸後牽痛，以桂枝湯調節血行，緩解緊張，但唯一條件為汗出惡風，是屬緊張血糖降低或汗為冷汗。

1-15-15 太陽病。項背強几几。反汗出惡風者。桂枝加葛根湯主之。

桂枝加葛根湯方：葛根四兩　麻黃三兩去節　芍藥二兩　生薑三兩　甘草二兩　大棗十二枚劈　桂枝二兩去皮

此處有一點前節未提及必須一提者，古時之度量衡制度遠較現今者為少，古量一兩大約抵現在的七分六釐，此點不可不知。

項背強几几，問題在頭項部肌肉有強直感，原因為鼻黏膜肥胖細胞大量分泌過敏的組織胺而引起，能影響鼻黏膜者，並非是鼻子本身，鼻子受涼，很少發生抗力低下受感染現象，最能觸發鼻子感染過敏之風，乃在風直接吹在肩背上、後項肩背，風池、風府大都在此，對冷極敏感，吾人突然受涼，不知不覺雙手會交叉搭在肩背上，圍巾、披肩之所以特別在此處要保持暖和，人人都有此共識，此處受寒立刻打噴嚏。葛根具抗過敏作用，組織胺由肥胖細胞中分泌出，肥胖細胞多分布在血管交叉處，現代醫學用抗組織胺劑（antihistamine）以對組織胺生競爭作用（competition），不使組織胺先與血管結合，而不產生過敏症狀，此競爭作用看似非常有效，但血中組織胺始終存在，故雖用之有效，不用即無效，愈用則效果愈差，乃致影響到腦中、全身之組織胺，組織胺之存在並非只有壞處，而且益處多於壞處，惟組織胺之存在乃使大腦保持鎮靜、清醒，今大量用抗組織胺，使組織胺之功用在腦中大為降低，於病人精神不振，終日昏沉，而過敏情況依舊存在，舊病不去，

又加新病，前門不能驅虎，後門更引狼入室，未受其利先蒙其害，如此治療法似不很理想，吾人須知組織胺乃由於鼻縱膈之肥胖細胞在受感染缺氧、缺醣之環境刺激而大量分泌組織胺，要解決此問題必須先安撫肥胖細胞，改善其附近微環境（microenvironment）方克奏效，葛根之抗過敏力量微小遠不及吾人所用的抗組織胺，所以較新藥奏效速而效果優良者乃在對血管本身條件加以改良，其改良方法，乃麻黃、桂枝同用，且加桂枝湯的副藥，擴張血管，血管壁之神經產生反射，而血管再收縮如此一收一放，使分叉血流之變化及改善遠較不在分叉處為大，吾人可以想像得見肥胖細胞之環境，因之得改善，組織胺不再溢出，而達其效果，由過敏而論及醣和脂肪不可能使人過敏，唯一使人發過敏者乃蛋白質之變性而成異性蛋白，故無論在上呼吸道及腸胃都是如此，但是蛋白質之結合處前面都帶有醣鏈，在生化方面論及必先醣鏈有變化蛋白質方成過敏性蛋白，一般說來細胞膜上的環腺苷酸（cyclic adenosine monophosphate, cyclic AMP）發生問題方能致此，桂枝湯中加麻黃、葛根均對醣有影響，如何影響法以後當有詳細討論，今不復贅，故以之治療過敏有效且效果遠較用抗組織胺高明很多，且無副作用，故以之治療鼻過敏，非常有效，過敏性眼結膜炎也藥到病除，中醫藥之妙用極為精細，非一般人所能想像也，但葛根因作用力小故用量必須大，非八錢一兩無法有效，且有大棗配合輔助備之作用。

1-16-16 太陽病。下之後。其氣上衝者。可與桂枝湯。方用前法。若不上衝者不得與之。

其氣上衝乃心跳過速導致呼吸急促之謂，病人主觀感覺有一股氣從腹中直衝胸中，故云氣上衝，心跳過速呼吸不能配合在一般身體較弱或神經質的人，尤其是女性稍受刺激即可發生，更不必用瀉劑刺激也。吾人可以想像《傷寒論》時代人營養不良，貧血，蛋白攝取量低，平日要維持其生理平衡，脈搏跳速快，如今用瀉劑，古時瀉劑均極為厲害，瀉下之後，腸胃緊張度增加，水分經瀉而脫水，而這種人蛋白不夠乃極容易脫水，腸液中大量鉀離子，因

瀉而流失，心跳加速以為代償，末梢血管收縮，腸胃因刺激而蠕動略增加，病人極度緊張，生理、心理二方面都緊張，若用桂枝湯暖中和腸胃，擴末梢血管，使鎮靜，輔助血糖，使心跳情況因醣、腎上腺素分泌應急而改善，可稱頭頭是道，當立可使瀉止，心跳靜下來，氣不再上衝，若氣不上衝非不得與之，與之無益也。

1-17-17 太陽病三日。已發汗。若吐。若下。若溫鍼。仍不解者。此為壞病。桂枝不中與也。觀其脈證。知犯何逆。隨證治之。

發病盲目亂醫，反不如不醫，聽其自然要高明得多，人身之變化極為複雜，即令科學發達如今天亦不能知其萬一，略有小病，體工自行反應而愈，其機轉之精細，科學、醫學遠瞠乎其後，均非虛言，亂發汗、濫吐、濫下，對身體之濫伐變化極大，太陽篇以後種種變化都為此而設，此處只作一總綱，壞病者無法下診斷治療也。

1-18-18 桂枝本為解肌。若其人脈浮緊。發熱汗不出者。不可與之也。常須識此。勿令誤也。

解肌者乃解除肌肉之疲勞痠痛，桂枝湯本有此特色，前節中論之甚詳，但用桂枝湯之唯一標準乃血糖不足，腎上腺素不夠，代謝不足，經一過性興奮作用以達治病之目的，如今其人脈浮而緊，可知腎上腺素反應強烈，發熱汗不出，熱度、緊張度在持續升高中，亦即代謝亢進而旺盛，桂枝湯乃興奮代謝之劑，得之是抱薪救火也，當然不可用，此條在於非桂枝不可用，乃桂枝湯不可與，後世醫者誤解，乃至畏桂枝如虎，抵死不用，良可嘆也。

1-19-19 若酒客病。不可與桂枝湯。得之則嘔。以酒客不喜甘故也。

桂枝湯味甘是不見得，酒客即長期喝酒者，大腦、皮膚長期受麻痺，末梢血管長期擴張（有人喝酒後臉青乃起初反應不同，結果仍是末梢血管擴張），組織液體（tissue fluid）與微小血管之交換量差，乃致發所謂濕疹、香港腳及皮膚病，中醫稱之為濕重。

酒強迫興奮代謝，使代謝率升高，一些該代謝物未能完全充分代謝，肝受迫強行代謝，肝功能衰落，以後生肝病，乃致肝硬化。酒又使胃刺激，胃黏膜充血。若用桂枝湯再擴張血管，使血液集中末梢，中樞血液減少，則必心跳加速，以自救濟，如其人營養差，復加貧血，自律神經極不平衡者易醉，如女性為多，所謂多愁善感得之必大醉而嘔吐。若 ANS 穩定者醉後喜大睡。

總之凡人生病具血管擴張傾向者「不喜甘」不宜用桂枝湯；若具缺醣傾向者「喜甘」宜桂枝湯；若具電解質不平衡者「喜鹹」（應予六一散、澤瀉、苓、朮等）。

1-20-20 喘家作。桂枝湯加厚朴杏仁佳。

喘家非真正之氣喘（asthma），不過呼吸困難（dyspnea）而已，有二種條件：

一、上呼吸道感染，有痰，鼻及咽喉過敏，生一過性之痙攣。

二、腸胃積滯，由發燒而來，開始脹氣上頂橫膈膜，使呼吸困難。

用桂枝湯調節血液循環之外，復用杏仁含微量與蛋白結合之氰（CN^-）對呼吸中樞及咳嗽中樞有鎮靜之效，厚朴為鎮靜腸胃運動神經，蓋腸胃因氣體內容物之刺激，產生痙攣，厚朴能抑制平滑肌之過度興奮也。

1-21-21 凡服桂枝湯吐者。其後必吐膿血也。

此條實匪夷所思，可能當時張仲景看到的特例，絕非屬桂枝湯嘔吐而得，故從略。

1-22-22 太陽病。發汗。遂漏不止。其人惡風。小便難。四肢微急。難以屈伸者。桂枝加附子湯主之。

桂枝加附子湯方：桂枝三兩去皮　芍藥三兩　甘草三兩炙　生薑三兩切　大棗十二枚　附子一枚泡去破皮八片

發汗而漏不止，是腎上腺素功能差，末梢血管不能控制，肝機能、造醣機能差，血糖低下，汗大出，汗漏不止，小便必然困難，小便之水分都由汗排出，且情況緊急，小便當然困難，汗多心跳速則上焦充血，下焦遠處，反而血液循環下降，小便更困難，腎上腺素減少，與蛋白質攝取減少，則此人內分泌及酵素均不夠有關。

病例：曾治一老婦人高齡約70餘多，感冒發燒，醫院用routine高蛋白營養劑點滴後，感胸悶欲絕，腹大脹，原因是：一、高年心臟負擔太大了；二、因有感冒；三、腸胃積滯。

強迫點滴乃發生此現象。用防風通聖散加人參，附子一方而愈。

四肢微急者非強急痙攣，而是有內縮的傾向，乃大汗出造成，尤以鈉離子影響最大。

若以點滴方式補充鈉離子，可能有兩種反應：
一、過多點滴體內水分負荷過高，常會造成心肺過高負擔、肺水腫或腦水腫。
二、發熱要退燒，全恃網狀內皮系統（reticuloendothelial system, RES）的反饋抗病能力，今RES因水分過多，力量大差，可以久燒不退。

附子強心，強心之後，自然循環改善，腎臟利水功能恢復，排尿暢通。附子能興奮代謝對鈣離子及鈉離子均有作用，鈣之代謝不良是痙攣型（spasmatic type），而鈉之代謝不良是收縮扭曲型（flaccid type 或稱 trismus type）。

1-23-23 太陽病。下之後。脈促胸滿者。桂枝去芍藥湯主之。

下之後，鉀離子流失造成低血鉀（hypokalemia），此因個人體質不同所致，此類人平時氯離子（Cl⁻）就較常人為低，略有胃中酸度下降的現象，蓋氯與鉀常是相伴存在，下之後：一、肝臟機能受抑制，為一般所謂氣脫，二、心臟機能受影響鉀離子下降，見促脈，心電圖上見 /\/\/\ 的現象，心跳率全恃鈣與鉀比率（Ca^{2+}/K^+）的平衡，Ca^{2+}對心肌之收縮率維持有關，K^+對傳導電力有關，故高血鉀（hyperkalemia）脈遲振幅（amplitude）大，低血鉀

心臟傳電降低，搏出量減少，心跳促急 → 靜脈回流差 → 淋巴循環（lymph circulation）↓ → 胸滿悶。鉀乃平滑肌蠕動所必須，今 K^+ ↓腸胃肌肉無力，動量減小 → 間接影響滿悶。

K^+ ↓多因細胞內液（intracellular fluid）K^+ ↓，不可用點滴，最好用含鉀的食物如柳丁、香蕉補充。鈉低落，鈉屬於細胞外液（extracellular fluid）Na^+，可用點滴補充，K^+ 有毒，點滴最好少用，利用紅血球的 K^+ 來補充體內缺 K^+ 現象，西醫用腎上腺皮質酮（cortisone）、培尼皮質醇（prednisolone）來改善，作用太強，中醫芍甘同用調節靜脈，今去芍藥，蓋芍藥具抗痙攣作用，腸胃缺 K^+ 本已趨緩，何來痙攣？去芍藥使甘草單獨完全發揮力量，加薑棗以奏全功，故當紅血球在其外稍微留久些，多少可補回些 K^+ 也。

  桂枝去芍藥湯方：桂枝三兩去皮　甘草二兩炙　生薑三兩切　大棗十二枚劈

1-24-24 若微惡寒者。桂枝去芍藥加附子湯主之。

  微惡寒乃大下後，肝機能低落，亦即代謝低落，更兼心臟脈促，因脈促必胸滿，故去芍藥，用附子強心而興奮代謝。

  桂枝去芍藥加附子湯方：桂枝三兩去皮　甘草二兩炙　生薑三兩切　大棗十二枚劈　附子去皮破八片炮

  上五味，以水七升，煮取二升，去滓，溫服一升。

1-25-25 太陽病。得之八九日。如瘧狀。發熱惡寒。熱多寒少。其人不嘔。清便欲自可。一日二三度發。脈微緩者。為欲愈也。脈微而惡寒者。此陰陽俱虛。不可更發汗。更吐。更下也。面色反有熱色。未欲解也。以其不能得小汗出。身必癢。宜桂枝麻黃各半湯。

  桂枝麻黃各半湯方：桂枝一兩十六銖去皮　芍藥　生薑切　甘草炙　麻黃去節各一兩　大棗四枚劈　杏仁二十四枚湯浸去皮尖及兩仁者

瘧疾寒熱並作，由感染誘發血清素調節失常所引起，血清素靠肝臟及腸子中細菌共存而調節，今細菌生態不平衡，血清素溢出，故面赤發熱，自屬過敏，血清素分布範圍很廣，腦子、脊髓、小腸均含之，此物在腦中，使腦子穩定度增加。乃至昏昏要睡。

故知凡發燒、發熱者，多由於血清素異常，引起腸胃道血管擴張而引起之，古稱屬陽明只熱不寒。

凡發冷者脊髓中血清素使背部肌肉血管收縮而引起，古稱太陽主寒而不熱。

「一日二三度發」因肝臟代謝有不同的波鋒。

「身癢」因血清素釋之於前，而組織胺釋之於後，故先臉紅而後身癢。

「脈微而惡寒，不可更吐……」已漸趨平衡狀態，不可再汗吐下以擾亂腸胃趨正常運轉。

「面有熱色」血清素↑尚未平衡，故作未愈解。

麻桂各半湯作用為桂枝使血糖升高，以影響血清素。麻黃使鄰苯二酚↑→以壓制組織胺。故均能對抑制過敏有幫助，《傷寒論》中麻黃必加杏仁牽制其興奮作用也。

1-26-26 太陽病。初服桂枝湯。反煩不解者。先刺風池風府。却與桂枝湯則愈。

一般言之在大腦之顳葉（temporal lobe）主釋放鄰苯二酚，此種神經內分泌（neurohormone）對人喜怒哀樂各種情緒，有連鎖反饋關係，煩躁是大腦活動受壓制狀態所外現之症狀，一如老人大腦動脈硬化而缺氧，即容易煩躁不能做精細耐久的工作，此處症象之出現乃桂枝湯本屬擴張末梢血管（中樞→末梢），本可使人鎮靜的，但其人平時貧血，腦血管內壓本來就低，可造成一過性的腦皮質缺氧輕微症象，煩，刺風池風府在煩的時候產生鎮靜作用，使血液暫時從四肢走的程度緩衝一下，病者對外來刺激的環境，生適存作用，

再用桂枝湯便可平安地發揮效果，大凡大腦：一、缺氧立見症狀；二、醣多而不能用則昏沉；三、血液流入過多，造成一時血流的壅塞現象，便神志不清。

1-27-27 服桂枝湯。大汗出。脈洪大者。與桂枝湯如前法。若形似瘧。一日再發者。汗出必解。宜桂枝二麻黃一湯。

桂枝二麻黃一湯方：桂枝一兩十七銖去皮　芍藥一兩六銖　麻黃十六銖去節　生薑一兩六銖切　杏仁十六個去皮尖　甘草一兩二銖炙　大棗五枚劈

大汗出而脈洪大即服桂枝湯後代謝已經興奮抗病力增加，醣分增加，以前桂枝湯服法曾經說過，若大汗淋漓，病必不解，所以不再是桂枝湯可以治療的了，乃是後節用白虎湯的底子，用桂枝湯如前法，則百思不得解，所以此條當闕疑，不必為古人曲為辯護，或者當質諸高明，請明以教我。

至於形似瘧一日二三度發者，倒見過不少，多半由於腸胃消化道有問題，蓋因其內容物及菌群，因發熱而產生不平衡，產生過敏現象，常見者為腸中有 sacroplasmin，是發燒的過敏素，在腸胃不清的老年人特別多，如果用芳香清腸消積滯的藥方漸漸可以全愈，《溫病條辨》（吳鞠通著）的五加減正氣散最為佳的方，恐怕亦不是桂二麻一湯的發汗，汗出必解可以治愈，但桂二麻一湯可以調節皮下循環卻不失為好方，不過不在《傷寒論》上用。

1-28-28 服桂枝湯。大汗出後。大煩渴不解。脈洪大者。白虎加人參湯主之。

發熱服桂枝湯，前先其人非代謝低落者，當時實在不經測定而用桂枝湯，發熱時代謝本已提高，再用桂枝湯提高其代謝，代謝率大為旺盛、高燒、乃出大汗，代謝廢料堆積，而血液中氧消耗量大使二氧化碳積聚，二因素同時發作則成酸血症，脈開始洪大，人體自然生理現象，乃中性略偏微鹼性，代謝積聚、發炎、血流積鬱，均使成酸性，假若酸性很高，則必大汗出（熱汗）、

大煩渴，呈酸中毒（acidosis），如糖尿病（diabetes mellitus, DM），尿毒症最後屬此現象。

白虎加人參湯方：知母六兩　石膏一斤碎棉囊　甘草二兩炙　粳米六合　人參三兩

本方為《傷寒論》似桂枝湯一樣的大方，相當有名，故當詳述。此方為治酸血症之良方，其中第一要藥為知母，其可稱為鹼性消炎劑，中醫學之所謂消炎劑非屬一般性的消炎劑，現代醫學稱為炎症一般膚淺比喻說就是紅腫熱痛，深入看之則發炎引起血流滯礙，組織酸化，中藥所針對的乃是對後者而言，將炎症的病象分為很多細則，某一種中藥對某一類細則有效，如善於應用其混合的效果較西藥為完美而精細，所以難者，乃難在如何混合處方，蓋處方之條件，須對炎症的知識不止在一般病理上，更須對血液動力學，血液生化學有較深的認識，才能下相當合適的方子，即如知母一味，針對炎症中的浮腫，酸性升高，以及炎症滲溢物之清理具有卓效，但又非對一切人體組織都有效，對黏膜面的效果，最為顯著，pH值可以顯著地升高，女性子宮頸糜爛，以之包裹外用作塞劑效果明顯，所以知母為本方的主藥，其色白，其次為石膏，石膏分生熟二種，生石膏即帶有結晶水的硫酸鈣，熟石膏即脫去結晶水的石膏，吾人所用的是生石膏中的結晶水分子，內科方面熟石膏是毫無用處，已故名醫張錫鈍善用石膏，嘗謂生石膏乃救苦金丹，熟石膏是砒霜酖毒，雖然有些言過其實，但事實亦頗為接近，生石膏服後，大便排出仍是石膏，成分絲毫不變，但對病人具有很大的影響，按常理乃不可思議，仔細推敲有深的理由，石膏在腸胃中，其水分結晶體即生離子作用，吸附大量腸中代謝廢料，以調節酸鹼度，其功用像我人用的離子樹脂作離子交換劑相仿，其次對腸壁的滲透壓有影響，對脊髓神經之傳遞有相當抑制作用，古時婦女要避孕用生石膏配四物湯常服，有時用大量石膏有使人兩腳生一過性麻痺，原因都在此，但對腸中酸性腐敗物之清理功用極佳，故用之使pH值上升，亦作退燒用。

粳米亦即一般的食米，食米天天吃也可以當藥用，大家都感覺奇怪，但是將米煮成稀飯可以利尿，很多人都知道有此事實，人類如果有疾病，最好的治療劑，就是食物，所以現代嶄新醫學大力提倡食譜療法，其最大的好處是數千年以來，人一直食用早已成了習慣，腸中消化酵素對此極自然的接受，不生排斥，藥物的情形就不同了，屢次用之後，效果降低或竟有反作用，愈是新式的提煉愈有此種情形發生，倘用中藥治療癌症也有此現象，服藥開始效果顯著，三四方以後，就無效了，全靠醫生中的高手，憑深切明瞭病理變化過程，從而轉換藥方，絕不是死守一張藥方到底，如此看病焉有不敗之理，社會上人士大多不太瞭解，認為此方有效便一直服下去，也有較差的醫生認為此方有效，如果開方給人拿去，豈非秘法人盡皆知，故賣藥不賣方，號稱法定秘方，祖傳秘方，不一而足，因為如此《傷寒論》也不必讀了，當然中醫就此愈來愈墮落，每況愈下，令人抑扼不已。單味粳米炒略焦能健腸胃，煮稀飯能治過敏性腹瀉，能利尿，在白虎湯中，人酸度之所以高乃因代謝高，其副產品成廢料，如葡萄糖經代謝成二氧化碳、水及乳酸，故身體重重感肌肉痠痛，水分積聚，酸性增高，配合生石膏，知母之消炎去酸，更須去水，亦即排泄尿，神經緊張轉而穩定，疾病情況改善，往往小便增多，則粳米於此有助一臂之力的功效。

甘草中含有的成分與腎上腺皮質酮相似，但力量微小，對疾病之緩和作用有些許效力，單用甘草簡直看不出有何作用，中醫藥善用配方，配方是科學，因為屬綜合性，故也帶經驗及藝術成分。甘草配在白虎湯中用效果立顯，若加人參則藥力作相輔相成作用，相當宏偉，人參之作用千變萬化，無法在此章全部說明，以後隨時闡明之，但在此處的作用明顯地對細胞內的蛋白質及核糖核酸（ribonucleic acid, RNA）的構成具很大的力量，許多藥理書籍上都已有很多證明。

以上數味藥都是白色，依古人五行學說論白色為金屬西方，乃白虎所轄，故稱白虎湯，屬秋，肅殺之意，又稱屬肺，其實我們知道，此方乃醫酸中毒之效方，既然如此，當然可以移用凡糖尿病、高燒、尿毒症之酸中毒急救時

用之一樣相當有效，白虎湯應用範圍甚廣不一定要炎症，有白虎湯條件如組織液體、內分泌、電解質、血流、神經各種情況酸中毒均可應用。

病例：

一、某人咳甚，上氣不接下氣，鼻塞，晚上汗多，以白虎湯加麻桂應手而愈。

二、某人便秘腰痠背痛，煩躁，幾年不愈，以白虎湯加大黃二方而愈。

1-29-29 太陽病發熱惡寒。熱多寒少。脈微弱者。此無陽也。不可發汗。宜桂枝二越婢一湯。

桂枝二越婢一湯方：桂枝去皮　芍藥　麻黃　甘草炙各十八銖

大棗四枚劈　生薑一兩二銖切　石膏二十四銖碎棉裹

此條主要的關鍵在脈微弱，乃血管動量差，血液因心搏量之不夠，在有的末梢血管擴張，桂枝麻黃調節血流，收縮表皮血管，生石膏乃調節二氧化碳，不使末梢血管擴張也，因二氧化碳積聚，可使末梢血管擴張，致熱多寒少。

一、石膏、杏仁 → 斂汗（鎮靜）。

二、麻黃、桂枝 → 收縮表皮血管（興奮）。

發汗的條件先使末梢血管擴張，今已「無陽」當然不能再發汗，若單用麻桂便大發汗，配合生石膏、杏仁反可斂汗，為什麼有如此妙用，待以後再行解釋之。

1-30-30 服桂枝湯或下之。仍頭項強痛。翕翕發熱無汗。心下滿微痛。小便不利者。桂枝去桂加茯苓白朮湯主之。

桂枝去桂加茯苓白朮湯方：桂枝三兩　芍藥三兩　甘草二兩炙

生薑三兩　大棗十二枚　白朮三兩　茯苓三兩

桂枝湯本來不能退感染的發燒，反而溫病方較有效得多，如果下後腸胃受刺激，大量蠕動後心下滿而微痛，應變之緊張而小便不利，當可用桂枝湯

加水分調節劑，如茯苓，此藥本身是屬於多種微量電解質元素所組成，通常知道這些元素對酵素的轉作有很大的力量，有時且為其必然條件，如胰島素的發生作用，需要鋅（Zn^{2+}），紅血球之需要鐵（Fe^{2+}），神經傳導時鈉與鉀之轉換，神經興奮的穩定度須鈣（Ca^{2+}）等，茯苓都含有微量，而人體所須亦僅僅微量便已足夠，人體需要則應用之，若不需要則存之，其實所謂需要及不需要不過是表面情況，各種酵素的轉化又豈止單憑一二種關係，其詳細的串連作用，日今為人所知者已有不少，如今仍在發展中，白朮含維生素 B（vitamin B, Vit. B）的成分極高，但並不是單含 Vit. B 而已，尚有很多作用，吾人仍屬不知者，中國學術的精神包括醫學在內，往往先發現結果，由結果能推測其原因的果然很好，而且比由原因推測到結果的更確實，所謂種瓜得瓜，種豆得豆，其實未必如此，種瓜種豆是做，如逢天災，以及種種後發人所未能預料的情形，種瓜種豆是可以一無所得，但既得到瓜豆，可知必曾種瓜種豆，則較為確實可靠。茯苓、白朮在生化學上要確實得到究竟，吾人還沒到這種程度，如說拿來應用，則有數千年來病案歷史的經驗，《傷寒論》的用藥推至所有中藥的應用及作用，都是由此反覆推敲而來，不是靠實驗分析及動物試驗得來，以前已經重覆申述過，故茯苓、白朮對腸胃之健康，水分之調節，的確具有作用乃不易之事實，經瀉下之後用之以作補救，一經改善並發熱也會治愈。

　　頭項強痛，常見在肌肉及血漿中蛋白鍵（protein bond）生變化，肌酐酸（creatinine）↑、乳酸↑、二氧化碳↑、H_2O↑而生痠痛。神經末梢有水分，則必須使鈉鉀泵（Na^+/K^+-ATPase），即 Na^+ 泵（pump）調節後方能改善，其調節方式更須與其他電解質配合，諸如 Cl^-、K^+、Mg^{2+} 等，此類物質茯苓中均具備。

　　又如某種腰痠身重如帶錢十貫，古書中都有提及，若用白朮一兩，車前子四錢，肉桂七、八分，立可全愈，此因脊髓周圍的肌肉出問題，白朮乃興奮代謝水分平衡之促發劑，故能一藥而愈。

電解質，亦即水分不能調節的情況：一、炎症；二、癌症；三、代謝過旺；四、呼吸道氣體流通↓；五、心力衰竭；六、蛋白質缺少，使滲透壓生問題等。

此處論去桂，肉桂可以代替之。

1-31-31 傷寒脈浮。自汗出。小便數。心煩。微惡寒。脚攣急。反與桂枝湯。欲攻其表。此誤也。得之便厥。咽中乾。煩躁吐逆者。作甘草乾薑湯與之。以復其陽。若厥愈足溫者。更作芍藥甘草湯與之。其脚即伸。若胃氣不和。譫語者。少與調胃承氣湯。若重發汗。復加燒針者。四逆湯主之。

甘草乾薑湯方：甘草四兩炙　乾薑二兩

芍藥甘草湯方：白芍藥　甘草炙各四兩

調胃承氣湯方：大黃四兩去皮酒洗　甘草二兩炙　芒硝半升

四逆湯方：甘草二兩炙　乾薑一兩半　附子一枚去皮生用

此條所有的症狀是緊張所致，在《傷寒論》時代，營養不良，蛋白質攝取極端缺乏，像此類病人，神經極度不穩定，乃不易的事實，因為神經全恃神經鞘穩定，血管又恃血漿蛋白的足夠，方能使滲透壓穩定，如果缺乏上述的條件，則其平衡度隨時略受刺激，即可失常，自汗出（冷汗），小便數（小便頻仍一般都知道是緊張），心煩微惡寒是缺氧，脚攣急是因脚離心臟較遠，循環力不夠，血運送氧至脚部肌肉不足，肌肉的代謝本是少氧狀態，今更缺乏，顯然葡萄糖代謝後變成乳酸，乳酸須氧再能轉換成葡萄糖的條件低下，乳酸對肌肉有刺激性乃感痠痛，肌纖維攣縮，故人在不知不覺中，腿自然蹺起，此情形前幾節中都曾提起過，最重要的是在此種情形下，人體所生的救濟代償作用是儘量收縮末梢血管，將應該在末梢血管的血液調入中樞，以維護中樞心、肺、腦等重要器官的生存，正亦因為如此則下腿的血液更嫌不夠，此時用桂枝湯以攻其表，即桂枝湯對表皮血管擴張，此非治病，乃與身體為難，過不過去，當然得之便厥，厥者即四肢冷，吾人曾再三申明此一

最重大的原則,即中醫藥之治病必須有對稱的先置條件,正如打牌、下棋、拳擊必須有對手,治病必須有病人病的對象,隨機應變,並非一廂情願,立原則亦可,原則的情形少,相對變化的情形多,則所以治醫必須實習,必須有經驗,絕非紙上談兵,或單憑統計調查資料,可以濟事,此處的前置情況,是末梢血管具必要性的收縮,用桂枝湯去擴張血管,血管非但不擴張,反而受刺激更收縮,乃生四肢厥冷現象,血液即更集中,乃使肺毛細管血液滯流,雖未至肺鬱血的程度,但已經使血液滯流後的現象,全都出現,血液滯留,體液自然亦略滯留,如此則氧之散布↓,則口乾,心臟搏出量隨之而差,腦氧↓而煩躁,腸胃道本充血而再充血,則生無菌性炎症現象（aseptic inflammation）,胃充血而吐逆,乾薑乃血管運動神經要藥對肺及消化道的微血管具推動力量,甘草鎮靜,緩和乾薑之刺激性（蓋中有腎上腺皮質酮之類似成分）,使血液於中樞散開（或用 Valium 等鎮靜劑,使緊張↓,身體亦可自動調節,但不及乾薑、甘草之力緩速耳）,因腳攣急用芍藥甘草緩和,鎮靜肌肉中靜脈,調節組織供氧量改善,因乾薑甘草於中樞散血於前,芍藥甘草在末梢調節於後,則自然其腳即伸,胃氣不和譫語乃是腸之血流滯緩關係,腸子鬱積關係,就不如肌肉,肺臟如此單純了,因為腸中尚有內容物積滯,又有消化腐物,又有細菌菌群,隨時因腸子血流條件,發熱情況變化而變化,故血流一過性瘀塞,可能使腸內細菌、毒素,由腸壁反滲透而入血液,循環至腦而生譫語,少與調胃承氣湯,湯中的大黃、芒硝均是瀉劑,甘草乃是緩和劑,略為一清充血,細菌同時解決便能恢復。

　　假令也加燒針,乃使神經極度緊張,血液流行極速,心悸,神志恍惚,須用四逆湯,四逆湯為乾薑甘草,加附子強心,改善心肺條件,乃較乾薑甘草湯之進一步治療,效果迅速,奏效絕響,此是醫聖張仲景最得意的手法,醫起來也頭頭是道。

　　若照傳統中醫來說一定認為大大地不對,乾薑熱藥,大黃冷藥,附子熱藥,一下冷一下熱豈非藥石亂投,但是他們的醫聖亦是如此用藥,又作如何講。

所以我們可以確知，所謂陰陰陽陽，所謂六經，所謂冷熱虛實，都是中醫以前為便於學習的假象名詞，以後一脈相承便成了金科玉律，其實是不對的，因為不知真正病的機轉才有如此假說，現代醫學，藥無溫涼，病無真正的實虛，是對的，只要懂得真正的機轉，舊說的棋格，非但一無是處，反而使治醫者加重重束縛，要想改良，要想治病，實在去道遠矣！不好好努力研究學問如何致此，徒事無謂的紛爭、抬槓、不墮落、不滅亡何待。

1-32-32 問曰證象陽旦。按法治之而增劇。厥逆。咽中乾。兩脛拘急而譫語。師言夜半手足當溫。兩脚當伸。後如師言。何以知此。答曰寸口脈浮而大。浮為風。大為虛。風則生微熱。虛則兩脛攣。病形象桂枝。因加附子參其間。增桂令汗出。附子溫經。亡陽故也。厥逆。咽中乾。煩躁。陽明內結。譫語煩亂。更飲甘草乾薑湯。夜半陽氣還。兩足當熱。脛尚微拘急。重與芍藥甘草湯。爾乃脛伸。以承氣湯微溏。則止其譫語。故知病可愈。

　　此條是前一條的補述，證象陽旦，陽旦湯就是桂枝湯，意思就是證象像桂枝湯症，……不過是複述一遍而已，而且重敘中加了好多說理，古人說理，隨興所至，早就不成為理了，又何必為此多費口舌，與事實毫無益處，反而害人匪淺，不敢領教。

參考文獻

Davies IJT: Postgraduate Medicine. Lloyd-Luke, London, UK, 1969.

DePasquale NP, Bruno MS: Cardiology Case Studies: 55 Case Histories Related to Cardiology. Medical Examination, Flushing, NY, 1973.

Guyton AC, Taylor AE, Granger HJ: Circulatory Physiology II: Dynamics and Control of the Body Fluids. Saunders, Philadelphia, PA, 1975.

Hyde TA, Draisey TF: Principles of Chemical Pathology. Butterworth, London, UK, 1974.

Lawson JH: A Synopsis of Fevers and Their Treatment. Lloyd-Luke, London, UK, 1977.

Pepys J, Edwards AM: The Mast Cell: Its Role in Health and Disease. Pitman Medical, Royal Tunbridge Wells, UK, 1979.

第二章
辨太陽病脈證并治中

2-1-33 太陽病。項背強几几。無汗惡風。葛根湯主之。

葛根湯方：葛根四兩　麻黃去節三兩　桂枝二兩去皮　生薑三兩切　甘草二兩炙　芍藥二兩　大棗十二枚劈

此條與 1-15-15 條如同一轍，唯一不同的是 1-15-15 條汗出惡風，本條是不出汗惡風，幾乎可知治療的重要條件是前置條件。若汗出惡風，小血管先會擴張而出汗，本有收縮斂汗之傾向，桂枝加葛根可以使之汗斂燒退。如今先為無汗發燒，既無汗燒則燒必上升，本有皮下小血管擴張出汗散熱趨勢，葛根湯從而發汗退熱，葛根根據最近的研究具有葛根酮可使腦血管擴張。葛根湯用於組織胺 1（histamine 1）、組織胺 2 的過敏均有效。若服此湯後覺口乾、眼乾，俗稱為上火實則為：一、G—I 不清 → 清腸胃可以立效；二、內分泌釋放尤其腎上腺素（adrenaline/epinephrine）分泌不協調，亦即易交感性興奮，可配用後得到收效。

項背強几几：一、表背受涼。二、消化不良都可造成腹部脹氣 → 橫膈膜 → 橫膜之膈神經（phrenic nerve）↑上傳至肩膀中點附近，故可以肩膀中分線為界，界前為腸胃消化道，界後為肩背點。

2-2-34 太陽與陽明合病者。必自下利。葛根湯主之。

太陽陽明合病即是既有感冒兼腸胃症狀下利。此下利為過敏痢或痰涕往

胃中倒流而成。過敏與炎症稍有不同。炎症以多核嗜中性的白血球為多，過敏則淋巴球及單核巨白血球顯然增加，慢性炎症多為急性過程後成衰弱過敏性的反應組織胺1屬上呼吸道，組織胺2屬G—I過敏為網狀內皮細胞免疫力差。自利亦屬於此。葛根湯必然見效。但葛根之抗組織胺是局限於鼻、上呼吸道、腸胃、喉頭，其他如皮膚無效，眼疾如特別過敏性結膜炎有效。

2-3-35 太陽與陽明合病。不下利。但嘔者。葛根加半夏湯主之。

葛根加半夏湯：葛根四兩　麻黃三兩　甘草三兩　芍藥二兩　桂枝三兩　生薑二兩　半夏半升洗　大棗十二枚劈

瀉是腸過敏，嘔是胃充血而過敏。葛根湯再加上生薑興奮胃神經。半夏麻痺大腦嘔吐中樞，作止嘔之效。

2-4-36 太陽病桂枝證。醫反下之。利遂不止。脈促者表未解也。喘而汗出者。葛根黃芩黃連湯主之。

經瀉後腸子蠕動快，利遂不止，利而脈促是屬鉀減少，經瀉後呈低血鉀（hypokalemia），經下後腸子過敏。腸黏膜充血。鉀之低下蠕動雖快，動力卻不足，以葛根治過敏，以芩連退充血，其利自止。此方有時也可用於過敏性肝炎。為有名之良方亦治痢疾。

2-5-37 太陽病。頭痛發熱。身疼腰痛。骨節疼痛。惡風無汗而喘者。麻黃湯主之。

麻黃湯方：麻黃三兩　桂枝三兩　甘草一兩　杏仁五十個

人在所有的感覺中，久之都能顯示其適存性（adaptation），此乃是生物具適應性的本能。唯有對於痛則無法適應。麻黃湯症之痛是屬於一種因於壓迫性的鈍痛，由於發燒體液電解質乳酸水分等因發燒而不能調節積貯於肌肉，頭頂肌肉痛，這鈍痛乃是大腦受壓制之痛，有一種特色就是病人隱約感痛，

但又不能指出真正痛在何處。故麻黃湯症患者受感染後（風寒）體內起激烈的反應代謝↑，神經緊張反應為脈浮緊。凡病發燒而脈遲必波及中樞神經大腦，而腦壓升高，脈遲為常見現象。若脈搏快，則顱外血管擴張，血液滯留（stasis）而脹痛，hydrostatic pressure 因之↓，相對性而講，似乎屬於瘀血之一種，因之→酸性↑acidosis→血管擴張→頭痛項頸痛（若是真正的腦中痛，則脈必沉遲一如前述），於是 pH 值↓水分↑血管擴張，渾身痠痛，心搏動快，則脈浮緊。血液搏出量反因心跳速而減少，如此則血壓降低病人見氣喘。麻黃湯乃興奮自律神經藥。使血壓一過性升高，使擴張之血管生一過性收縮，並使氣管擴張以舒緩其呼吸困難。方中有桂枝為血管擴張劑，使水分吸收再順生理之條件乃使汗大出，體溫因之而降，多餘水分排出，神經隨之鎮靜，pH 值↑代謝物從而稍稍排出而痛減。

凡人大腦興奮度低均可用麻黃湯，蓋 prostaglandin 之釋放由大腦控制之。一般女性血壓↓（為女性荷爾蒙之故）：

一、用補中益氣湯、歸脾湯價較貴而生效時間略遲，效果長。

二、麻黃湯桂枝湯價廉效速，再加入營養食品則較第一種方法價廉而物美。

三、腰痠背痛，可用麻黃湯加石膏。

四、大腦中 catecholamine 是一種很重要的物質，年輕人含量較豐富故能刻苦耐勞。老年人含量低故無此耐力。其次為 acetylcholine 亦屬使大腦活化，思想活潑的重要物質。

五、血壓高使之降低，必須先要知其原因。否則一味降低血壓，擴張血管，久而久之心臟生變化，導致膀胱不利，消化道潰瘍，渾身的痛諸病百生，故非硬壓而是調節。調節方法端視醫者之手法高低。麻桂明為升壓，有的可調節血壓反使之降低。

若體差兼神經質者（女性較多）經不起興奮，麻桂中加鎮靜劑，如人參改用西洋參即是一例。此種醫法都可由現代醫學中精思而反射再生處方之突破，傳統醫學並無此道。反而深以為憎，認為荒誕不經。實則是自己所學所

思不夠廣大深遠也。中醫常謂有汗不得用麻黃，無汗不得用桂枝乃想當然之說，其實麻黃收縮表皮血管不見得一定發汗，桂枝發汗斂汗均可。若麻桂併用則必然發汗參考上述之機轉當可瞭解。並非有汗不用麻黃湯，無汗忌用桂枝湯。

然而真正嚴格言之汗與不汗，並非治病的手段，不過其治療過程中，所兼見之現象或稱結果或稱副作用而已。原來之意思絕不以為此為重心。老中醫捨本逐末斤斤於此。似可不必。若對近代醫學都有認識及精研可以省掉不少麻煩。

2-6-38 脈浮而緊。浮則為風。緊則為寒。風則傷衛。寒則傷營。營衛俱虛。骨節煩疼。可發其汗。宜麻黃湯。

這與第一章末的狀況是一樣的，不過將麻黃湯重覆一遍。再唱一遍，陰陰陽陽之對仗的山歌，無意義不取。

2-7-39 太陽與陽明合病。喘而胸滿者。不可下。宜麻黃湯。

喘而胸滿是感冒，心肺負擔大，心肺之負擔大要看當時情況，如為心肺在胸腔中本身負擔大者，多為肺氣腫或兼具肺泡積水，此種情形在今日常以點滴為一般治療。有時兼或發生靜脈回流↓，因此較差，用麻黃可使大腦生一過性興奮，增加呼吸量。桂枝促進微血管循環（microcirculation），可使水分散卻。

小青龍湯之條件在心肺有問題。麻黃湯只在肺有問題。

若喘而胸滿設加痰多可用苓桂朮甘湯或者苓甘辛夏五味仁薑湯，或用時方較為穩健的六君子湯加熟附塊、乾薑，使消化道充血得以調節，靜脈回流得以改善。苓桂朮甘湯的重點在於痰是稀薄的，六君子湯較平和，若力量不足，仍須麻桂附薑發之。若痰濃稠而黃則有炎症，用溫病方較為妥當，如銀花、連翹、牛蒡子等。

假如喘而胸滿兼腸胃積滯飽脹者，當時人不可下，現代人未始不可下。生化代謝肝是最重要的器官，肝的重要代謝靠靜脈而非動脈，所以肝有病，一時不容易表現出來。古人營養差，肝機能不佳，故不從腸胃解，故用麻黃湯「透發」，今人則未必，有時可一瀉而清。

很多病治之不愈者，非藥不靈，是斷病不準。既稱太陽與陽明合病，大概是屬於後述條件。

2-8-40 太陽病。十日已去。脈浮細而嗜臥者。外已解也。設胸滿脅痛者。與小柴胡湯。但浮者。與麻黃湯。

小柴胡湯是漢醫中的大方，由此轉化衍生的方子極多。中醫學方子根據統計，有名可列者大概三萬多張。而柴胡系的方子，恐怕要超過八千多張，其理由安在？首先要明瞭柴胡的大概作用：一、其有柴胡酶對腦電荷之轉化鎮靜有關。二、對淋巴腺之循環可以促進，大概的藥效是從乳房以下，臍以上。該區包括的臟器都是最重要的，只要略有解剖知識，便能一目瞭然。三、在血液的黏度上有極重要的關係，尤其柴胡略帶微量的溶血作用（在microrheology 上）。四、綜合以上的條件，間接直接對腦神經，對呼吸中樞有極大的幫助。

單是柴胡力量微小，絕對不夠。所以在舊式的西醫用柴胡作退熱劑，效果不良，以後棄用。一味柴胡要想治病太匪夷所思了。中國醫學絕不如此單純，故用柴胡湯，大小柴胡湯。在藥效條件下，精彩絕倫，藥到病除。出發點、原則統統不同。如果執西以貫中者，大可以稍安勿躁。門戶之見，互相攻訐，並無意義。不如積極來研究其理由，為蒼生造福，則功德無量。

先看柴胡在別的方劑中，其參與作用如何：

一、婦人以前的環境多抑鬱而神經質，柴胡對中樞神經具作用，故婦科病恆用之。如：四逆散、逍遙散。

二、柴胡對上述的解剖部位關連，因其對此區的神經、血管、淋巴有作用，故為兩脅滿悶之症象必用的要藥。

三、柴胡能治瘧,中醫學所謂「瘧」與現代所講的瘧(malaria)稍有不同,現代醫學的瘧是真正的寄生蟲病,必須血中有瘧蟲,然後方能確斷。瘧疾與天花一樣,在世界上快要滅絕了,在內科學中不重要。中醫所謂的瘧乃是忽冷忽熱,即所謂寒熱往來的症象而定。涵蓋的範圍極大,瘧疾的瘧,亦包括在內。奎寧可以直接殺死瘧蟲而治瘧疾,柴胡不能殺瘧蟲,何以亦能治瘧疾?卻有更深一層的機轉。由於瘧蟲的孢子先要在人體的紅血球內成熟,然後使紅血球破裂再蔓延到其他的紅血球中去。孢子未成熟紅血球不能破裂,但雖然不破裂,此紅血球不再是帶陰電荷的健康紅血球。紅血球在一毫升(c.c.)中有幾百萬,可以不互相黏連堆積,因為都帶陰電荷(negative charge)之故,因同名相斥也。不健康的紅血球陰電荷減少,證明其外膜已有問題,而柴胡雖然溶血力小得可憐,但對此種不擊自潰的紅血球,只須輕輕地一擊,便可使之崩潰,但在裡面的孢子尚未至成熟階段,於是失去保護而統統完蛋。故其治療之妙,可稱絕倒。單用柴胡效果也許並不如此順利,配合湯藥其力量宏大,非同小可,瘧蟲當然無法倖存。配合之好壞,端視醫生,故中醫高手,其處方應用之妙,堪稱天才,非如西醫之用現有藥廠研究後出來之成藥也。中醫之難遠難於西醫,此亦一理由(注意此處說的是高手,不是一般的中醫)。更有進者,末梢血管之擴張則間接可以鎮靜大腦,諸精於用桂枝湯者,此點可以辦得到。同理,鎮靜大腦即所以擴張末梢血管,善用小柴胡湯者亦可以得心應手,可以增加人體之抗力,可以順便退燒。

此條小柴胡湯以柴、芩、半夏為主藥,治兩脅苦滿,用加成鎮靜法而使之鎮靜。更用人參,此藥乃先興奮而後鎮靜,復加薑、棗安撫腸胃,擴張血管,大棗對血液濃度中紅血球、血小板加以調節。

此條的重點,在病人麻桂「發散」之後,「兩脅苦滿」為緊張,用小柴胡湯鎮靜之。

脈但浮者與麻黃湯,此處麻黃湯不用作發汗治表驅風寒,只不過病後身體衰弱體力精神不足興奮之狀態,麻黃湯興奮之,是當補藥用,與小柴胡的

鎮靜，恰巧相反。蓋人之體質條件（constitutional condition）各有不同，以後各條更作深度詳論何謂體質。

2-9-41 太陽中風。脈浮緊。發熱惡寒。身疼痛。不汗出而煩躁者。大青龍湯主之。若脈微弱。汗出惡風者。不可服之。服之則厥逆。筋惕肉瞤。此為逆也。

　　大青龍湯方：麻黃六兩去節　桂枝二兩去皮　甘草二兩炙　杏仁四十枚去皮尖　生薑三兩切　大棗十枚劈　石膏如雞子大碎

脈浮緊乃脈疾快而有力，因發燒交感性興奮所致。發燒自然代謝增加，代謝產物積聚不及排泄則體液中酸度（acidity）增高，肌肉小血管因酸度升高，二氧化碳↑，而呈擴張，滲透浸潤（infiltration）增加，致身體疼痛。治療的方式，要使血管收縮從而使組織中多餘液體重回血管，亦即所謂水分回收，這當然需要能量來源，而能量來自三磷酸腺苷（adenosine triphosphate, ATP），麻黃桂枝使血管動量增加而自體ATP↑，生石膏使酸度降低，自然使二氧化碳↓，則氧壓↑。

例如現代醫院常以點滴為常規治療，病人進院什麼都不管先來點滴。殊不知大量點滴非但不足以退燒，反而使燒雖不高但纏綿不已。曾見發熱連用五瓶點滴，結果燒不退並致全身痠痛。經處方用麻黃、桂枝、細辛、五皮飲而收效。

在自律神經中，交感神經因刺激而大幅度興奮時，緊張度↑↑（tension↑↑），體內水分積聚多，此時從汗排出較易，從小便排出因緊張度仍未降低因而較難。

神經緊張本來就可造成渾身痠痛，並造成血管內代謝變化，例如：一夜不睡、渾身痠痛、雙眼充血，如果有痔瘡、牙周病，則復發而出血。如果不汗出因惡性循環（vicious circle）而更形煩躁。緊張既無法從汗出而緩解，則用大青龍湯。主藥麻桂，生薑輔之，大棗緩和神經的微弱緊張，此方用在風濕關節熱（reumatic fever），若加知母、金銀花，效果更佳。

一、假令脈微弱無緊張狀態，神經為抑制者較多。

二、汗出惡風，血糖不夠，所出之汗本為冷汗，本可予桂枝湯或用大青龍湯去石膏、杏仁，若予以大青龍湯，則本病症本是先為抑制狀態，雖用麻桂興奮，但有生石膏、杏仁之抑制，則麻桂之興奮非但無法達到其效果，反生反效果，使血管更為收縮，故筋惕肉瞤（應予桂枝湯加附子）。

2-10-42 傷寒脈浮緩。身不疼。但重。乍有輕時。無少陰證者。大青龍湯發之。

脈浮緩身不疼，無緊張。但重，身體積水分。乍有輕時，如果略作動作，重感因運動而血管動量增加而稍減。少陰症本屬腎上腺素衰竭之症，亦即腎上腺素↓，今無少陰症狀，用石膏輔助調節水分之大青龍湯，自無不可。此條與上條不同者，乃此條之病人血糖不如上條之不夠。

2-11-43 傷寒表不解。心下有水氣。乾嘔。發熱而欬。或渴。或利。或噎。或小便不利。少腹滿。而喘者。小青龍湯主之。

小青龍湯方：麻黃去節　芍藥　細辛　乾薑　甘草炙　桂枝各三兩去皮　五味子半升　半夏半升洗

此條的小青龍湯是《傷寒論》中之名方，遠較大青龍湯用處廣泛而有名。

一、心下有水氣，肺有積水也。人體應急應變，在上在下表現不同，乃由於自律神經之交感神經及副交感神經分布不同。故緊張：（一）在骨盆區（pelvic area），表現脈沉微，副交感神經興奮之故。（二）在腦也是表現副交感興奮。（三）在胸腔，表現脈浮緊，交感性興奮之故。

二、乾嘔乃受刺激而嘔，可能為食道、心臟、橫膈膜、喉頭受刺激，不一定屬腸胃病。（一）有嘔出物：多半屬腸胃道疾病。（二）咳而有痰：屬上呼吸道，可能為肺。（三）咳而無痰是乾咳，不一定是肺有問題。（四）乾嘔而咳：當然屬刺激，若在腸胃則嘔，在氣管喉頭則咳。

胸腔中有水分，即指「心下有水氣」，即可能為上述症狀，諸凡肋膜炎、心包膜炎、氣管炎、大葉性肺炎，不拘是何種病名，均可有此刺激而有此症狀。在此我們可以看到中西醫治療的方式、論病的方式均有不同。現代醫學最注意的乃是病名，研究是什麼病，病名確定便有治療，但大部分病都無法治療，這也是事實。故只有對症療法，效果不十分好。說實在名者在名家學說來講，果然是名不正則言不順；在道家來說，則是無名者天地之始，道可道非常道，名可名非常名。單講一個名詞可說是無甚意義，須知名字背後的變化才真的有意思，故而病名不重要，病之機轉才極為重要。大凡一門學問，名字不多而變化多者，非但比較活化抑且更為透澈而進步。譬如數學，在學問上是最活化最具才思的學問。物理學名詞就較多了，但仍不失為高明的學問。化學名詞更多，就比較少用思考而用記憶了。迨到生物學而醫學則名詞浩繁，單憑死記就足以使人大腦僵化，哪裡還有時間去作思考。工程的進步遠優於醫學，可見工程師的頭腦不知要較醫師高明多少。而且在教科書上讀到的病，乃是極具典型的病，真正所見不多，讀死書以應活病，必然失敗。道可道非常道，名可名，不可以一定硬將某種名字套在某病上。這句話實在可作參考，再說現代醫學愈分愈細，專家愈多，果然是進步的象徵，分之愈細，統一應用就愈差。其實現代科學，除了分類之外，認同也愈來愈重要，一如物理及化學以前是二種不同的學問，自從量子力學出現之後，可知化學者也是物理，只不過在分子階段之物理現象，生物醫學也只不過是蛋白質的化學物理電子現象而已。不過即使至目前，尚未發達到澈底的地步，為此所苦而已。臨床病理討論（clinical pathology conference, CPC）項目愈多，我們可以說主持者的學問愈好，反過來說，也可以說，愈是項目多，愈是此人毫無決斷能力，其缺乏者乃是對某一病之認識深度不夠，否則何來如許多之病，徒亂人意而已。中國醫學不論此道，為論症象，果然粗俗不堪；如果將症象之機轉與病合而為一，則精彩絕倫，說理可以頭頭是道，治療可以千變萬化而絲毫不爽。

我們如今所說的乾嘔而咳為屬於炎症的刺激，炎症而產生滲透液，不拘是何種病，且舉大葉性肺炎為例，可以乾嘔而咳，可以不乾嘔而咳，後者條件乃是氣管未曾受刺激故而不嘔。滲透液（亦即我們常說的水分）可以浸滿在胸腔，也可以使整個葉肺中的肺氣泡充滿滲透液（其好發部位在右肺的中葉，為什麼如此，當然有相當精密的道理，以後再說），則某一葉肺等於全部失效，呼吸當然困難復加發燒，肺炎菌感染的 stress，情況極為緊急，現代醫學知其病原菌為肺炎菌，用盤尼西林（penicillin）大量殺菌。肺炎最危險的併發症是血壓低降，蓋肺中缺氧，等於是窒息，靜脈的大本營乃是腹腔，肺臟生滯留，心臟搏出量受阻則心跳加速以為救濟代價，靜脈回流不及而且亦受相當之阻塞（蓋肺中積水，血流鬱積也），於是血壓低降。於是用血漿代用品（plasma expander）維持血壓，此種維持血壓的條件，乃是以血管的彈力健康為條件，血管床自然不得不因流體的加入而略形擴張，雖然可以收效，方法並非十全十美，等到盤尼西林將肺炎菌全部殺死，於是燒退病愈。燒退當不易之事實，至於病愈倒也未必，因為所有之炎症滲透物須病人的身體漸漸恢復，漸漸自己吸收，而且以前病劇時，因半窒息所受的損害，其漸漸恢復，更須視此人身體的條件。其半窒息缺氧的條件，雖然在病劇時，可以用氧氣，但是在肺泡中積液體的情況下，氧可以救急，但不可以治病，蓋無法根本解決。假如病人為老者，體力本弱，肺炎後就很難康復，以後漸漸衰弱，走向死亡之路，致死之病可能不再是肺炎，但其真正的原因，可能還是當年的肺炎，這只有天知道了。又如此病在小孩發生，病雖全愈，肺活量卻因而降低，影響精神、消化道吸收，一輩子體弱多病。總而言之，頗像兩國交戰，敵人犯境，將敵人全部殺死是一大勝利，但破壞的房屋、建設、一切設備，都須重建，重建遠比作戰重要。肺炎之為病，亦復如此，最最重要的，莫如將肺泡中的滲透液從速清除，一切困難全由之而起，進一步而論，若將滲透液全部清除，肺炎菌賴以生存發展之條件消滅，肺炎又何由得生。小青龍湯乃針對之而發，但此方神經興奮度略高，可加以其他藥如生石膏、天花粉、金銀花大劑，以消炎調節之，則奏效絕響。

本條中所述之「渴」，乃滲透液大盛而致不平衡所產生，一如患香港腳者，患處臭水淋漓，但在邊緣區則皮膚乾燥，可以一片片地撕剝下來。又如腹水患者，腹部因積水而脹大如懷孕，但在別處如皮膚、口腔，一切所在，乾燥無比，口當然亦乾。

「或利」腹腔靜脈回流差，因肺之血流瘀積，滲透壓改變，本應由腸腔吸收，今腸壁充血，反由腸壁滲入腸腔，焉得不瀉不下利。

「或噎」腸胃充血，不能正常運作，上逆則噎。靜脈回流不良，動脈無緣循環正常，腎動脈之過濾量大差，且病勢情急，哪裡來的小便，故云小便不利、少腹滿而喘，自不言而喻。

麻桂：增加抗體促進血流，擴張表皮血管，以應急變。半夏：以止嘔即所以降低緊張度。乾薑、五味子：乃本方之主藥，乾薑擴張血管，尤以對心肺內臟之血管具宏效，且為血管運動神經要藥，故效極速，血管擴張使滲透液迅速吸收；五味子：乃大腦鎮靜劑即所以興奮呼吸中樞，性收斂助乾薑以斂水。細辛、芍藥：用為鎮定劑，前者重點在腦，後者重點在患處的血管，如此則大腦鎮靜，患處局部鎮靜完全具備，大腦鎮靜更有相當深的機轉，有實例（case）。

曾見小孩心臟擴大，因大腦中有瘤腫，由腦而影響心臟擴大。麻桂興奮可使臟器活力增加，蓋少腹滿是因血壓下降之故，血壓下降，體內臟器往下無力感，乃知肺活量不足而小便可以不利。吾人在健康人身體上亦可得明證，一般女性較多，女性在生殖期間，血壓下降，常見臟器下垂、胃下垂症，故食不多又容易餓，故女性常較男性喜吃零食，若常常注意運動，便可消除此症。無奈女性都比較靜，動量自不及男性，故臟器下垂者比比皆是，結果是：一、可能得病，多運動使肺活量增加即可。二、可能臟器下垂，使腹壓骨盆壓力增加，白帶多，外加感染細菌，陰道炎、上行性子宮炎、卵巢炎乃至排卵時，輸卵管因炎症而生滯留痙攣（spasm）排卵困難乃生痛經，氧之供應降低，分泌液多，感染帶下多臭，洗滌消炎，愈醫愈刺激，情況不能改善。根本解決，若用補中益氣湯，勝時下之治療多矣。如今復講小青龍湯藥力齊備

可以一擊而奏效，所欠缺者乃是消炎鎮靜劑方面略為欠缺，故應加金銀花、生石膏、天花粉，則成十全十美矣。肺炎造成的部分浮腫，是由肺炎菌侵犯而造成，該處的細胞並非全部死亡，故可恢復，但恢復速度愈快，對病人愈有利。

故小青龍湯之治療正不只單是肺炎，其他胸腔有水，都可參考應用。

病例：某女高音氣喘，服可體松（cortisone）全身浮腫，用小青龍湯此時無須加石膏，恐其阻斷脊髓傳電，致利尿效果減低，亦無須加消炎劑，本無炎症，單用小青龍湯三方而全愈。

故中醫方子妙在乎千變萬化，一方可以治很多病，同樣的一病，也可用很多方治，應用之妙，存乎一心，此所以可貴也。《內經》對於炎症之描述至為精當，除了現代高深的醫書有提及，一般醫學教科書上當付闕如。

《內經》云：「近則陽明，遠則少陽，而太陽居中。陽明者多氣多血，太陽者多氣少血，少陽者少氣多血。」我們將局部炎症區來觀之：

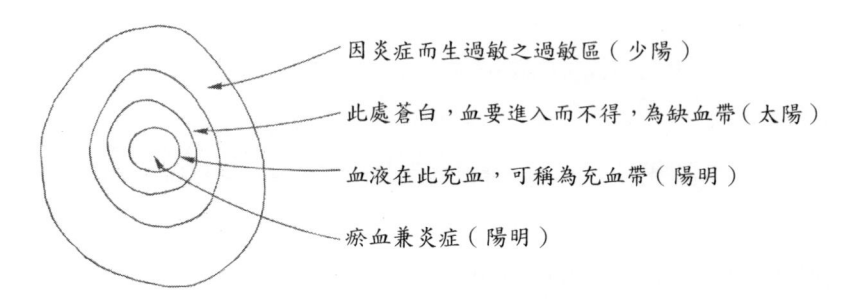

- 因炎症而生過敏之過敏區（少陽）
- 此處蒼白，血要進入而不得，為缺血帶（太陽）
- 血液在此充血，可稱為充血帶（陽明）
- 瘀血兼炎症（陽明）

2-12-44 傷寒。心下有水氣。欬而微喘。發熱不渴。服湯已，渴者此寒去欲解也。小青龍湯主之。

《傷寒論》慣例：常常數條集中描述，此又一例也。心下有水氣，假若病情不如上述般厲害，單是發熱，水分（體液）不致於一往不返，尚稱平衡當然不渴。假如服藥後見渴的現象，謂之寒去欲解，就是說快要全愈了。依老式中醫來講，寒去欲解為什麼還要用小青龍湯，因為他們認為小青龍湯中有乾薑、桂枝、麻黃是熱藥，寒既去又何必再用熱藥，難道是幫助解寒，即

使如此，稍稍用些生薑等「小小溫藥」即可，又何必用小青龍湯如此大方呢？實在講口渴即是水分不平衡現象，此不平衡現象，肺中不一定要有積水，有時大多為部分積分泌液，所謂痰液之流，須小青龍湯清除之，故而用之。一般老式中醫認為口渴是陰虛陽盛，故抵死不用小青龍，乃是另外一種小條件，以小條件廢大條件，延誤病機太不值得。所謂陰虛口渴者，實在是小病是慢性病，一般性口腔有炎症，消化道積滯，或者老人體能衰退，酸度高而產生，用些西洋參、麥冬等，亦未必全然有效，蓋不知病的真正原因，總是枉然也。

2-13-45 太陽病。外證未解。脈浮弱者。當以汗解。宜桂枝湯。

謂外症未解者，乃過敏現象，過敏之鼻黏膜較色淡而灰白，略帶浮腫現象，同理腸胃道之黏膜亦有如此變化，亦即水分（即組織液 tissue fluid）增加而滯留也。用桂枝湯調節血管賦予其能量，去除過敏現象。一般在血管分歧處（vessel bifurcation）張力較高，肥胖細胞（mast cell）亦較多，能量之給予使張力降低，肥胖細胞即不過敏，不再釋放組織胺矣。

桂枝湯之用於調節血糖、貧血、怕冷，非用於感染發燒，前幾條都述之甚詳。

怕冷的原因：一、血管擴張，熱量外散（用桂枝湯底子）。二、自律神經反射過敏（用柴胡湯底子）。三、內分泌調節失常（用桂附八味湯底子）。

調節過敏：一、著重在血管（桂枝湯）。二、著重在血管兼神經（葛根湯）。

2-14-46 太陽病。下之。微喘者。表未解故也。桂枝加厚朴杏仁湯主之。

桂枝加厚朴杏仁湯方：桂枝三兩去皮　甘草二兩炙　生薑三兩切　芍藥三兩　大棗十二枚　厚朴二兩炙去皮　杏仁五十枚去皮尖

身體差的人本來心跳比一般人來得快，蓋血液不足營養不良，若心跳不快不代償，則無法維持其正常營養。下瀉乃是一種緊張（stress），下之後，鉀與鈉不平衡。本來心跳及呼吸較一般人為短，如今當然情況更糟。

下之後腸胃動量先因下之強制興奮之後，必然衰弱而低下。下之後，鉀一過性流失，心搏力受影響，即鉀↓→心臟搏動的潛能↓→心跳↑。

心跳增速，呼吸更困難，謂之喘。若用鎮靜法，使之自動調節。

喘 → 用杏仁。腸胃緊張性抑制 → 用厚朴。配桂枝湯擴張末梢血管，即所以使之中樞鎮靜，自動調節。

2-15-47 太陽病。外證未解。不可下也。下之為逆。欲解外者。宜桂枝湯。

此處桂枝湯乃當補劑之用並非解外，今人與古人體質大不相同，感冒是應急（stress），體內之變化有（在此所謂外證未解）：一、血液循環加快 → 代謝增加 → 體內二氧化碳增加。二、醣之利用價降低。三、乳酸增加 → 肌肉積水分。

若將緊張應急的結果逐一解決即可，不必來什麼外感內傷等使人惑亂的名字，亦無所謂表下等。

一、營養好體健壯的人 → 表現興奮性的 stress。
　　　　　　　　　→ 表現是刺激性（stimulation）。
　　　　　　　　　→ 用溫病方。

二、體差的人 → 表現為抑制性。
　　　　　　→ suppression and depression。
　　　　　　→ 用傷寒方即桂枝湯。

其人今反應差，極須用桂枝湯刺激腎上腺素使肝臟糖解以抵抗病毒，若用藥瀉，使肝機能腎上腺機能均受抑制，是非治病，乃使與身體之抵抗力過不去，幫了倒忙。現今此種情況極少。

其實發汗、瀉下都是結果,並不一定是手段,在此浪費筆墨大抬其損不值得,還是治病要緊。

2-16-48 太陽病。先發汗不解。而復下之。脈浮者不愈。浮為在外。而反下之。故令不愈。今脈浮。故在外。當須解外則愈。宜桂枝湯。

最妙者乃先發汗,發汗當然照《傷寒論》說法用桂枝湯不解,按例應該全愈才對,為什麼會不解,以後再桂枝湯又全愈了,這又作何解?單說脈浮在外實不足令人信服,又說下之而脈浮,難道未下說脈不浮,不浮病不在表何以又用汗藥,即不解乎。總之矛盾紙漏百出,假若一味尊古崇古,醫生答應但「病」不答應又之奈何,可以休矣,為古人屈為辯護,徒貽人笑柄而已。

其實凡病均有一定的過程,我輩醫生實在是不值得妄自尊大,驕傲一世,病人要好都是自己好的,醫生之治療不過使病人之症狀減輕而使之迅速恢復而已。絕不可能使之完全病痛解除,有時候一連串的治療,身體反應不及,非但使症象無法改善,反而更壞,故有人以「不服藥為中醫」的口號,一輩子不服藥,倒也盡其天年。真正的病即使要治亦治不好,所謂藥醫不死病也;尤其普通感冒,不要亂服藥,僅用些生薑、蔥白、紅糖帖頻頻服之,讓病人身體自己恢復即可,否則亂用藥,腸胃承受不了而致泄,是愛之切而反害之。小孩一發燒便去小兒科打點滴、打退燒針、用消炎藥,結果抗體大為降低,天天感冒、天天發燒、天天治療、愈治愈糟,此類病實在非病,乃人為的疾病,人不可以不生病,因為抗體降低,不病何待,弄得小孩皮包骨頭,好不可憐,我們看得很多。

此處亦是如此,什麼藥都不服亦好,服桂枝湯是應先瀉下胃腸清潔,再吃便有效,或者本來快好了,吃了也就有效,宜桂枝湯者,說說而已,又何必太認真呢,脈浮、脈沉,不成為條件,來日下幾條有機會,吾人當詳論脈之條件。

2-17-49 太陽病。脈浮緊。無汗發熱。身疼痛。八九日不解。表證仍在。此當發其汗。服藥已微除。其人發煩目瞑。劇者必衄。衄乃解。所以然者。陽氣重故也。麻黃湯主之。

《傷寒論》時代的病人，血漿中的成分與血糖均與現代人不盡相同。假令血漿中血糖低下者，血液濃度差，黏集力差，血小板亦差，故血流較快，血管隨血流之流速而調節，長期敏感度較高之調節原因當然由於蛋白質攝取量之不夠，故其人怕冷又怕熱，此種人目前以婦女較多，蓋婦女內分泌之調節按月變化，因為有月經，故較男性為敏感，此乃不易之事實，如今發熱之情況正合麻黃湯之條件乃用麻黃湯發之。麻桂之刺激量相當高，則腎上腺素增加，糖解增加，心跳加快，顱外血流增快，若此人本有鼻子病，例如鼻過敏、鼻竇炎等，當感冒時，炎症可上染至篩骨竇（ethmoid sinus）下更傳至喉頭，在篩骨竇有許多靜脈竇，最敏感易出血，炎症時小血管擴張，藥力使流量速而大增，靜脈充血（venous congestion）出血稱之為衄；衄後壓力因出血而降低，顱外壓力解除，症狀因而緩解。當未出血時，壓力大增影響周圍組織，後高燒則成目瞑而煩，衄後自然解除。

2-18-50 太陽病。脈浮緊。發熱。身無汗。自衄者愈。

此條乃前條之附品，不復贅言，中醫稱衄為紅汗，即由此而出。

2-19-51 二陽併病太陽初得病時。發其汗。汗先出不徹。因轉屬陽明。續自微汗出。不惡寒。若太陽病證不罷者。不可下。下之為逆。如此可小發汗。設面色緣緣正赤者。陽氣怫鬱在表。當解之熏之。若發汗不徹。不足言陽氣怫鬱不得越當汗不汗。其人煩躁不知痛處。乍在腹中。乍在四肢。按之不可得。其人短氣但坐。以汗出不徹故也。更發汗則愈。何以汗出不徹以脈濇故知也。

講了一大串語言支吾，講了半天汗出不徹，發汗汗出不徹，請問如何方稱汗出透澈。若云脈濇，此處尚未詳論脈，但滴脈絕非汗出不徹的脈，汗出

只不過是結果，此乃再三講過，若在緊張狀況下，血流極速不必用發汗劑，用鎮靜劑還比發汗劑更高明，使之從緊張至鎮靜必然汗出，Valium 可以，西洋參、生石膏等任何藥，在此情況，在此條件下都可以出汗，又何必發汗，更何必說汗出不徹。

體內的免疫力有時是被動性的，須靠外來的刺激，所以偶染小恙，生生小病使免疫系統隨時處於戰備狀態。坐禪（不過要坐得好）則使全身自主神經傳導力增加（conduction↑）造成全身調節。

古人蛋白營養攝取差，代謝力差，外感病前趨期長，今人則短，任何感染病，發燒是體工將代謝升高以抵抗病毒最直接的手段。所謂太陽轉屬陽明本乃自然的趨勢，《傷寒論》也一再如此說，又何必發汗不徹再變陽明。發燒既為緊張（stress）則自律神經的交感性神經，必然緊張而奮起，交感性與副交感性本是互為平衡，互為拮抗的，交感性神經奮起，副交感神經自然抑制。副交感神經抑制則腸胃動量降低，則腸中菌群（bacteria flora）開始不平衡，大腸桿菌、革蘭氏陰性菌（Gram-negative bacteria）大為增殖而活躍，燒更高、口乾、腹脹、煩躁，諸症皆見，即所謂陽明症。可能用發汗興奮代謝因之而引起，不引起亦會發生，不過時間晚些，更發汗又有什麼關係。

「太陽病證不罷者。不可下。下之為逆。如此可小發汗」此本《傷寒論》應當時病人之老調，沒什麼意義；小發汗、大發汗，由不得處方作主，因為漢藥不及西藥，沒有如此明確的效果，什麼小發汗、大發汗，根本辦不到，須視病人的前置條件而定。

「設面色緣緣正赤者。陽氣怫鬱在表。當解之熏之」理論錯，治療更錯，是《傷寒論》一大敗筆，面色緣緣正赤：一、因發燒而代謝率增高。二、因燒而腸生過敏（非每個人所必有），由於腸胃呆滯（stasis），菌群不平衡，腸內容物腐敗發酵 → 血清素（serotonin）增加 → 面色緣緣正赤 → 水分（組織液體）溢出，使人煩躁不知痛處，乍在腹中，乍在四肢，按之不可得，血管張力素可使心臟跳動增快，當然其人短氣但欲坐，與汗出不徹毫無關係，專門來藉口汗出不徹，極為無聊，而在此時發汗，除了使病惡化外，毫無好

67

處，此時輕則用溫病方銀翹散、加減正氣散，遠勝《傷寒論》，若重則用調節性的瀉劑，那要看醫師的功力了。

瀉劑的功用：一、去除腸內許多不必要的毒素。二、生態共存的細菌可以調整而重新平衡。三、膽固醇（cholesterol）增加，三酸甘油脂（triglyceride）增加可影響血管動力，欲使之下降可用一過性瀉劑，亦具調節功能。四、由腸血管之弛張可使之調節，則亦使自律神經得以調節，有時腦內壓升高（increased intracranial pressure, IICP）亦可略用瀉劑。

由此吾人可推得嗜銀性細胞增殖之 carcinoid syndrome：一、用鎮靜分消法調節腸之血管張力素，在腸胃用散劑較佳，諸如防風通聖散、藿香正氣散等。二、調節水分使鈉鉀平衡，可用五苓散。三、鎮靜神經，直接法、間接法都可以。

所謂太陽症：血流問題大於代謝問題。陽明症：代謝問題大於血流問題。

短氣與煩躁互為因果，實在是一問題的兩面。其次我們在此處再略為講些脈象，講脈不可單講脈，否則一無是處，而且容易流入江湖，古聖本有明訓，當須「症色脈合參」我們先假設一個人緊張，則其緊張所表現之脈象：一、先脈數（短期之緊張，脈搏跳得快）。二、長期緊張則脈弦，一如高血壓長期性有人便脈弦，長期情緒不良亦然，所謂脈弦者，緊度很高，手指像觸在弦線上，沒有一些圓滑潤和的感覺，此屬神經性。三、因神經漸漸影響血管而致硬化則脈強濇，濇者即所以像手上沾了膠著劑似的，脈搏往往黏著而不流利。所以胖子兼高血壓，心臟負擔大 → 見脈濇；不太胖高血壓且緊張，心臟收縮增加 → 見脈弦。

濇為血管問題，弦為神經問題，吾人思之當可明瞭過半矣。

此條末段所謂更發汗則愈，實為用桂枝湯加重芍藥 → 使神經興奮度降低（因末梢血管擴張故）而全愈。其時病至此本已將愈，即使不服藥亦愈，真正是「天曉得」。

2-20-52 脈浮數者。法當汗出而愈。若下之。身重心悸者。不可發汗。當自汗出。乃解。所以然者尺中脈微。此裏虛。須表裏實。津液自和。便自汗出愈。

　　脈浮數發熱應急造成的緊張，用麻黃促發腎上腺素，來應付此應變力，在應變力期過後則緊張降低，則汗出而解。今人的腎上腺素足夠應付，反當用鎮靜消炎藥（sedatives）反而會汗出而解。

　　現代人略用下藥也無什麼關係，反觀《傷寒論》對瀉如此緊張，似乎有些太誇張了。其實是情形完全不同了，當時人下時，須靠心肺使大量血液往腸胃走，形成腸胃充血，人沒力氣，肝機能因瀉而抑制，醣原之分解因之降低，當然全身覺重重的。心臟因緊張而跳動快，這時候最好的辦法不可以發汗，發汗便是再刺激，豈可以暴易暴，待其自己出汗，即自己由緊張而調節至鎮靜中，漸漸出汗。出汗是外表現象，其實作用之條件在漸漸恢復鎮靜，此條與吾人所述之理論吻合。

　　脈本有寸關尺，尺脈按正常人來論亦比較遲緩，何則？空間長而振幅較大也。但比常人更特別遲者，大概是下焦（即所謂骨盆腔）有壓力，例如骨盆腔中能受影響者為懷孕，胎兒漸漸長大有壓力，尺中脈遲，或竟大便不通而脹滿，或腹腔中有癌腫，都見尺中脈遲，考慮原因不外是薦骨神經受壓力等的刺激，薦骨神經屬副交感神經叢，抑制脈跳動故脈遲，因尺中脈本來就遲，乃見得更遲可知交感性不夠，脈較遲，用瀉劑則腎上腺不足以應此應變力，因而生身重心悸，抑制性緊張也。

　　「表裡實，津液自和」與吾人所說相同。心悸即心搏頻率增加，心搏動量因而降低，此很重要，不可不知，實乃心搏量心肌無力也。

2-21-53 脈浮緊者。法當身疼痛。宜以汗解之。假令尺中遲者。不可發汗。何此知然以榮氣不足。血少故也。

　　此種脈浮緊是波幅很小而跳動率速，故在寸在關都是如此，但尺脈本弱，與寸關數頻而相比較則相對性的感覺更遲。故與其說是尺脈遲，不如說是寸

關太數,此乃候脈者得之假象,也不可不知。寸關既浮緊,緊張度↑↑,疲勞亦增加,全身疼痛,早已重覆好多遍了,可以用麻桂汗解,要不得用麻桂,非關尺中脈遲榮少等,乃關病人前置現象如何云云而定也。

2-22-54 脈浮者。病在表。可發汗。宜麻黃湯。

麻黃湯不需要一定作發汗,如果一定作發汗用,《傷寒論》此書所有的價值已經不多,早可廢也。設或老式中醫若只知麻黃湯能發汗,則現代西藥的發汗劑既安全又可靠,麻黃湯大可以不必了。

麻黃湯乃興奮補養劑,增加抗體劑。例如某女工貧血、精神不佳、身體又差、經濟條件不好,但是生活起居頗有規律,用麻黃湯略加黃耆、當歸,效速而又經濟,遠勝用其他補藥(所謂「補腎」乃荒唐絕倫,如果此女工服補腎藥,可以愈補愈垮)。夜間工作者,如演藝人員、聲色中人,若生活糜爛,則麻黃湯就不管用,好在此種人經濟條件好,當用歸脾湯以代麻黃湯。設或是白胖經濟極好的富婆,因其生活條件太優裕,不須勞動,當用補中益氣湯加龍膽瀉肝湯矣。

此處發汗自屬結果,手段乃包括在結果中了。

2-23-55 脈浮而數者。可發汗。宜麻黃湯。

此條與上條相同,無什麼可講,但有一點,此兩條只講脈而沒講無汗,無汗因要發汗,有汗是不是不可再發汗,則要看讀《傷寒論》的讀者自己去思考了。

2-24-56 病常自汗出者。此為榮氣和。榮氣和者外不諧,以衛氣不共榮氣和諧故爾。以榮行脈中。衛行脈外。復發其汗。榮衛和則愈。宜桂枝湯。

常自汗出者來自腸胃道波及自律神經緊張而來。原因為氣候改變、情緒緊張、睡眠不安、水分不調都可以致此。什麼榮什麼衛,留待專門解釋中醫

學術的去解釋罷。此處張仲景不過講講而已,無什麼可取,真正的機轉即如上述則:一、多汗為冷汗者,醣減少,緊張度↑→ 宜桂枝湯。二、多汗為熱汗者,酸性↑,血管弛緩而擴張 → 宜白虎湯或承氣湯。

2-25-57 病人藏無他病。時發熱。自汗出而不愈者。此衛氣不和也。先其時發汗則愈。宜枝桂湯。

一、乃抗力不夠,桂枝湯增加營養價及醣分,若加些許補藥如黃耆、人參、當歸,效更加。二、常有腸胃不良,常生積滯而生過敏熱者,非冷汗乃熱汗,且頭汗、手足掌心汗特多,用溫病方芳香清理亦愈。此點《傷寒論》不備,落伍多矣,非一味尊古崇古,應該就事論事,取活變態度。

2-26-58 傷寒脈浮緊。不發汗因致衄者。麻黃湯主之。

前已述及,茲不贅言。

2-27-59 傷寒不大便六七日。頭痛有熱者。與承氣湯。其小便清者。知不在裏仍在表也。當須發汗。若頭痛者必衄。宜桂枝湯。

容易發熱頭痛的病不外:一、上呼吸道感染(鼻炎、喉頭炎、支氣管炎)。二、腸胃消化道(乃細菌繁殖、生態平衡、酵素轉換的大本營)。三、骨盆腔炎症(pelvic inflammatory disease)。

第三項發熱最厲害,蓋多為革蘭氏陰性菌其內毒素(endotoxin)可使人發高燒,極厲害之寒抖(chilling fever)。革蘭氏陰性菌的生態與宿主的飲食習慣極有關連。素食者腸內此種菌降低,革蘭氏陽性菌(Gram-positive bacteria)多,因素食者不易生盲腸炎,生癌症的機會亦相對減少。

急性患疾最有效的治療法用瀉劑,其好處是:一、腸內細菌一瀉而清,發燒可退一半。二、瀉後腸中氣體降低,腹脹↓,橫膈膜運動量升高,上呼吸道不知不覺嚥入之痰液全部清除,燒更為降低。三、瀉時腸壁血管的舒張收縮運動可使許多自律神經、血流條件改善。

但是要得到瀉的結果比汗較難，瀉的副作用遠比汗要嚴重而難於處理，所以要考慮的條件較多：一、心肺條件是否能承受得住。二、脊髓反射條件。三、肝膽條件。

非常複雜，只能邊寫邊解釋，隨文逐條而論了。一般不用猛劑瀉，用消導劑較為符合臨床治療。例如：木香檳榔丸、防風通聖散、麻子仁丸等。

其小便清者可知尚未使消化系統代謝改變而不平衡，否則小便必黃，而混濁不清，可知代謝已經增加，營養差、血漿蛋白功能低、肝機能差、凝血酶原（prothrombin）血小板均差，平日尚能維持，一旦生病復加鼻本不健全乃衄。用桂枝湯使走末梢，再強化營養亦不失為一法而已。

2-28-60 傷寒發汗已解。半日許復煩。脈浮數者。可更發汗。宜桂枝湯。

傷寒發汗已解，未必如此，單是出些汗要想來解決發燒而不問原因，絕對沒有如此便宜的事。半日許復煩，可知病根本未解，若要照老派的說法，邪既從表而入，經過發汗，則邪併汗一起外出，何以仍是有邪，抑邪出一半，其他邪依舊存在，故發煩可再發汗，再發汗仍不解，則又將奈何？《傷寒論》中此例不鮮，比比皆是，由此乃知桂枝湯不能治感染的發燒。

所以復煩乃腸胃的症象，開始明顯代謝熱發生，代謝生問題（偏要說由表入裡，由太陽轉屬陽明，古人可以如此說，方今科學、醫學發達，硬要如此說，太離譜矣）年紀愈大，抗力愈低，蓋腸胃積滯愈多，代謝力愈差，炎症自然不易恢復，故發燒不退。曾治一80歲之老人：一、小柴胡湯加防風通聖散，熱退後又再發。二、大柴胡湯加防風通聖散加甘露消毒丹。三、柴胡鱉甲湯加厚朴、檳榔、防風通聖散。四、六味地黃湯加犀角、生石膏、知母、附子、乾薑方始全愈。此病本不致如此棘手，蓋先至醫院打了五、六瓶點滴，致使心臟負擔加重，全身血管負擔不輕，網狀內皮系統（reticuloendothelial system, RES）變差，只能步步為營，漸漸調節使之全愈。若要單憑桂枝湯想退燒，無乃太簡單乎。

2-29-61 凡病若發汗。若吐若下。若亡血亡津液。陰陽自和者。必自愈。

此條與前幾條的設想相同，可以不必再議。

2-30-62 大下之後。復發汗。小便不利者。亡津液故也。勿治之。得小便利必自愈。

下也好發汗也好，乃使身體已病未受刺激者復加強力刺激，如此緊張度升高，小便必然不利，在一般的生理病理學上，尤其是外科的生理病理（surgical pathophysiology）經常提及小便不利，則緊張絕高。小便利則由高度緊張而漸漸平穩調合，必俟其漸漸平穩乃有小便，乃自為調節全愈，與自己漸漸汗出平穩如同一轍也。

大下必須要有標準，發燒之後可能致便秘與腹瀉，其決定因素有：腸內容物之刺激性不同、病毒與細菌感染之種類不同。而簡言之，實在都是腸內容物生問題，而且都可用瀉法，因瀉可使內容物得平衡，例如承氣湯之大黃，使腸壁與骨盆腔充血：一、因使腸胃充血得充分之動量而致瀉。二、如腸胃中有內容物刺激腸壁而致瀉，再用瀉劑可使之驅出體外，能得止瀉之效，蓋刺激消除也。三、若骨盆腔有炎症而充血，使用大黃使再充血，間接得其推動，可使鬱血減少，炎症因之而緩除。但在用瀉劑時，必須考慮脫水、電解質平衡等問題，治療上可酌加五苓散、六一散、碧玉散等，而大黃之用量，必須醫者自己有經驗。

大下大汗乃平衡前之不平衡，緊張↑↑→血液集中於腦、肺、心臟區，吾人必須深知治療原則，方能使病人受惠。若：一、治腎臟，重點在肝（此處所謂的腎及肝，是真正解剖學上西醫所說的腎與肝，何以如此有相當深的理由，以後再說）。二、治肝重點在腸胃。三、治腸胃重點在心肺。四、治心肺重點在腦及腸胃。

緊張↓↓→肝機能恢復→腎機能、利尿機能恢復→小便利。肝機能↑→供應心肺之醣及能源充足→過濾至腎臟的血流足夠→小便利。若瀉後脫水→血液濃度高→微血管循環↓→血液黏滯力（blood viscosity）升高→血流

減少 → 小便不利，同時血液循環不及四肢 → 心跳率快 → 四肢厥冷 → 氣急 → 病人怕冷 → 冒冷汗。

2-31-63 下之後復發汗。必振寒。脈微細。所以然者。以內外俱虛故也。

　　下為刺激、發汗為刺激，汗、下連續摧殘，代謝大亂，尤其電解質大為改變，以前各條已述及。脈微細都是脫水現象，所謂脫水乃血管中之液體流失，首先當為血漿從血管中外溢至組織，多為鈉流失後產生的現象，血液因液體少而濃度↑，則流量↓，水分為保護體溫之必要條件，略知生理學者便可知曉，水分不足當然怕冷，血液濃度升高，脈搏無力。內外皆虛，當非確論，古人假想之言也。

2-32-64 下之後。復發汗。晝日煩躁不得眠。夜而安靜。不嘔不渴。無表證。脈沈微。身無大熱者。乾薑附子湯主之。

　　乾薑附子湯方：乾薑一兩　附子一枚

　　脈之所以沉微與上條汗下之結果相同，病情較上條更為嚴重者，乃因脫水心臟搏至大腦之血量不夠，乃至醣及氧都相當降低，於是煩躁不眠，在白天代謝需求量高乃至如此，若至晚上則代謝需求量較低，醣、氧勉強能維持，自然漸漸安靜，至於表證與否，與此情況並無關連。表面看似乎是心肺問題，實則乃腎及肝的問題，腎之 VSM 前已講過，至升高血壓，其分泌在天亮前亦即夜半為最低，故整夜不眠者，在天亮前最感不適；所有代謝全靠肝，但須腎上腺素以幫助糖解，糖解所得之醣轉化為能，輔助心肺 → 腦 → 乃至全身。

　　代謝↓→ 氧↓→ 煩。缺氧（hypoxia）→ 可使人意識紊亂（delirium）→ 暈厥。

　　強力興奮代謝劑捨附子乾薑莫屬，故用乾薑附子湯。反之若白天安靜晚上煩，則其病屬肝，所謂不嘔不渴無表證等症象便要迭次出現了。因為肝機

能由黃昏開始漸漸衰落，則解毒作用（detoxication）全持肝機能優良，而今降低，解毒作用隨之而降低，代謝毒素↑，晚上發作必須強肝，但是代謝毒素的來源當然是腸胃，所以清理腸胃比強肝高明，故強肝法當一、從清理腸胃著手，如防風通聖散、甘露消毒丹、藿香正氣散，單味藥配合者為枳殼、厚朴、白朮、茯苓等。二、清肺養肝法，使肺臟得充分的氧氣，肝解毒能力自然升高，較為複雜，要看醫生的功夫了。

2-33-65 發汗後。身疼痛。脈沈遲者。桂枝加芍藥生薑各一兩。人參三兩。新加湯主之。

　　桂枝加芍藥生薑各一兩人參三兩新加湯方：桂枝三兩去皮　芍藥四兩　甘草二兩炙　人參三兩　大棗十二枚　生薑四兩

　　發汗後之重點在末梢血管，人乃活體，發汗既擴張末梢血管，增加心跳及代謝，而得發汗之效果，但血管擴張後之反應必為收縮，心跳快速後之反應必為緩慢，一般人而言，僅須短時間的調節便可安然無事，若其人身體衰弱、營養不良、血糖不足應付此變化（strain）者，事後體痛脈遲，體重為肌肉纖維缺醣、缺氧而痙攣，重用芍藥、甘草可愈。脈遲加人參促進代謝，所謂「大補氣血」更兼助治體痛。

2-34-66 發汗後。不可更行桂枝湯。汗出而喘。無大熱者。可與麻黃杏仁甘草石膏湯。

　　麻黃杏仁甘草石膏湯方：麻黃四兩去節　杏仁五十個　甘草二兩炙　石膏半斤碎

　　醫學與一般自然科學尤其物理數學相比較，簡直是瞠乎其後，講起來是科學，但當是科學中最不科學的科學：蓋人體之繁複，生命之奧秘，即使原子科學、太空科學尚不及其萬一。吾人的智識無法達到貫徹的程度，所以就極為零亂，更無統一的定理與原則可循，《傷寒論》更是靡也。

某一條服桂枝湯可再服桂枝湯，另一條服桂枝湯不可再用桂枝湯，統而言之沒有一貫的條件，端視當時的情形而定。

更云汗出而喘無大熱者可與麻杏甘石湯，按照老中醫之讀《傷寒論》，這條逐節一一細研，大有像律師研究法條般的精神，但是《傷寒論》不過是傷寒論而已，我人非為《傷寒論》而傷寒論，乃是為治病實用而讀《傷寒論》，兩者的態度絕然不同。根據《傷寒論》而言無汗不用桂枝，有汗不得用麻黃，喘可用麻黃，如今喘而汗出，汗出麻黃當忌；有大熱用石膏，如今無大熱不可用石膏，於是認為本條有錯誤；當然錯不在仲景，蓋醫聖是不會錯的，錯在後世傳寫錯誤，故當改為：汗不出而喘有大熱者，麻黃杏仁甘草石膏湯主方可庶幾，此乃為傷寒論而治《傷寒論》，也許是對的，我們是為治學而治《傷寒論》，首先當從真理，直接證據當然遠勝間接證據，一如以前有人說過一則真話一老師問王同學，你怎麼來證明地球是圓的，王同學答道：「爸爸說是圓的，媽媽說是圓的，而且老師也說是圓的，所以地球是圓的。」這當然不能成理由，所以治《傷寒論》洋洋大篇某人云云，某人云都不成理由，必須要找直接證據，找直接證據當然要從現代醫學著手，更須配以澈底熟練的臨床經驗，才能勉強及格。夫學問者別人的經驗，自己的經驗才是真正自己的學問。著書東抄西抄，說理隨便套用些許醫學名詞而毫無臨床經驗、毫無臨床心得，無非害人害己而已；白底黑字落成名教界人，釣名沽譽於一時，乃至淒涼於萬古，此夫子之所以述而不作也。閒話少說，吾人且看麻黃本是交感神經興奮劑，其中含有麻黃素（ephedrine）為腎上腺素的衍生物，其力量不及腎上腺素，但效果幾乎相同，可以擴張氣管能止喘，可以收縮表皮血管，非出汗乃反而不出汗，其結果出汗與否，端視前置條件及當時情況而定，不必斤斤於一定是發汗，有汗一定不可用麻黃。石膏之用於大熱，大熱之解釋並非體溫升高之大熱，乃病者自己感覺極熱，是主觀性的，如果用體溫計測量並無高至 39 至 40 °C 的現象，故其熱在於酸度增高之酸血症，石膏乃針對此而發，喘則氧↓、二氧化碳↑，杏仁鎮靜呼吸中樞，甘草緩和因喘之緊張，麻杏甘石珠連璧合，絲絲入扣，可以治療咳嗽、喉頭疾患，

但必須符合以上條件的咳嗽，喉頭疾患而致呼吸困難所謂喘者，立竿見影之效。我們目的是以《傷寒論》治病，不是用《傷寒論》標榜、抬槓也。

2-35-67 發汗過多。其人叉手自冒心。心下悸。欲得按者。桂枝甘草湯主之。

　　桂枝甘草湯方：桂枝四兩　甘草二兩炙

　發汗本是使心跳加速，自律神經中的交感神經由之而大為興奮，若人體力差，敏感度自然高，其人叉手自冒心，心下悸要得按，因之為應付心跳速，末梢不得不收縮，調血液集中中樞以應心跳速率，用末梢血管擴張，若力猛者反使之更收縮，所以得之便厥，故須緩緩擴張之，乃用桂枝加多量的甘草緩和之；甘草對鈉代謝有很多的作用，因鈉間接連帶影響鉀代謝，心跳因血管漸擴張，電解質改善而改善。蓋心肌之收縮搏出與心跳成反比也。

2-36-68 發汗後，其人臍下悸者。欲作奔豚。茯苓桂枝甘草大棗湯主之。

　　茯苓桂枝甘草大棗湯方：茯苓半斤　桂枝四兩　甘草二兩炙　大
　　棗十五枚

　發汗的影響已講過很多，茲不復贅。此人經發汗較上條之情況更劣，發汗後心急速跳動，電解質較上條之人更缺失，故不僅心下悸更臍下悸，兼有胃腸症狀，致腎上腺素分泌減少、血壓降低、脈搏增快、呼吸量少、腸胃因之脹氣體、橫膈膜動量差而活動小（fixation），乃發奔豚。奔豚者乃古人形容一種症狀，病人自覺腹中似有一隻豬往上直奔，頂及心胸，發作要死，實則乃神經反應過強，心跳過速，呼吸因橫膈膜上下力低落而引發。欲調節心跳頻率可由人參、附子著手，故參附為心肺要藥，欲調節血糖以供心肺應用效略慢，則當用桂枝。茯苓則予以電解質，茯苓、甘草 → 電解質。大棗 → 改善血糖。桂枝 → 主緩解心跳以擴張末梢血管為手段。

　女性多神經質，有人常發奔豚，用鎮靜劑如地西泮固然好，但效不及肉桂或附桂八味丸恆久，更能使血管向下性擴張，集於心臟之血流緩解，根本持久之法也。

2-37-69 發汗後。腹脹滿者。厚朴生薑半夏甘草人參湯主之。

　　厚朴生薑半夏甘草人參湯方：厚朴半斤　生薑半斤　半夏半斤
　　甘草二兩　人參一兩

　　發汗：一、使心跳速，血液住表皮走，相對的內臟血流減少（visceral circulation↓）。二、交感性興奮本來抑制腸子蠕動，轉致腸中菌群起變化而生氣體而膨脹，腸動量麻痺而低下較前條橫膈膜活動小要糟，同為：一、缺血（venous congestion）。二、腸因腸子滯留而積聚，帶出腸分泌增加，相對腸子其他部位動量低落，氣體大脹，於是大概成下圖狀態：

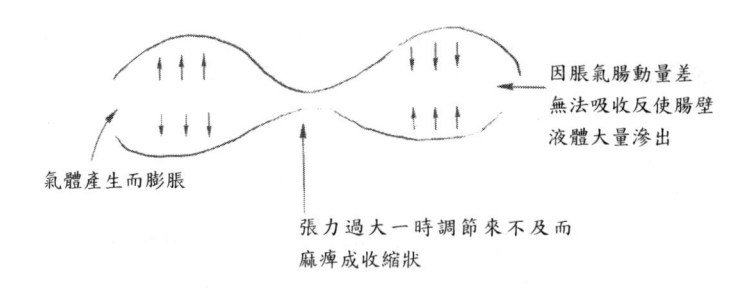

氣體產生而膨脹

張力過大一時調節來不及而麻痺成收縮狀

因脹氣腸動量差無法吸收反使腸壁液體大量滲出

　　厚朴此處為主藥，抑制腸肌肉之運動神經，使膨脹處緩和，張力過大現象消失，麻痺漸漸調節而恢復，腸液亦可平穩。之所以會產生這種現象者，無非病人體虛，反應差，反應過快。加人參甘草強化 ATPase 自然可愈。治療高手更可以從遠區調節之，帶動病灶區之動量，而調節法有：一、脊髓興奮法。二、中樞鎮靜 → 末梢興奮法。三、血流血液興奮法。四、內分泌調節法，各有所屬，各顯神通，不在本書範圍之內，從略了。

2-38-70 傷寒若吐若下後。心下逆滿。氣上衝胸。起則頭眩。脈沈緊發
　　　汗則動經。身為振振搖者。茯苓桂枝白朮甘草湯主之。

　　茯苓桂枝白朮甘草湯方：茯苓四兩　桂枝三兩　白朮三兩　甘草
　　二兩炙

發汗使心肺循環付出大代價，吐下則使腸胃道受嚴重打擊，心肺的代價是葡萄糖、氧氣等，吐之代價為氯低下，氯低下則鉀亦低下（鉀與氯常互相上下），低血鉀 → 心跳促而緊張（應變力），使心跳促而急 → 心下逆滿 → 氣上冲。鉀低下 → 肌肉張力不夠，平滑肌心肌不能例外，腸胃平滑肌亦復如此，則動量不夠，腸壁充血，產生氣體而脹氣，脹氣動量之差乃使靜脈回流至心臟不良（venous return to heart↓），靜脈入心遲則動脈自然搏出量不夠。目前最新醫學理論乃知心搏出不足而死亡，其咎非關動脈，實乃靜脈擴張後，回流至心臟不足乃至休克（shock）而死亡。此處雖尚未至如此嚴重，動脈血相對地低降，不足以達到頭腦充分應用氧的程度，自屬可見，於是頭昏眼花，身軀振振而搖。

治療之道首在補充電解質，目前吾人用點滴，點滴雖好但靜脈流量因點滴而增加，心搏量若夠，則可漸漸恢復，若心搏量之動力不夠，復加大量點滴，可成肺水腫或腦水腫而死亡，即使不死亡而後康復，心臟更須將點滴進入之水分，就血行循環至腎臟過濾而排出，所耗能量更須要一段時間，身體振振搖動有時可得醣而解，可能醣果然得到，水分也隨醣而大量進入，若進入耳蝸區則振振搖動，反而更加振振搖動，或受點滴太多而發熱不退，熱不大熱，體溫不高，然而發燒還是發燒，此種情形在醫院見之多矣，拼命檢查並無其他疾病，稱之為不明所以之發燒（fever of unknown, FOU）可慨也夫。吾人今以茯苓補充電解質，桂枝改善血流，白朮調節水分去安撫吐下後之「創傷」，甘草助白朮為此服務，效果相當好。

2-39-71 發汗病不解反惡寒者。虛故也。芍藥甘草附子湯主之。

芍藥甘草附子湯方：芍藥　甘草各三兩炙　附子一枚炮

惡寒乃體內不足代謝不夠，調節靜脈 → 芍藥、甘草，促進代謝用附子刺激之，可以改善不少，以前人常有，如今營養豐富已少見矣。否則便為極強的感染，以外其他原因很少。發汗惡寒 → 代謝↓，血糖不夠。發汗後惡熱 → 代謝↑，酸度↑，都為腸胃問題，口乾口熱。

2-40-72 發汗若下之。病仍不解煩躁者。茯苓四逆湯主之。

　　茯苓四逆湯方：茯苓四兩　人參一兩　附子一枚生用　甘草二兩炙　乾薑一兩半

《傷寒論》中之方本非治療感染發炎方，僅能調節血流、血糖，增加抗力而用之。若用桂枝湯發汗，對一般感染病來論，本屬錯誤，再用瀉下乃錯而又錯，連續不當刺激而刺激之，云汗云瀉，電解質、體液（即常謂之水分）大亂，身體本弱，營養差代謝大為低落，乃生煩躁。

茯苓、甘草調節電解質之不足與偏差，附子、人參、乾薑興奮代謝，更助其內在之平衡，一般常云《傷寒論》之方多半為誤汗、誤下、誤吐、救逆而發，實則平心靜氣而論，真正患疾，發汗、吐、下，豈能治病於萬一，但又別無他法，蓋根本不知致病之由，一味藥石亂投，不敗何待。張仲景外感常用桂枝湯發汗又豈能治病，治之而不愈，當屬誤汗，仲景雖聖又豈能免，一味尊古崇古，迨實無補於事也。

2-41-73 發汗後惡寒者。虛故也。不惡寒但熱者。實也。當和胃氣。與調胃承氣湯。

發汗後惡寒，前幾條已述過，不惡寒但熱者乃腸胃道受波及，酸度↑，一般代謝性之酸血症，略清腸胃即可，與調胃承氣湯是為此目的。虛實二字備作參考，不必認真於此。

2-42-74 太陽病。發汗後。大汗出。胃中乾。煩躁不得眠。欲得飲水者。少少與飲之。令胃氣和則愈。若脈浮。小便不利。微熱消渴者。五苓散主之。

　　五苓散方：豬苓十八銖　澤瀉一兩六銖　白朮十八銖　茯苓十八銖　桂枝半兩

發汗後何以令大汗出，此乃病人平時體差，蛋白質之攝取量不夠，血液蛋白質不夠，滲透壓↓，血中之緩衝力（buffer reaction）不夠，出汗乃藉血

流壓力使液體從血管的血液中往外滲透而入組織，滲透壓乃使血管外之水分回收入血管。如今蛋白質不夠，可能因貧血本來血流心搏較快，代償失平衡刺激之，使心跳更速，血流壓力更增加，大汗出。發汗劑使交感神經興奮，嗣後的反射乃血管大大擴張 → 大汗出。大汗出外，血液濃度↑，心跳又速，心跳速則氧氣、醣分無法確切供應至大腦，腦乃為虛性興奮，煩躁不得眠。

發汗使抗利尿激素（antidiuretic hormone, ADH）間接興奮，致電解質不平衡、水分積聚、小便不利。身上水分多 →RES 抗病力受抑制（故一如中醫所說的濕溫症，熱微而不退），要退此種熱，當改變當時環境，調節鉀鈉，使 RES 抗力↑，當可退燒。口渴引飲，飲而即吐者，乃胃中水液脹滿，胃中水分愈多則口腔之唾液腺受抑制，唾液分泌少則口渴。吾人常見將溺斃之人，在水中高叫救命，張口水即強逼灌入，肚子灌得很大，亦即胃中灌滿了水，一旦經人將他救起，必然口渴如焚，必須將胃中積水全部吐盡，口渴乃瘥。五苓散的機轉亦復如斯，但較為輕微而不明顯故爾。

故方中桂枝乃重頭藥，可促進 RES 並擴張腎小血管 → 促進利尿。澤瀉 → 利鉀劑。茯苓、白朮 → 調節水分，安撫腸胃劑。豬苓 → 利鈉劑。立可見效。

五苓散用途極廣，不單局限於《傷寒論》也。有人以為桂枝大熱（實則太冷太熱均是無中生有，自己不懂真正疾病機轉，捏造些托詞，害人匪淺，成事不足，敗事有餘之說，為妨礙中醫進步之最大絆腳石），而去桂枝名為四苓散，此散如無桂枝，無法達到其利尿擴張小動脈之效果，弄巧成拙矣。五苓散又為絕妙之健腦劑：大凡腦組織略有輕微浮腫生刺激，不能眠或煩躁，五苓散加人參（或白人參）即可全愈。

病例：某人感冒，大量點滴，腦微有水腫現象 → 頭暈、天昏地黑，不能起立，夜來譫語見鬼，親友大驚，醫院亦不知所以。著停點滴，用真武湯加五苓散大劑，兩方而愈。

水分調節中樞有：一、視神經交叉處（optic chiasm），在腦中。二、心肺交界處，在胸中。其中樞在肉眼解剖上不可見，用電流刺激則可辨。體內水分不調節之顯著徵象有頭重、眼花、眼皮重垂。

微熱不退，老人小孩較多。老人水分分布不平均，蓋由於內分泌之衰退；小孩大腦中樞尚未發育完全，水分多，不正常蛋白多，血清素多則熱恆起伏不退。天氣寒冷，表皮呈收縮現象，若發燒，大腦組織當滯留水分，用五苓散絕佳。

欲得水少少與飲之，令胃氣和則愈，乃病屬輕者也。

2-43-75 發汗已。脈浮數。煩渴者。五苓散主之。

一切前條已經詳盡描述矣。

2-44-76 傷寒汗出而渴者。五苓散主之。不渴者。茯苓甘草湯主之。

茯苓甘草湯方：茯苓二兩　桂枝二兩　甘草一兩炙　生薑三兩

茯苓甘草湯與五苓散比較，在渴與不渴之別。

口渴：

一、自律神經不穩定，尤以頸椎自律神經節不平衡，因鈉—鉀 ATPase 不夠而致失調，最為明顯，非但口渴而且口苦。老人肌肉鬆弛故面部肌肉都往下塌，本來英俊兩道劍眉向上豎，老來可以變平眉，本來平眉老來可變倒掛八字眉，口角下垂，一切老相雞皮鶴髮最明顯者厥為臉部。蓋臉部之肌肉須頸動脈涵養也，面目蒼老，頸動脈先衰老而頸部肌肉組織下垂，喉頭鬆弛，故不管男女，老來其聲蒼老，聞其聲可知其老之程度。頸項肌下垂，頸內甲狀腺、喉頭肌、下顎一併有下垂趨勢，非但口易乾，且常口苦（《內經》云苦屬心病，實非確論）。

二、酸度高。

三、肝機能不良，糖解不夠。

四、其他如鼻、牙齒有疾。

均有致之。

此二方以五苓散較常用，為大名方。蓋對電解質及酵素都可調節也。茯苓甘草湯可用在胃蠕動不良或吐酸水者佳。

2-45-77 中風發熱。六七日不解而煩。有表裏證。渴欲飲水。水入則吐者。名曰水逆。五苓散主之。

此種情形前條已述之甚詳，口渴之機能本非在飲水與否，真正的無水渴死，只有在沙漠中有之，其他情形不多，其所以口渴是由於胃中分泌液不夠，蛋白質不足影響口腔中唾液腺分泌而口渴者為最多。假若胃中積貯多量水分或黏液分泌太少，則口中唾液受抑制而口渴，如果飲水則胃中水滿而不容，故水入即吐，胃中的液體若是流動搖晃，則胃壁受刺激而生蠕動收縮，胃壓無形中升高乃嘔吐，故用散者乃粉末也，非湯劑，湯劑有上述之流弊，散可避免，更能像胃之 X 光顯影劑的鋇，白色粉末般地吸附於胃壁，具安定作用。

五苓散用途廣泛：一、尿中毒初起可用五苓散調節。二、若尿毒症（uremia）加上酸中毒可以五苓散、白虎湯調節之。三、腎臟機能低下，腎小管、小球血流量低下，亦調節之。四、心臟病前趨期，用真武湯配五苓散，效果亦不差。五、一般常見無原因的頭痛，女性為多，尤其在月經來時，五苓散效果亦佳。

蛋白質不夠或反應不良（因含異性蛋白）腦內的卵磷脂（lecithin）更為重要，為神經外膜保護之來源。在腦中若鄰苯二酚過多，使人常生慌亂而不知所措；若乙醯膽素增加，則能明智，決斷力強。腦中水分變化影響電解質、影響蛋白質，五苓散從水分、電解質著手，可謂高招，一切不正常可自然漸漸調節恢復。腦之循環影響心之變化，前條已說過，關係深奧而微妙，今日科學未能明確指出，而五苓散卻能收治療效果，寧非咄咄之怪事乎？後條當有進一層之說明。

2-46-78 未持脈時。病人叉手自冒心。師因教試令欬。而不欬者。此必兩耳聾無聞也。所以然者。以重發汗。虛故如此。

此條重點在「重發汗」而耳聾，虛故也。以前在上海患「溫病」者，時醫多用發汗藥，久汗則皮膚枯糙乃生枯痞，稱之為白痞。在民國十幾年甚多，以後現代醫藥發達，民眾都就西醫，對中醫敬謝不敏，則此類病大大減少，幾乎絕跡。蓋現在生病，例行點滴，水分補充足夠，絕無此弊，回憶當時生白痞都有耳聾現象。可知此種耳聾的現象乃非真正有病之耳聾，乃是：一、歐氏管受阻塞 → 耳聾，非耳全聾，不過一時不清楚爾。二、鼻病 → 耳咽管 → 耳聾（與上述相似）。三、鼻竇壓力↑→ 耳聾（與上述一樣）但當人大腦缺氧，內分泌↓之耳聾為屬於血液供應大腦不足所致，病人能自覺聲音好像來自很遠之處，極為微弱，此係發汗過多（當然「上海的白痞」亦包括於此）、失血、大腦缺血。此種耳聾可增加內分泌，滋清喉以治療之，滋潤養喉藥──麥冬、五味子、連翹等。

吾人知聾必啞，啞者必聾，亦可領悟其治療之大概。重發汗喉頭黏膜乾燥，耳咽管壓力不平衡，用養陰潤喉劑知母、沙參、麥冬、貝母。重發汗，交感神經興奮 → 喉頭乾燥。中醫常謂足少陰腎經為先天之本，最最重要。如照此解釋實在不易明瞭，若從結締組織（connective tissue）來論，則可以非常明白。結締組織的衰老、年輕，可依前幾條所述的理由一辨而知，老人聲音清亮、結締組織好、長壽。女性之結締組織靠性荷爾蒙維持，年輕聲音清脆美妙，老婦聲音嘶嗄，故當荷爾蒙差 → 結締組織差。基底動脈及頸內外動脈乃一生中負荷最大的動脈，年紀大，則硬化↑，血流↓，聽力↓，耳聾，於腦血管意外（cerebrovascular-accident, CVA），乃基底動脈，頸動脈栓塞（thrombosis embolism）及硬化出血或竟死亡，此乃衰老之序曲也。

2-47-79 發汗後。飲水多必喘。以水灌之亦喘。

發汗則交感神經興奮，腸胃道收縮，心跳速，本有要喘之趨勢，飲水多、灌水，胃本收縮硬加負擔必抗拒，不喘何待。

2-48-80 發汗後。水藥不得入口為逆。若更發汗。必吐下不止。

發汗心跳速，交感神經興奮，胃壁血管肌肉隨之收縮（常人說心跳得幾乎要吐出來，其則何止心，乃胃收縮往上翻之感覺也），藥水味差入口則吐，是食道的強烈痙攣及收縮之故。實則過度緊張不單交感，連副交感神經也會隨之而緊張，造成腹瀉。在副交感未興奮時，交感神經造成便秘現象，蓋腸因交感興奮收縮。

若更發汗（此非醫生，實可稱之為屠夫。其實庸醫之可惡遠勝屠夫），興奮加興奮，刺激再加刺激，必然體工大起而抗衡之，大吐大下不止，此都是自律神經↑↑所致，法在鎮靜神經便可全愈。

2-49-81 發汗吐下後。虛煩不得眠。若劇者必反覆顛倒心中懊憹。梔子豉湯主之。若少氣者。梔子甘草豉湯主之。若嘔者。梔子生薑豉湯主之。

　　梔子豉湯方：梔子十四個　香豉四合

　　梔子甘草豉湯方：梔子十四個　甘草二兩　香豉四合

　　梔子生薑豉湯方：梔子十四個　生薑五兩　香豉四合

發汗吐下虛煩不得眠者是自律神經受強烈的藥物刺激不平衡引起，橫膈膜充血，非但不得眠，更反覆顛倒，心中懊憹，腸胃道食道經吐下而充血 → 腹腔交感神經節之太陽神經節（solar gang）在橫膈膜下 → 中樞 → 虛煩不得眠。故睡不著不一定用西醫鎮靜劑，若對自律神經的腸胃肝膽區充血現象解除，或在近區對喉頭食道之充血現象解除，知其由，從而解決，遠勝不明原因硬用西藥鎮靜，高明多矣。

柴胡、黃芩、梔子、豆豉：中樞鎮靜。梔子、生薑：生薑止嘔，梔子退充血而止腸胃發酵。

酸甜苦辣鹹五味中，以辣之效果最快，故附薑桂均須先煎，防其產生刺激，若喉頭、懸壅垂、食道、咽肌肉無力往下沉時，則感喉頭有物堵住之異

85

樣感，中西都不知。但舌根隨之下沉時，病人恆感口味苦。恆感口苦：一、可用芩連退充血。二、用補中益氣湯改善下沉感覺，各種症象可以立愈。若有口味辣，則為懸壅垂─氣管─呼吸道（uvula-trachea-respiratory）引起，與清肺藥可以立愈。

以上種種情形以女性為多，尤以老婦為多，不可擅用補藥。

一、女性骨質較鬆而輕，且結締組織亦差，彈性反應不如男性。

二、生產後腹腔大，空間須填脂肪，動量呆滯，腹壓增大。

三、組織鬆弛，骨盆腔壓力↑、白帶↑。

四、人類站立的支點在腰椎，結締組織既差，易生骨刺，腹壓大而向後壓則腰痠背痛，向前壓則常常小腹垂重，大腹氣脹。

五、肩膀至老年肌帶無力而下垂 → 五十肩。

六、下顎下垂 → 頸動脈硬化（睡時則口恆張開）。

總而言之，老婦人或老年人口乾、口苦、腰痠背痛、喉乾、睡眠差，絕非是「腎虧」、「氣虛」等莫名其妙的名詞可作搪塞。

此症重點在喉頭 → 腸胃充血，用梔子豉湯、小柴胡湯加減、清腸胃藥、利大便藥、綠豆、梨、海帶、紫菜，使血液稀薄，大便通暢，遠勝人參、鹿茸、巴戟天、杜仲等補藥也。從結果來推原因遠比從原因來推結果容易，吾人已講之再講。

病例：老太太全身痠痛、頭痛怕冷、舌質紅，治之二、三個月無效。診斷見舌絳紅乃知脫水所致質紅，何以會脫水？乃年老蛋白質不夠，乃用人參、西洋參、藿香正氣散、蔥白、赤砂糖，三方而愈。

梔子退充血，豆豉壓制發酵，而使自律神經平衡。

梔子生薑豉湯：生薑先生作用止嘔，然後梔子退充血，然後豆豉止發酵，乃步步按部就班，乃能見效也。

2-50-82 發汗若下之。而煩熱。胸中窒者。梔子豉湯主之。

　　煩熱乃下後常有的現象，症理已說過好多次，不多說了。胸中窒者感有異物狀，乃胃壁食道因下而充血，橫膈膜下降失調所致。

2-51-83 傷寒五六日。大下之後。身熱不去。心中結痛者未解也。梔子豉湯主之。

　　大下後身熱不去此為食道胃充血引起之症狀，此熱是病人自身感覺，無法客觀的量度，身熱所以厲害，電解質不大調節，病人身弱，紅血球本不良，應說血小板也不良，熱更不易退。山梔可以調節血漿中的血小板，但必須炒焦成焦山梔方可去其致瀉之副作用。豆豉幫助消制發酵，不過是幫助山梔對紅血球血小板之調節而已。

　　心中結痛乃大瀉後，十二指腸後壁充血，十二指腸在腸胃條件上極為重要。物理上為動力協調處。生化上而論，有肝膽胰之大會合。腹內最大自律神經節之太陽叢在焉。十二指腸為中心，至肝之右上緣為半徑作一圓，此圓範圍內為體內極重要的生化生命健康圈。

2-52-84 傷寒下後。心煩腹滿。起臥不安者。梔子厚朴湯主之。

　　　梔子厚朴湯方：梔子十四個　厚朴四兩　枳實四枚

　　厚朴為麻痺運動神經要藥，枳實為興奮平滑肌大藥。瀉後腸子之運動節律大亂，吾人平常習知心肺有節律，其實腸胃亦有節律，雖不明顯，其影響有時勝過心肺，一般都不注意也。今腸胃之節律，因瀉而紊亂有痙攣者，但痙攣部分之上下段反呈抑制性麻痺，如圖：

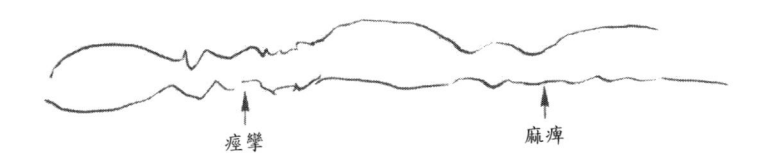

痙攣　　　　　　麻痺

以厚朴制其痙攣節段，用枳殼興奮其節段，心煩腹滿、起臥不安症狀自然改善。

2-53-85 傷寒。醫以丸藥大下之。身熱不去微煩者。梔子乾薑湯主之。

　　梔子乾薑湯方：梔子十四個　乾薑二兩

　　大下後脫水，血管大部分收縮，以應脫水後血管有效容積（blood effective volume）之減少，用乾薑使生一過性擴張，且乾薑為擴張肺微血管的要藥，氧↑，血流改善，身熱自然消除，此身熱乃氧降低，二氧化碳之熱也。乾薑能改善肺微血管，久咳者用乾薑促進肺血流機能，復加消炎藥，無不奏效絕響也。

2-54-86 凡用梔子湯病人舊微溏者不可與服之。

　　《傷寒論》在以上一連串論及梔子諸節，治療方向似乎由一般皮膚汗出循環等條件漸漸轉變至腸胃、食道經瀉吐而後充血所發生的副作用了，其寫作的方法都是一連串幾條論某處現象，過後又是另一種現象，編列法非常清楚。

　　此條無他，就是說梔子能致腹瀉，雖可退充血，此不可不知。其實經過炒過之後，或者乾脆炒焦而成焦山梔或黑山梔，力量轉緩，副作用減少。

2-55-87 太陽病發汗。汗出不解。其人仍發熱。心下悸。頭眩。身瞤動。振振欲擗地者真武湯主之。

　　發汗而汗出不解，顯然發汗無效，為誤治，原來疾病之起因並非如外感云云如此簡單也。其人仍發熱，發熱必心跳快、血循環快，一般人尚可維持，設或此人本來貧血，亦即所謂血液中紅血球不夠，血漿蛋白較稀之人，例如一毫升中因有四百多萬紅血球為正常，若此人一毫升只有三百多萬紅血球，則同樣容積中，密度大不相同，要使少量的紅血球維持正常代謝，等於要使

少量的工作人員維持超量的工作,則非努力代償不可,其代償之法,要將紅血球之氧及營養帶至全身則非多次循環亦即加速循環不可,於是心跳速,血管為符合心跳速血液薄之條件,調節量較一般為辛苦而頻繁,平衡度當然較脆弱,血中較稀之血清亦易於由血管壁滲出,略知物理上粗淺的流體力學者,便可略知其詳情。如今發其汗,古人認為發汗治病(於今不但認為是鬼話,簡直是神話),發汗使心臟血流快,血管滲出液多,從血管內溢出,亦即組織內水分增多,心跳大速,心下安得不悸。頭眩乃心跳速,上達頭部之營養、氧氣,因循環速而料子即血液營養運送量又薄,頭不得不眩,水分滲出多,若侵入頭部的組織,使腦細胞發生鈉多於水的形式,乃致身瞤動,若使耳蝸平衡器(vestibulum)之淋巴發生流量問題,則天旋地轉,振振欲擗地。故而一切罪過皆由於水,真武即龜之尊稱,古稱屬北方為壬癸水,玄武即真武乃治水之神龜也,取名真武湯,古人雖不知其理,但亦隱然知其機也。可知:一、血漿蛋白稀薄。二、腦內水多於鈉,則水分外溢。三、腦中膠質細胞、星狀細胞本為營養及調節腦神經細胞者,今水分↑。四、眼球後之視神經交叉處的水分調節中樞失常。以上均可致「振振欲擗地」。

　　附子:強心使心跳↓,並且促進代謝(中醫所謂振奮陽氣,聽起來虛無飄渺)。苓朮:調節水分,不拘多少體液略有變化者得之絕佳,更含有電解質及酵素,可促進消化道之功能。生薑:助附子發揮潛力。白芍:去滲透壓不平衡所引起之血管痙攣,顱外靜脈鎮靜則顱內之痙攣自然緩解。

　　當血液流量速而質稀,血液易在分叉處堆積。如見溝中之水,若有垃圾堆積,則垃圾為固體水為液體,其走法是水分二邊垃圾居中而流,若突至另一分支溝,則垃圾為靠邊,水更向外側流,如圖:

當血液中類固體物質如紅血球、血小板、白血球等居中流。

類流體物如血漿居兩旁。

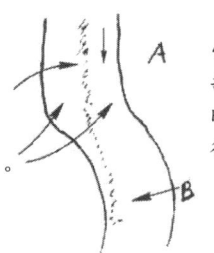

當血流如A部流入B部時類固體物往左邊靠

血液屬流體者，血漿 → 如水流，血中固體物如血球、血小板居中流，一換分支流法相同，但當不致如斯簡單，要複雜得多耳。

故《傷寒論》之可貴非在治急性感染病，反與其本來原則相反，以之治慢性病奏效絕響，此非張仲景當時所料及。

故真武湯可治：一、真性貧血（歸脾湯：治貧血非真貧血，不過神經反射現象而已）。二、刺激甲狀腺，使代謝升高。三、可刺激造血素（hemopoietin），以荷爾蒙調節神經乃至血管。四、調節腦血管流量。五、治血漿蛋白稀薄。

病例：曾治一年輕台南工專的講師，因課畢冒雨回家而致病，雙目視物成兩個（覆視），且二邊均看不見，只能看中間，一如直眼老虎，高熱，南部醫者敬謝不敏，至台北中心診所，用腦血管顯影劑見血管有部分顯影劑看不到之處，認為有癌腫，必須開刀診視，病家大懼乃延之診治；睽度情勢，腦中生癌腫何以速也，不敢苟同，為處之以真武湯，一方病輕，三方神志清楚，並熱亦退，五天之後出院回家。

可知真武湯之不同凡響，但看是否善用耳，清代喻昌即喻嘉言善用真武湯，但其說理陰陰陽陽，一塌糊塗，本來中醫之說理從張仲景以降，是先知結果以後隨便胡謅，愛怎麼講就怎麼講，要在此處某某講某某說，而不在臨床上求心得、求證據，去道遠矣，要是不靈，即使天王老子講也不行。

2-56-88 咽喉乾燥者。不可發汗。

咽喉乾燥之原因有：一、自律神經不平穩，腎上腺素分泌不足，熬夜者口乾。二、貧血、血糖不夠，口乾。三、腸胃道菌群改變，代謝酸度↑，須用承氣湯（中醫謂急下存陰，實在手法粗俗不高明）。四、解剖上鼻本有病，晚上不知不覺張口呼吸，唾液蒸乾而口乾。五、肺活量差，二氧化碳↑，反饋至大腦，此種人常神經緊張口乾。六、氣候濕熱，體內水分之蒸散差（ventilation↓）免疫力降低，體內水分不平均而口乾。七、由拓撲學（topology）觀點言之，若年老兩頰肌肉鬆弛 → 唾液腺分泌差。

以上種種原因只能安撫鎮靜潤養，亦即以前諸節提及的養陰藥如麥冬、石斛、白木耳、西洋參，方能有效，豈可發汗刺激之。

2-57-89 淋家不可發汗。發汗必便血。

中醫所謂的淋家乃是小便不暢而淋漓的現象（絕不是白濁菌尿道炎等風流性病而言），此現象都屬神經緊張，此情形既能造成神經緊張，同樣神經緊張亦可造成此現象，此種緊張（應變力）是屬於脊髓者，並非全屬於大腦，例如某病例：老人受涼後頻尿（淋家），用熱水袋溫敷腰部即愈。凡病必是緊張（應變力）↑，鎮靜之尚恐不及，豈能發汗再使之更緊張乎。如說必便血倒也未必，不過強調不可汗而已。

2-58-90 瘡家雖身疼痛。不可發汗。汗出則痙。

以前西醫不認為皮膚病與內科有關，故專用外敷藥，效果不佳，今則承認與內科有關，且為精神緊張有關，可見西醫研究愈深愈與中醫吻合。古人之緊張由於身體差營養不良蛋白質不夠，則神經穩定度不夠。今人由於工業社會競爭劇烈，大腦緊張，神經過分興奮而來。故神經不穩定，性格急躁者，容易衝動者，尚有真菌感染久久不愈者，易發皮膚病。例如香港腳患者，表面看似真菌感染，其實是緊張。

有些人久咳不愈，藥石罔效，實則是真菌感染，多為白色鏈珠菌感染（moniliasis）及隱球菌（*Cryptococcus*）感染。治療可用利濕劑加鎮靜劑，不用殺真菌藥，真菌照樣消滅。

病例：陰濕天小兒久咳，發燒不愈，每逢傍晚則發燒，用龍膽瀉肝湯加實脾飲，藥到病除。中醫用藥高明，有時勝過西醫多矣，可惜讀中醫的中醫師有問題也。瘡家之不可汗，乃關及神經，發汗是興奮也，汗出必痙未必如此。

2-59-91 衄家不可發汗。汗出必額上陷。脈急緊。直視不能眴。不得眠。

　　鼻易出血者稱衄家，此種人篩骨竇本有慢性炎症長期侵犯，此竇中小血管本來很多，有些小血管因之而硬化，用麻黃湯發汗，因一過性血壓升高，已硬化之血管伸縮彈力不夠應付，則破裂而出血，假若出血而生血栓，既不在腦，乃在視神經交叉處，一時之緊張可致不眠、目直視不能眴。

2-60-92 亡血家。不可發汗。發汗則寒慄而振。

　　亡血家指出過血的人，當然不能發汗，理由已說之又說，不必再多說了。

　　病例：某富商十五年來，寒慄而振，遍歷中外名醫，治之無效，先用歸脾湯、附子、乾薑、龍眼肉，略有小效，以後完全無效。迭經二星期之苦思，乃知交感神經缺乏某種穩定素，蓋其年輕迭經奮鬥，非常緊張，乃能有如今之局面，非倖致也，如今之代價乃是如此受苦，寒冷時即開足暖氣仍迭迭發抖。研究竟何種穩定素，則必為由腸胃而來，可能為近乎黑色素（melanin）、多巴胺（dopamine）等藥物，或竟是 substance P，要將其翻成中藥用，則用大量參附、柴胡、鱉甲等別緻藥，連服十二方而全愈。

　　故知亡血家之振慄而寒大有文章，非同小可，不能草率處理也。此種處理方法雖開中藥，實已早脫離中國醫學範圍，求之於高深之西醫典籍矣，西醫所以不讀不注意此種書籍者，蓋即知亦無藥可用，既不能治病，讀之何益，治漢醫者則不然也，藥可千變萬化，孜孜不倦，能治奇病重症，又何樂而不為。亡血家失血者，急性期脾臟有代償作用，故血紅素及紅血球均不下降，但神經極度緊張，失血時血管收縮以為救濟，用發汗劑擴張之，則更促發前置條件故收縮而更收縮，寒慄而振。

2-61-93 汗家重發汗必恍惚心亂。小便已陰疼。與禹餘糧丸。

　　汗家為易出汗之人，一、神經弛緩者易出汗，如胖子汗多。二、代謝旺而代謝產物不易排出者，如酸血症、糖尿病、甲狀腺機能↑。三、婦人及神

經質者。重發汗後，汗家本血管伸縮心臟跳動條件較差，重發汗，心神恍惚，發汗既多，小便自少，小便且濃縮，發熱而燙，加以尿道枯澀，小便已陰疼，不足大奇也。

氧↓→肺活量↓易出汗。皮下神經過度興奮也易出汗。赤石脂禹餘糧丸為礦物質是鈣（Ca），具收斂作用，鎮靜而斂汗。

恍惚心亂，蓋亡血家紅血球本易破壞，溶血後，因血球內之鉀（K⁺）溢出，本來緊張加以鉀（K⁺）↑↑，神經過敏↑↑致之。

體內有四種電解質對人體影響極大，其來勢之快慢：鉀＞鈉＞氯＞鈣，死亡時心臟停止乃鉀紊亂的結果，氯與鉀很有關係，而今尚無澈底的研究報告可資臨床極穩健的效果者，中藥似乎亦辦法缺缺。

2-62-94 病人有寒。復發汗。胃中冷必吐蚘。

有寒者代謝本低，神經過敏，常例女性看見噁心之物乃大吐而特吐，男性則較遲鈍此是事實，而且發汗興奮循環，在生命中樞的橋腦、延腦處與嘔吐中樞相近，有時不刺激代謝反刺激了嘔吐中樞乃大吐。吐者胃腸蠕動上逆稱逆蠕動，如其人有寄生蟲，漢代人有寄生蟲者不少，大吐之餘連腸中蛔蟲倒吐而出，此非不可能，此類人大都臉色恍白，苔潤嫩脈細緩，故神經質晚上失眠等之人，其神經反射便不同，當以圖解釋之：

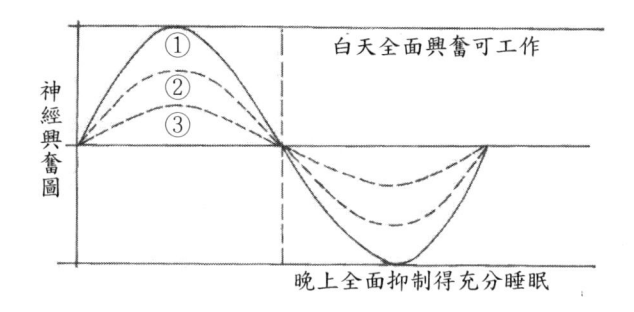

一、假若白天精神抖擻，努力工作，努力思考則晚上必然已經疲倦，乃可以全面酣睡，日出而作，日入而息，過著愉快的生活，如①之線。

二、此人有神經質，白天工作興奮度精神力均不夠，在標準線之下。一到晚上興奮度既不夠，晚上休息時尚不十分倦怠，於是胡思亂想導致失眠，到明天工作時又精神不夠，如此惡性循環導致所謂神經衰弱，如②之線。

三、因神經衰弱求醫治療，醫用鎮靜劑，鎮靜劑者使大腦非但不能作全面興奮，反使本不興奮者，認為是興奮而抑制之，於是就成③之局面，白天愈來精神愈弱，心慌手抖，可能將成廢物，精神極度耗弱，晚上硬用鎮靜劑使之硬睡，如此能成第三條線的狀態。

四、再服安眠藥或鎮靜劑，則其曲線愈來愈近直線，最後不是瘋狂便是自殺。

治療精神衰弱如此，治療精神病亦如此，不嚴重之病造醫而使之嚴重，嚴重者再醫而入瘋人院進鬼門關，良可感也。精神病初或有之，治療適當可以全愈。今用鎮靜劑愈治愈慘，所謂醫師二字，實當之有愧也。故當以穩定神經為原則，用興奮性藥物，先興奮而後鎮靜，此類藥物西醫至今尚無，中醫有之而不能用不會用，人生悲劇不知何時可止也。

如今更回講有寒而代謝低者，抵抗力差：抗體↓、血糖↓、血流量↓。

一、此種人若患病 → 內分泌不正常 → 抗力更↓，當先用汗法，此《傷寒論》之所以用桂枝湯也。

二、若腸胃有問題，使上述三種條件受壓制，無法使抗力↑，則用消導劑或瀉劑 → 腸胃負擔↓→ 抗力可回升，故其原則為：（一）體弱病勢緩，先汗後瀉。（二）體強病勢急，先瀉後汗（其實不汗，汗會自出）。（三）其人體強病勢輕，一瀉即愈。（四）其人本有重病如糖尿病、中風，而後有感冒，當先治感冒，蓋感冒者乃對人體環境之突變，當主治之。

2-63-95 本發汗。而復下之。此為逆也。若先發汗。治為不逆。本先下之。而反汗之。為逆。若先下之。治為不逆。

對抗感染若升高熱量與代謝，增加血糖，使白血球興奮增加（leukocytosis）噬菌力↑，有時病原體亦可被吞噬而消滅，古時有之今人較少。

本發汗而復下之：發汗先促進代謝，血循快，神經反射之閾值可能降低，代謝產物來不及從小便排出（血循↑、腎臟過濾率降低）而從汗排出，經發汗後代謝由興奮而抑制，則代謝已降低，肝機能亦降低，再下後更降低其肝機能，但排泄物既去，可以少安，便稱治為不逆。

今人身體用發汗興奮不見得有效，蓋代謝本正常，生病而興奮轉旺以抗病，用發汗興奮法，代謝率更高，燒更高，代謝產物因發汗血循增快而漫及全身，使炎症情況更甚，此所以近人對傷寒方搖頭嘆息也。如此則當用瀉劑，或溫病方之清涼、清理腸胃劑更為高明。逆與不逆是當時說法，目今不必斤斤於此，最好忘得一乾二淨，是病者之福也。

2-64-96 傷寒醫下之。續得下利。清穀不止。身疼痛者。急當救裏。後身疼痛。清便自調者。急當救表。救裏宜四逆湯。救表宜桂枝湯。

維持人生命最重要的因素是醣的轉換及利用。此人身體本弱，大便本溏，下之後續得下利，於是鈉鉀降低（鈉流失較鉀更多，蓋鉀多在細胞內也），鈉流失人大感無力，鉀雖降低但較鈉流失要輕微，乃形成鉀＞鈉之一過性現象，心跳加速。續得下利則鈉降低鈣亦降低，肌肉扭轉，肌肉痙攣，渾身疼痛，腸胃肝臟之機能因下而抑制，必須用四逆湯之附子、乾薑、甘草以興奮之。用六君子湯可興奮腸胃。此處體痛，因血管收縮，氧、葡萄糖因之轉換差，乳酸積貯亦為一因素。四逆湯或桂枝湯都可以達治療目的。

此條即以調節代謝擴張血管之四逆湯或用增加血糖，緩緩擴張血管之桂枝湯來鎮靜調節也。

病例：治一心臟病患者，全身浮腫。

此病之能愈不愈之關鍵全在心臟，若心臟肥大如足球，憑他什麼藥都無法醫治，只能換心，換心因身體有排斥作用亦活不久。若是一般心力不振腫得厲害，用四逆湯加桂枝湯再加利尿劑，三劑而愈（症狀大為改善，而其愈者，此點當申明之）。

2-65-97 病發熱頭痛。脈反沈。若不差身體疼痛。當救其裏。宜四逆湯。

　　脈的外在表現是如此的：一、脈快→浮。二、幅度↑（即大起大落）→浮。三、脈慢→沉。四、幅度↓→沉。五、若一加四之表現為微弱（即脈快而幅度↓）同理，一加二為浮數，一加三為洪大，白虎證，三加四表現為沉弱。

　　脈反沉表示心臟搏出力不夠，其人既心搏出量不夠，當然因血糖↓或心動神經傳遞↓，四逆湯強心刺激代謝使血液達於末梢，桂枝湯使血糖↑，使逆冷之症狀改善，但桂枝湯要改善的條件，必先具四逆湯服後作底子，否則攻其表此誤也得之便厥了，發燒頭痛脈沉遲見於小孩面色慘白者，蓋溫度因發燒而極高，進入大腦延髓區致顱內壓升高者，用四逆湯必然送命，當配用龍膽瀉肝湯及真武湯方是正用，此必非常注意。

2-66-98 太陽病。先下而不愈。因復發汗。以此表裏俱虛。其人因致冒。冒家汗出自愈。所以然者。汗出表和故也。裏未和然後復下之。

　　大瀉大汗對病人生極度震撼，心搏快則到頭腦之血液少，血壓不穩定，站起來覺氣往上衝，眼睛金星直冒，坐時天旋地轉，噁心欲嘔此稱之為冒，生如此的緊張（應變力）可能造成二種相反現象，先自緊張致大小便不通，等緊張過後而發生：一、大小便不出→用瀉可愈。二、大小便不止→用瀉可止。冒者汗出這正符合以前所講的條件，緊張既過而汗出便自動調節而愈，但腸胃道有時無法恢復如此之速，乃致如上所述，不是大小便因緊張而不通，便是因緊張而下之不停，此時小便為淋淋瀝瀝，大便是裡急後重，不管不通或者大下，無非均屬脊髓神經緊張所致，若用瀉劑尤其是大黃之屬，一瀉而奏效之劑。

　　大黃：一、若腸胃有積，促進腸蠕動一至二錢即瀉，瀉後負擔減輕，身心愉快，小便因大便通而亦通（但是小便通而大便不一定通，理由來日再述之）。二、若是大小便淋瀝不止，用大黃瀉之是一過性清理作用，刺激物隨之而去，刺激條件不復存在，瀉因之而停。三、因瀉而影響血流，用四至五錢（有時反而不瀉）可致骨盆腔充血，可用作婦科通經。

2-67-99 太陽病未解。脈陰陽俱停。必先振慄。汗出而解。但陽脈微者。
先汗出而解。但陰脈微者下之而解。若欲下之。宜調胃承氣湯。

　　此處轉論脈，今值此機會對脈來一討究竟。其實脈者不過是診斷條件之一，而且是條件中最差的一環，前幾條中已經述過，諸凡醫學一切證據不可單憑一線而成，必須互相合參，即使現代最新的科學儀器如同位素掃描、超音波、X光及各種生化檢驗、心電圖都必須先有患者加以診斷，與病情合參方為正確，單憑一道斷無此理。脈分寸關尺三部，即在橈骨動脈前稱寸口，橈骨動脈上稱關，橈骨動脈後稱尺，以常情論此脈搏之張力，當然以橈骨上者為最大，橈骨前次之，橈骨後最最鬆弛，這是不易之事實。

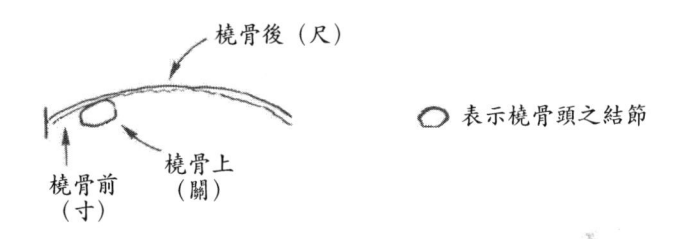

橈骨後（尺）
橈骨前（寸）
橈骨上（關）
表示橈骨頭之結節

　　形容詞愈多愈使人惑亂，最好使人瞭解的方法就是將理由述明，人人能懂，才能稱高明，否則胡說八道自稱高明，只能唬唬鄉村愚夫愚婦，在科學昌明的現代，必須可以自喻可以喻人，所以我人不說浮數、洪大、緊……等名詞，反正這些名詞形容脈搏強大明顯，可以一候即得非常明顯就是了。按此而論，關脈最大，寸脈次之，尺脈最弱，反過來說，濇、微、小、緩等名詞，那就是尺為先，寸為次，關脈又次。

　　中醫論脈之前必須要知道正常的脈象，如上所說，然後再論較有變化的脈象，便可較讀古書脈經、脈訣要明瞭得多，否則單憑古人云云，一味盲從，則愈描愈黑，愈讀愈會坑死。我們再舉例講之，關脈細意思是關脈較平時一般為小些，當然仍比寸脈、尺脈要大；尺脈大當然比一般略大，但仍比寸脈、關脈要小，如此相對地比而已，並非絕對的。

再論左右時之脈，一般謂右手屬氣左手屬血，氣脈總較血脈為旺，這倒也頗有道理，蓋人右手動脈由主動脈弓的分支上去有三條動脈，而左手只有兩條，同時要使兩側循環周到，則右手的血流量較左手為多為大，故右脈大於左脈，且兩側神經血管之支配屬於相反的大腦皮質，右側屬左腦，左側屬右腦，通常情形左腦之指揮權勝過右腦，而右腦恆在抑制狀態下，左腦所轄者為右側，故右側脈盛於左側，唯一變動左側脈勝於右側者為貧血或血液成分有變化，則有如此現象，原因不明。在一般所謂候脈很準者，大概都靠平時少許經驗，例如見一婦人面色不華脈弱，立可推知其神經衰弱，神經既衰弱則心身疲倦難免腰痠背痛，或竟頭暈眼花隨之而來，或竟胃口不佳、不思多食飯，如此一連串症象本屬連貫而來，若一一說來病者感到頭頭是道，大贊其把脈神妙無比，其實真相不過如此而已，不然 X 光檢驗、電腦斷層攝影掃描、超音波都不可知，病歷調查亦不可知，甚則連開腹檢查仍不可知，如果一候脈便可知，我疑其非人，必屬神仙矣，再說所述不過是泛泛一番的症狀，去看病者本已先入為主衷心折服，自然一拍即合，否則如果說肺結核，肺上或竟在右肺有空洞兩個，或者左腎有結石二個，膽道有結石三個，絲毫不爽，真正服其神矣。醫者必須實事求事，非如演員之作秀，隨便賣弄徒令作嘔而已，吾人常見一般候脈準者，門庭若市，但所開處方並不高明，以後門可羅雀者，比比皆是。可知徒其強調脈象如何，或竟連病也不說，單教醫生憑脈斷病，此非去求醫乃是去難醫考醫，何不自己治病方便得多，此類不正常之現象，均是無智識之反常行為，始作俑者當然仍是一般喜作演員愛標榜賣弄作秀之中醫，愚弄無知病者，以至於此。後更有人以為脈乃中醫之根本大法（實則是望聞問切中，古聖人規中最末流之法），用電子螢幕顯示法以研究脈，其精神固屬可嘉，但其中有部分缺點似乎可商，螢幕顯示者乃兩度空間（two dimension）而脈之跳動為三度空間，根本不準，或有人難之云：心電圖亦兩度空間，何以測定心臟之狀況，殊不知心電圖之兩度空間僅明示心臟神經導電之狀態，並非描述其心臟跳動之形式規模也。《傷寒論》之論脈較一般中醫書為中肯，寸脈較弱乃血壓量不夠，發汗使神經緊張度恢復，

寸脈可轉平穩。尺脈弱乃骨盆腔具有壓力刺激薦骨，尾閭骨神經屬副交感神經，抑制脈之跳動強度，故遲弱，但不能如出汗即可恢復如此之易，有時應當用藥清理之，方可緩解，故用調胃承氣湯緩下之也。

2-68-100 太陽病。發熱汗出者此為榮弱衛強故使汗出。欲救邪風者。宜桂枝湯。

營也好衛也好乃古醫學之術語，略讀一般坊間中醫概論便可明其大意即可，不必在此多饒舌。發熱汗出，古時候多見於發熱而出冷汗。此為缺醣而緊張出汗，宜桂枝湯、四逆湯，依其條件而用之。今時多見於：一、老人血管條件差。二、小孩水分多，細胞間隙大。三、孕婦之水分多代謝高神經緊張→柴苓湯或柴胡桂枝湯，加杜仲（針對脊椎因胎兒之壓迫），加車前子（水分太多，少去鈉以調節之），加白朮、茯苓（腸胃酵素補充需要電解質）。

2-69-101 傷寒五六日中風。往來寒熱。胸脅苦滿。默默不欲飲食。心煩喜嘔。或胸中煩而不嘔或渴。或腹中痛。或脅下痞鞕。或心下悸。小便不利。或不渴。身有微熱。或欬者。小柴胡湯主之。

小柴胡湯方：柴胡半斤　黃芩三兩　人參三兩　半夏半升　甘草炙　生薑各三兩　大棗十二枚

小柴胡湯在2-8-40條中已經講過，今復更深一層詳述之。柴胡之功用為：一、調節肋間神經，鎮靜中樞神經。二、退燒降血壓藥（以前西醫用之不效而廢除之）。三、含微量皂素能溶血，疏通淋巴，從而影響脂肪之轉化（一般喝茶多者，小便多泡沫，皂素多也）。

寒熱往來中醫稱之謂「瘧」，但真正西醫所謂之瘧乃發作有定時且必先寒復熱（在寄生蟲學上有明載），此處寒熱往來既無定時亦無定型，與前所述不同，其重點雖為炎症，實則是血漿蛋白問題，在下午、黃昏最易發作，下午發作者，腸胃道不清；黃昏發作者，肝機能差合併了過敏和炎症於是寒熱發作。

柴胡更進一步之功用：一、收溶血。二、疏通淋巴、清理淋巴管通道以增加淋巴結腺之動量，但單用柴胡其效不彰。

柴胡、黃芩、半夏：三者配合能鎮靜大腦。柴芩合用 → 退燒。柴胡半夏合用 → 對腸胃鎮靜，止嘔。

半夏為迷走神經及副交感神經興奮劑。此方加人參則一過性效果更增加，其變方為四逆散、逍遙散。

發燒連續很久致胃口不好，其原因當然是肝機能降低膽汁分泌不良，腸胃無膽汁刺激回饋，動量亦大為降低，則膽道血管局部鬱滯（cholangiole local obstruction）。

《內經》常云：「膽為潔淨之府不受邪」，其實未必如此，膽囊細菌不易侵入卻是事實，但是膽道動量若不佳而降低，腸中細菌能上行至膽中，常使其人為帶菌者，傷寒（真正腸熱病）之帶菌者即為一例。柴胡既能調節中樞神經，亦即能興奮腸胃。黏膜面當炎症時則充血，黏膜因充血則活性及動量均降低，柴胡湯用黃芩以退充血而鎮靜，以人參、生薑、大棗興奮強壯脊髓神經。故其功用，促進腹腔血液循環，則喜嘔，腹中痛即可解除。調節大腦而鎮靜，脅下痞鞕、小便不利、身有微熱、或咳可解除。蓋咳而口乾均為腸胃動量差，口腔唾液分泌少（可因腸胃內分泌不良、喉頭黏膜問題、鼻腔毛病、牙齒問題）。婦科多用柴胡，今多用於工業社會緊張者。診病當問診詳細、明其原因、其為何病、處方精確方可也。小柴胡湯為《傷寒論》大方中之大方，前已述及，今後各條屢見不鮮，尤須精心注意。

2-70-102 血弱氣盡。腠理開。邪氣因入與正氣相搏。結於脅下。正邪分爭。往來寒熱。休作有時。默默不欲飲食。藏府相連。其痛必下。邪高痛下。故使嘔也。小柴胡湯主之。

「血弱氣盡。腠理開。邪氣因入與正氣相搏」乃古人想當然之說耳，如硬要解釋則頗為費解，若為古人曲為辯護似無必要。

結於脅下即脅下滿痛，往來寒熱休作有時，默默不欲飲食乃是事實，自屬可以解說。一般腸胃腹腔有患疾者，或因波及而患病者，淋巴腺恆帶關連，吾人以小白鼠作試驗，以顏料注入淋巴腺後，解剖視之，則見所有之顏料均集中於橫膈膜下之淋巴結中，理由不明，事實實驗如此。可知脅下即橫膈膜下淋巴結之流量下降或鬱積之機會甚多，此其一。凡腸子有疾動量不夠，大腸動量之不流利，恆生鬱積處在腸部左右兩角，位置剛好在脅下，在解剖上所謂脾叢（splenic flexure）及肝叢（hepatic flexure），所謂「叢」乃血流神經眾多之處，而此處之曲折率大，積滯液體尤其是氣體而致膨脹疼痛，乃數見不鮮之事，如圖：

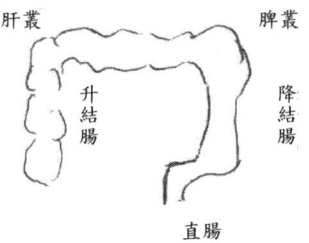

　　發熱良久則食慾大減胃口低落，其理由前幾條已經詳論，茲不復贅。故神情低落，胃口不佳，默默不欲飲食，「藏府相連。其痛必下。邪高痛下」古人說理，有感即發，有時不知所云，此中醫之所以為西醫所詬病譏笑也。嘔吐亦是事實，亦不難解，胃口既不佳，兩脅又膨滿，若在左側脾叢曲折處，尚能由降結腸至乙狀結腸、直腸而瀉出；若在右側為升結腸，須通過橫結腸而降結腸，且兩處都是尖角狀態（如下圖1）自不易出，更棘手者，右側區為肝膽十二指腸區，十二指腸之動量為諸消化器官之冠，其動量以得胰液及膽汁互為反饋作用而控制，設若積滯而壓力增加，此處膨脹如下圖2所示，欲其通過橫結腸而下則難矣，只能逆上即中醫所謂肝膽之氣上逆，由胃而吐出為之嘔，而壓力而痛，因痛而吐，由吐而略為緩解，則又何必來什麼「邪高痛下」令人如墜五里霧中。

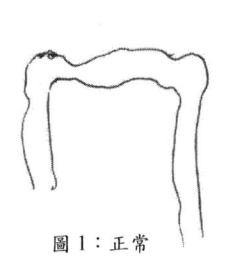

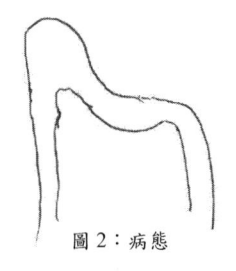

圖1：正常　　圖2：病態

2-71-103 服柴胡湯已。渴者屬陽明。以法治之。

此條乃承上條而來，柴胡湯既已緩解緊張，尤其是上右腹角（上左腹角者絕少，蓋液體、氣體均可由降結腸排出而緩解也），緩解後所見者是腸胃消化道患疾，緊張既除，病之重心乃出現，一如盲腸炎腹膜炎初發則散漫難測，繼進則漸漸固定（localized），診斷治療乃可以確定也。古稱腸胃病疾為陽明，症狀是口渴，以為陽明化燥也。

2-72-104 得病六七日。脈遲浮弱。惡風寒。手足溫。醫二三下之。不能食而脅下滿痛。面目及身黃。頸項強。小便黃者。與柴胡湯後必下重。本渴飲水而嘔者。柴胡不中與也。食穀者噦。

像這種條文即非常爽朗而可愛，脈遲弱為緩脈，此病之條件為「濕」，「濕」者乃指空氣中濕度高，人體蒸發力不夠亦即 ventilation↓之意，如此則氧之代謝亦差，酸度增高，病人感煩悶、熱、倦而汗多，代謝↓，故稱為濕熱。中醫將濕又分為濕熱與寒濕兩種，濕熱乃氧代謝↓，屬整體性，但若在糖尿病、老化病時，有時屬局部性，治法當清。寒濕乃血流量↓，多為局部性，如風濕性關節炎，治療當溫。

發燒體溫升高而脈反遲緩者，大概有幾種病：一、腸熱症之傷寒，即西醫的傷寒是如此。二、腦症、腦壓升高、副交感神經興奮，故脈緩。三、肝膽病，膽紅素（bilirubin）↑，此物常與神經鞘（myelin sheath）之脂肪結合使神經傳導力低下，若在小兒因腦之發育尚未完全，膽紅素與腦細胞結合而成核黃疸（kernicterus），而致終身痴呆殘廢，成人腦細胞抗力強，故不致於如此，但對末梢其他神經之結合不可見，神經傳遞力既低下則心搏量緩，一切肌肉腸胃等動力全部遲緩。此病本是肝膽病的先兆，古時醫生根本不懂，二三下之，病人一再慘遭修理，因而脅下滿痛，肝包膜腫脹，膈下淋巴腺腫大，膽汁分利變差，刺激橫膈膜之膈神經，脅痛而不敢大量呼吸，又膈神經連及肩頭以致頭項強痛，膽汁既分利受阻，則膽紅素未經肝轉化而大量溢出為未結合膽紅素（indirect bilirubin），對成人之腦雖不若小孩之受毒害，則

大腦之抑制殆無疑義（腦內缺氧小量短暫則為興奮現象，大量長期則具抑制大腦作用），故病人手足溫汗出者，為蒸發力不足，為呼吸量不夠，未結合膽紅素↑，而結合型膽紅素亦↑，因膽道受阻，當然也大量溢出。吾人讀病理知膽紅素分結合型與未結合型二種，界限清楚，有所謂肝前黃疸（prehepatic jaundice）乃未結合型膽紅素↑，肝性黃疸（hepatic jaundice）結合型與未結合型均↑，有所謂肝後黃疸（posthepatic jaundice）乃結合型↑；可謂頭頭是道，分析精確便於讀書，但是治療疾病，則很少見到單一性項目獨高，大概都為混合型式，此所以單憑書本不足信，必須要二年臨床實習者也。如今病人面目身黃，小便亦黃，血中膽紅素大高，此本為抑制神經之物，柴胡湯鎮靜大腦，本可間接興奮末梢，如今末梢亦因膽紅素而受抑制，胃受抑制，蠕動降低而滿脹，飲水而嘔；腸動量則抑制，大便肛門下垂，中醫稱之謂後重，再用柴胡，進食必噦。《傷寒論》在此並無治法，其實精於其理則必有藥有處方，不是單單講某某藥、某某秘方、某某特效藥可治病也。古人云信巫而不信醫者死不治，今人之強調藥而不重視醫理、病理，又何嘗能治病，本病既全為黃疸、濕重、組織神經受染無力所引起，若用大柴胡湯或小柴胡湯加茵陳五苓散及清理消導胃腸，可以應手而愈，或加防風通聖散效果亦佳，又何必一定要斤斤於《傷寒論》之治法。單用小柴胡鎮靜之力夠，但此處病人已經鎮靜得悶掉了，再加鎮靜當然不靈，若加去濕利水之茵陳五苓散、興奮腸胃之防風通聖散，自屬可愈。

2-73-105 傷寒四五日。身熱惡風。頸項強。脅下滿。手足溫而渴者。小柴胡湯主之。

此條與上條不同之處是無不能食、面目及身黃、小便黃、食穀噦、飲水嘔則肌肉遲緩神經傳遞力低下，尚無此種現象。項強脅下滿、手足溫而渴者是腸胃消化道疾病兼胸脅（右側）橫膈膜緊張，自然可用小柴胡湯緩解之，實則小柴胡湯亦為強肝劑，方中黃芩鎮靜去濕，人參強肝興奮代謝，半夏鎮靜腸胃肝膽，配合極精彩。

2-74-106 傷寒陽脈濇陰脈弦。法當腹中急痛。先與小建中湯。不差者。小柴胡湯主之。

　　小建中湯方：桂枝三兩　甘草二兩炙　大棗十二枚　芍藥六兩
　　生薑三兩　膠飴一升

　　一般在腹腔中自律神經有變化必影響心動神經，如此則脈顯不正常之象。所謂濇即如手摸在橡皮上，即一種黏濇之感；所謂弦即如手指觸及琴弦，其跳動硬突無圓湛之感。陽脈濇陰脈弦，此人本來營養差而兼貧血，營養差、循環差、蛋白質不夠易敏感，血糖常是不安定現象（fluctuation），蓋血管運動神經穩定度不夠（motor nerve of blood vessel stability↓），略受刺激（如受寒、扭轉、情緒激動），尤其是血小板不良者即可腹痛，此類人外表視之，面色恍白、嘴唇特紅及乾燥，女性較多，故調節血流則用小建中湯，此方與桂枝湯一樣，惟各藥之分量不同，更加飴糖，飴糖者即麥芽糖也（maltose），若須調節淋巴則須小柴胡湯。若彎背而生陣痛乃神經性，小柴胡湯為主。若持續性鈍痛為血管性，小建中湯為主。

　　一般代謝差、代謝低落之病，小建中湯都能治之，若力不夠，更可加黃耆當歸，稱黃耆當歸建中湯，藥力宏大，諸如甲狀腺機能低落（hypothyroidism）用之有效。

　　芍藥鎮靜運動神經，鈍痛乃周圍之血管發生變化致前列腺素刺激所造成，若神經受壓迫是發麻而非痛。自律神經之醣乃靠鄰苯二酚及乙醯膽素為調節，若醣不足即調節不良，故感冒時恆不協調，更需醣之補充，故常用赤砂糖、飴糖，則力更強大。芍藥且有利尿作用，乃鎮靜止痙而利尿，芍藥、甘草更能鎮靜血管運動神經。生薑促進血管運動神經作用。

　　貧血者其肝機能對血糖調節不良，對醣之利用率亦低，小建中湯補充血糖而改善之。小柴胡湯則對貧血者之神經過敏用。胖者與瘦者對血管調節效率不同，瘦者調節快而胖者慢，調節血管之能量來源靠乙醯膽素、鄰苯二酚、腎上腺素、正腎上腺素（norepinephrine）、前列腺素。諸凡練功運動均可使氧利用價升高，醣亦然，此所以運動重要也。

2-75-107 傷寒中風。有柴胡證。但見一證便是不必悉具。

此所以柴胡湯之應用極廣也,既稱中風是屬外感,使身體內在環境緊張(strain and stress),柴胡、黃芩清熱鎮靜退燒,半夏、生薑對腸胃發生作用,加以清理、止嘔,復加人參、大棗以增加抗力,自無不愈。傅青主開宗明義第一方治傷風者,即以此湯為加減,效果不凡,當非無因也。

2-76-108 凡柴胡湯病證而下之。若柴胡證不罷者。復與柴胡湯。必蒸蒸而振。却復發熱汗出而解。

發熱本為內在環境緊急緊張,用藥下之更加其緊張,柴胡湯是鎮靜劑,由緊張而得柴胡湯後歸鎮靜,在緊張至鎮靜的過程,我人已屢次提及,必蒸蒸似將出汗,後而汗大出而解。

2-77-109 傷寒二三日。心中悸而煩者。小建中湯主之。

缺醣自律神經不平衡乃心悸,此人血液濃度本差,常人一毫升血液中紅血球之數遠過於此類人,故其血液中紅血球少,亦即血液容積雖一樣,但濃度不一樣,紅血球是帶氧氣者,今不夠自屬必須循環快使代償其不足之氧,今再加發燒心跳而悸,不言可知。但雖心跳旺盛,紅血球之荷氧未必足夠,腦中之缺氧不煩何待,用桂枝湯猶不夠力,乃用與桂枝湯幾乎相同而力更大的小建中湯,亦興奮代謝補充血糖(血小板有問題者更為顯著具有此種症狀)。

2-78-110 太陽病。過經十餘日。反二三下之。後四五日。柴胡證仍在者。先與小柴胡。嘔不止。心下急。鬱鬱微煩者。為未解也。與大柴胡湯。下之則愈。

大柴胡湯方:柴胡半斤　黃芩三兩　芍藥三兩　半夏半斤　生薑五兩　枳實四枚　大黃二兩　大棗十二枚

病非徒汗下即可全愈,古人認為汗下可愈病實在頭腦簡單,殊不知汗下是結果,乃病將愈或將改善的結果並非手段,倒果為因,病人慘矣。故二三

下之後四五日,柴胡證因緊張當然依舊存在,此人命大尚未轉入其他惡症,然而腸胃機能大為紊亂,心下逆滿而苦急,水入欲吐更何況與柴胡湯,可知消化道上段即自胃至十二指腸稍下這一段,因瀉而動量高,故入即嘔逆,若腸下段動量低下(因數次下而低下),則下段滯留上段運動量升高以為代償,此腸胃運動之常例。一如某人大便不通下段動量差,上段胃至十二指腸反而動量高,於是空腹善飢,既大吃而又便秘是吾人常見者,但此為沒有發燒生病時之現象,如今因燒而生病,下段因迭次下瀉而動量大低,上段因發熱而上逆動量增高。尾閭骨、薦骨受影響者則脈遲,未受影響者則脈數,如此看來脈數脈遲與病之關係不大,並非一定斤斤強調於脈,當強調者厥為症狀之機轉。今既知甚詳,要平靜上焦動量高之緊張,當用柴胡、半夏、黃芩,要以下瀉之法間接平靜緊張者,當然用大黃枳實作一過性之通便,但慮其下瀉發生腸子痙攣而痛,如此通便之效果不顯,反而因腸痙攣而腹大痛,未受其利先蒙其害,自然非但達不到所欲之效,反而前功盡棄,故不得不用芍藥、甘草以鎮其瀉時之痙攣,生薑以制其上逆之吐也,如此良方可圈可點,用途之廣,無與倫比。

一、腹脹頭暈可用大柴胡湯方。

二、肝炎初期可用大柴胡湯加茵陳蒿。

三、膽結石多吃葷者多為膽固醇結石(cholesterol stone),稱之為膽石;吃素多者可形成膽紅素結石(bilirubin stone),輕小而微細,稱之謂膽沙,可形成肝內膽管結石。大柴胡湯加減可以愈之。

大柴胡湯更可用於減肥,但不可用大黃,應須常服,其力太峻,可用草決明、厚朴、檳榔代之。大柴胡湯可以用於痔瘡,但一瀉之後須立即起身,不可久留便器上,方可有效。

凡一般發作有時間性之病,如一定時間發燒則必為:消化系統疾病(包括肝膽)、血液病、神經性疾病。則有時大柴胡湯都可以考慮用之,要用得精妙則須現代醫學知識高明。

2-79-111 傷寒十三日不解。胸脅滿而嘔。日晡所發潮熱。已而微利此本柴胡證下之不得利今反利者。知醫以丸藥下之。此非其治也。潮熱者實也。先宜服小柴胡湯以解外，後以柴胡加芒硝湯主之。

　　柴胡加芒硝湯方：柴胡二兩十六銖　黃芩一兩　人參一兩　甘草一兩炙　生薑一兩　半夏二十銖　大棗四枚　芒硝二兩

　　十數日不解可知非一般治療可見效。胸脅滿而嘔：一、肋膜炎（當滿痛）。二、神經緊張，肋間肌痙攣（痛時發、時停）。三、橫膈膜上升（不痛但滿），嘔吐則三種情形都可兼具。凡燒不退乃：一、淋巴感染（寒熱往來，柴胡湯可參用，今常見）。二、炎症化膿（非傷寒方可以治療）。三、腸胃道不清兼具過敏（日晡所潮熱）。

　　「日晡所發潮熱。已而微利」乃腸中水分過剩不能吸收，反滲透入腸腔而微利，水分過剩乃是為點滴太多腎臟排泄水分不及，故由腸壁滲出，且水分多熱不退，為一種人為的潮熱現象。古代無點滴，用藥大下之，要達到瀉則非腸大量分泌黏液不可，一再分泌，腸壁無法再吸收乃微利，但利而不暢。諸凡此情況都由水分負擔過大或腸子蠕動過激烈而生，若能用藥鎮靜緩解之，其病可愈，適用柴胡湯加芒硝也。芒硝本為硫酸鎂，有擴張血管作用，今醫以之作點滴擴張血管以重新吸收腦中多餘之液體（cerebrospinal fluid, CSF），以減輕腦壓，可知一斑。於此處用之以擴張腸壁血管血循，使在腸中之液體重新吸收，功夫相當了得，並能吸附大腸內容之廢物，若腸因充血，血液遲滯，黏膜面充血量大，芒硝之力猶不及，可加木香、川連以消其炎。若用以下治下法，則傅青主最為拿手，用車前子、芍藥、白人參、白朮加利尿劑。若久瀉腰痠用傅青主方較佳。若久瀉而腹脅滿欲吐用仲景方較佳。又何必一味固執用《傷寒論》乎，且治革蘭氏陰性菌之感染，尤須注意清腸胃，著重在下焦。

2-80-112 傷寒十三日過經讝語者。以有熱也。當以湯下之。若小便利者。大便當鞕而反下利。脈調和者。知醫以丸藥下之。非其治也。若自下利者。脈當微厥。今反和者。此為內實也。調胃承氣湯主之。

讝語的發生是腸內大腸桿菌之增生或者因革蘭氏陰性菌之內毒素使人大發高燒，而神昏讝語。用藥下之略有幾點幫助：一、清理腸子內容物、雜物、中毒物。二、抑制下焦骨盆腔之炎症。三、使骨盆腔血液略為促進，以改善炎症後血液之滯留。但是消炎二字看似簡單，並非光是用些點滴裡加些抗生素就可以濟事，首先當考慮的是：一、炎症發生的解剖部位。二、病理方面的變化，藥力是否可以到達。三、藥物如何作有效之組合（combination）。四、病已至如何階段。若是這些都已經明瞭，這當從下列之手段治療之：一、對其外圍改善，使之壓力減輕（現代醫學少用此現象）。二、如何使血流通暢。三、對附近之外圍環境（microenvironment）之酸鹼值，使之升高。四、淋巴腺之疏導。五、如何使充血處（blood congestion）退去。六、如何使血中有利於炎症或細菌發展之中間物（medium）去除或沖淡。七、如何促進白血球之吞噬力。八、患處局部之內壓如何使之降低。九、使附近引流（drainage）改善。十、使神經反應緩和。

中西醫高手都有此種本事，唯西醫藥物較少，一般多用外科手術改善之，中醫高手可用藥物組合以改善之，效宏而便捷。

本條利而脈厥，當然是心搏力差（heart output↓），末梢收縮。利而脈和，心搏尚可，雖經瀉而不變，但腸子因瀉，蠕動而充血，調胃承氣湯此處非用作瀉劑，乃用作下後腸充血之觸動退充血劑。

2-81-113 太陽病不解。熱結膀胱。其人如狂。血自下。下者愈。其外不解者尚未可攻。當先解其外。外解已。但少腹急結者。乃可攻之。宜桃核承氣湯。

桃核承氣湯方：桃仁五十個　大黃四兩　桂枝二兩　甘草二兩炙　芒硝二兩

此條含義很深，要明瞭其真相當從大腦的活動開始講起。一般精神變態或精神病患者，西醫都認為是腦皮層發生問題，中醫則認為是肝膽，尤其是肝。粗看似乎是西醫的道理非常充足，一切精神、神經之總匯是腦，如有問題則非腦而何，其實只是較膚淺的腦解剖神經作用理由的延伸而已。說理太淺對治病幫助很少，如果再更深一步來問，何以大腦的皮質或神經細胞會發生如此變化，則須更深切地研究腦中的各種物質，稱之為自泌素（autacoid）者如：多巴胺、血清素、單胺類神經遞質（monoamine）、組織胺、γ-胺基丁酸（γ-aminobutyric acid, GABA）等，此類物質及其觸發諸物發生作用之中間物及酵素，無他全是蛋白質，而蛋白質之構成及製造全依肝為大宗，而肝又受自律神經及胃腸影響極大，於是我們可知其病表面上在腦，骨子裡都是蛋白質變質及缺乏！再講深一層，神經細胞極不容易損壞，所易損壞者乃星狀細胞及膠質細胞，該類細胞對神經傳遞之鈉、鉀、鈣等電解質具補充調節作用，對神經須滋養之蛋白具供應營養作用。吾人由最近之報告所知，一代偉人愛因斯坦死後遺囑由醫師解剖其腦，在近二十年以前的醫學並不發達，對腦的知識是微乎其微，故醫師說此一代偉人的腦與常人無異，最近方才知道其神經細胞的確與常人無異，但間質細胞即星狀細胞及膠質細胞幾乎較一般聰明人要發達多出三分之一。於是可知，神經細胞之給養、水分乃恃其外圍條件，此類外圍條件輕微者，常致鈉鉀電解質水分之不調節，於是有真武湯之振振要擗地，天昏地黑，天旋地轉。若要再嚴重一些的變化，如鈣離子的給養生問題，可以發痙攣，甚則瘋狂，若硬用鎮壓神經劑，後果極劣，且禍不旋踵，此所以治療精神病之後果失敗奇慘也。

　　吾人今再回復到此條所謂太陽症，古人認為是太陽膀胱經，其實《傷寒論》之太陽與《內經》之太陽並不全相同，雖出入甚大，但有些相同。故稱足太陽膀胱經主人一身之背，凡背上有問題均屬太陽經，故發燒背部怕冷屬足太陽，屬膀胱經，實則對真正的膀胱，風馬牛不相關。病解則尿多，病進則尿少，此乃屬於神經緊張與否的問題，而不是膀胱問題，但古人既硬要說膀胱，爭之無益，那麼就稱膀胱罷，反正心照不宣就是了，「太陽病不解。熱

結膀胱」就稱熱結膀胱，其人如狂實在未曾見過，不過骨盆尾閭骨之神經叢屬於副交感神經與十二對腦神經源由相同，有些女子因為避孕實行結紮之後性情大變，倒也是事實，但並非每一個都是如此。血自下沒見過，下則愈更少見，不敢強不知以為知，只能質諸高明了。

　　桃核承氣湯是脊髓藥，曾治老人生坐骨神經痛，醫用了很多風藥、大小活絡丹、獨活寄生湯，統統無效。吾人用桃仁承氣湯應手而愈，唯一可知者為 substance P，此物在腸中分布極廣，在脊髓、大腦中都有大量分布。目前神經學者已經開始迷惑，不是說刺激某條神經便得某種一定結果，如果刺激某條神經或以之興奮交感神經，亦可興奮副交感神經，亦可迷走神經、亦可運動神經等……竟不知所從，紊亂如麻，連門兒都沒有，遑論其他，只能就結果、就症狀、就事實論病了。既是少腹急結，當然此急結絕非在膀胱，不過在乙狀結腸、直腸部位而已，故少腹鞕滿，外邪解與不解乃《傷寒論》的意見，如今已不重要，桃核承氣湯攻之不失為良法，對此等吾等用之久矣，用的範圍極廣效果極佳，可惜篇幅有限，以後在方劑治療中再詳述之。

2-82-114 傷寒八九日下之。胸滿煩驚。小便不利讝語。一身盡重。不可轉側者。柴胡加龍牡蠣湯主之。

　　柴胡加龍骨牡蠣湯方：柴胡四兩　龍骨　黃芩　生薑　鉛丹　人參　桂枝　茯苓各一兩半　半夏二合半　大黃二兩　牡蠣一兩半　大棗六枚

　　此方是中樞性鎮靜的大方。下之後是一過性脫水（所謂脫水並非真正的水分全部脫去，真正全部脫水，則有鹹肉、臘腸，在人則是金字塔掘出的木乃伊，故一般稱脫水者乃水分及電解質一時失調之謂，此不可不辨），因來勢相當猛或病人體質特別敏感，則 ADH 大量分泌，蓋下之後鉀↓氯↓，細胞內外液中（神經細胞自不例外）鉀鈉不平衡，神經傳導極不穩定，ADH↑→身上水分↑→肌肉筋腱水分↑，一身盡重不能轉側，此時水多於鈉，細胞中水分進入多，細胞膨脹，大腦細胞略為浮腫則驚悸癇。小兒之所以易驚癇者，

乃小兒細胞間隙大易脫水，水分分布易失平衡也。胸滿煩驚，腦細胞缺氧，胸中水分分布中樞生變化，鉀↓心跳↑，心搏出量反↓，腎小球循環↓→過濾量少且 ADH↑→小便不利。要急救而收速效非用大劑不可，柴胡、黃芩鎮靜大腦，恐其力不足乃用龍骨、牡蠣為鈣劑，興奮大腦鎮靜神經，鈣本無此作用，而靠鈣之結合物 calmodin，配合鈉鉀泵使腸中 calmodin 生效。猶恐其力不足，更以鉛丹，鉛本有毒，但少用則大大鎮靜抑制腦神經，以上都為正用法，更須用輔助法使血液走末梢血管，減少中樞集中之壓力，則用桂枝、半夏以擴張末梢血管作鎮靜，尤其猛者用大黃使下焦受強刺激：一、使骨盆充血增加腸蠕動。二、大下水分與 ADH 作拮抗，單用大瀉法恐其不安定，更配柴桂薑茯苓以調節之，再加人參增加支撐其作用，可稱頭頭是道。

凡病都有雙方面之用法：一、凡瘋狂見鬼驚癇者→腦浮腫，柴胡加龍骨牡蠣湯。二、凡怕光、怕見人躲躲藏藏者乃心虛→重用歸脾湯。易緊張者寸脈較弦，治法有：一、鎮靜法→柴胡加龍骨牡蠣湯。二、興奮法→補中益氣湯。

用龍骨、牡蠣須注意：一、腸胃差則易致瀉。二、十二指腸潰瘍→易穿孔。要防止此種副作用，宜加牛蒡子、蘇子、五味子等。

2-83-115 傷寒腹滿譫語。寸口脈浮而緊。此肝乘脾也。名曰縱。刺期門。

「名曰縱。刺期門」：一、門靜脈流量略差氣體↑。二、腹滿腸蠕動↓→氣體↑。《傷寒論》稱肝乘脾。

「寸口脈浮而緊」：由於腹滿交感性興奮心跳速，當用鎮靜劑，承氣湯緩不濟急，四逆散可以用，此條病人之緊張在中焦可刺期門，或刺曲池再刺足三里，若先刺足三里再刺曲池則誤，穴位非亂刺，有先後次序也（上焦緊張度不大，不用合谷）。

2-84-116 傷寒發熱。嗇嗇惡寒。大渴欲飲水。其腹必滿。自汗出。小便利。其病欲解此肝乘肺也。名曰橫。刺期門。

先是發熱畏寒，此人本有甲狀腺機能低下之趨向。若肺代謝障礙，尿素氮（blood urea nitrogen, BUN）及肌酸酐（creatinine）升高，尤以肌酸酐升高更引起肺水腫心搏量↓，用清肺藥治之。一、用碘劑（海螵蛸、海蜇皮）。二、更高明用五皮飲加五苓散或白虎湯加蒼朮、肉桂。

2-85-117 太陽病二日反躁。凡熨其背而大汗出，大熱入胃。胃中水竭。煩躁必發譫語。十餘日振慄。自下利者此為欲解也。故其汗從腰以下不得汗。欲小便不得反嘔欲失溲。足下惡風。大便鞕。小便當數。而反不數。及不多。大便已。頭卓然而痛。其人足心必熱。穀氣下流故也。

太陽病當然發熱代謝升高，此處有一點非常重要必須一提的是古人與今人身體情況大不相同，體質之不同由於日常生活環境遭遇全然不同，不要說是《傷寒論》時代距今已千餘年，即使最近數十年來，吾人生活環境由農業社會而進入工商社會，已有很大的轉變，病人病情不同之處已很多了。古時人與現代人最大的不同是在血漿蛋白方面的成分絕然不同，按血漿蛋白本是由於營養吸收各種酵素轉化而來，酵素之為物最為奇異，如果嬰兒吃奶則乳糖酶（lactase）多，成人則無之，某種習慣即可促使某種酵素之增減，以應環境之轉變，此即所謂生物之適存性也。故古人的血漿蛋白組成較為稀薄，血管之收縮擴張因蛋白質之量攝取少而恆不如現今人之穩定，所以整本《傷寒論》至少在太陽病中最最看重者，都在於此。今看此條則更為明顯，既發熱代謝升高心搏快、血流快、血中酸鹼值↓、酸度高，則腦血管擴張，乃有顱內血管收縮，顱外血管擴張的趨向，故其人感昏昏沉沉，顱內缺氧缺血，面色轉紅熱汗騰騰，於今復以熱水大燙其背大汗出，非但顱外血管大大擴張抑且連上身肩背胸部之血管也大擴張，如此則代謝因熱本高，今則大高，毒素滲入腦部，復以高燒乃發譫語。至於大熱入胃，胃中水竭，此乃古人想當然

耳之說，似可不必深究。上身（或稱上焦）血管大為擴張，則下身（或稱下焦）血液流行相對減少，血管亦為之相對較為收縮趨勢，故其汗從腰以下不得汗。如此緊張經過了十數天，病人若不死，病不加重，當然自身自動調節，蓋調節之時，腸子蠕動因先略缺血而不大靈活，如今漸漸恢復仍不夠正常吸收，但已漸漸鎮靜下來，故振慄而自下利，此為要解即將調節恢復了。欲小便而不得反嘔都是下身血管動量較差之故，腎血管略收縮，小便不得，腸蠕動不良產生反蠕動則欲嘔，膀胱中並非是腎臟病當然略有腎過濾積聚之餘尿，上面一嘔，下面一鬆乃失溲。足下惡風，蓋下焦血管尚未完全擴張正常乃感冷，一般情況而論，下焦動量正常，下焦血管無呈收縮狀態，當然小便利則大便之水分為之利去，自然大便當硬，今大便硬因下焦力不夠，在大腸停留較久，蠕動力差，凡大便在大腸停留久則水分之被吸收也當然多，而今大便雖因停留水分吸收而硬，而小便則因腎血管略收縮，過濾量略少，故小便反不多。大便已頭卓然而痛者，既有大便，下焦血流放鬆，上焦之充血當然漸漸因平衡而減少，若突然減少太快，則血管由擴大而突生收縮，變數太快神經不及應付則頭卓然而痛，血液既已經向下走，足本冷而轉熱，足心首先開始熱，所以然者穀氣下流故也，說說而已，非真有此事。

2-86-118 太陽病中風以火劫發汗。邪風被火熱。血氣流溢。失其常度。兩陽相熏灼。其身發黃。陽盛則欲衄。陰虛小便難。陰陽俱虛竭。身體則枯燥。但頭汗出。劑頸而還。腹滿微喘。口乾咽爛。或不大便。久則譫語。甚者至噦。手足躁擾。捻衣摸床。小便利者。其人可治。

上條是發熱用熱水燙背，發熱本有血管在上身擴張的趨勢，再大熱燙背造成血管上下身的擴張收縮不平衡，而產生種種現象。此條則更變本加厲，熱水燙刺激力尚小，現在用火劫受炮烙之刑，病人的緊張及恐怖遠比熱水燙背不啻要強烈數十倍。「以火劫發汗……兩陽相熏灼」是張仲景自己的解釋，事實是病人受極度的驚恐刺激之後而生溶血現象。吾人可見熬夜工作則

兩眼充滿血絲，口腔乾燥，甚則牙齦出血、咽喉紅腫，如果本有痔瘡或牙周病則必出血不止，由此可見極度刺激則紅血球破裂，血小板無力，脾臟因緊張而收縮，骨髓因緊張受極度影響可以渾身骨頭肌肉痠痛如折，小血管中部分溶血，部分則生血栓於是鼻衄，紅血球大量破壞後產生膽紅素，充斥在血液中而成黃疸，其身發黃，未結合型膽紅素與神經鞘結合，使神經導電性↓，大量膽紅素肝代謝不及，肝流量↓，膽道流量隨之而湧塞，電解質之不平衡尤能使膽汁遲流而成膽砂，肝膽區生緊張或竟生炎症，則頭汗出齊頸而還。腸胃動量因膽紅素而遲緩，因腎上腺素在極度緊張中興奮而動量大受抑制，兩方面箝制之，腹脹滿、橫膈膜運動↓，微喘；其時黏膜之作用大低，水分電解質均失調，則眼乾、喉乾、鼻乾、咽乾、唇乾（胃中是火辣感），不是口乾咽爛。腸既動量劫持，當然無大便，腸中代謝物本應排泄，今滯留腸腔產生毒素、氣體，單就二氧化碳若由腸腔反滲透入腸壁，循淋巴血行而及全身，尤其在腦中毒時，則睡眠不穩、譫語、喊、手足躁擾、捻衣摸床（老人之少睡眠，機轉與此亦相仿）。肺中滯而氣體多，影響腸胃則排氣多。溶血性黃疸抑制神經活動，故脈搏跳動遲。如此醫生之治病比屠夫還要差。若尚有小便者可知其極緊張狀態尚有及尚在漸漸恢復，還有希望挽救。

2-87-119 傷寒脈浮。醫以火迫劫之。亡陽。必驚狂。臥起不安者。桂枝去芍藥加蜀漆牡蠣龍骨救逆湯主之。

桂枝去芍藥加蜀漆牡蠣龍骨救逆湯方：桂枝三兩　甘草二兩　生薑三兩　大棗十二枚　牡蠣五兩　龍骨四兩　蜀漆三兩

此條即上條之情況略為輕者，其他均相同，上條未曾說藥今則用處方治療之。

亡陽者重點在腦，腦中氧氣↓hypoxia→則腦中水分↑，凡精神及神經症狀，中醫高手都從腦中電解質著手，更包括各種神經內分泌如：血清素，多巴胺等，凡腦血管抗力（cerebral vessel resistance）↓則：一、神經性荷爾蒙（neurohormone）↓。二、電解質↓，故腦中血管抗力低下無法與代謝升高配

合時,則產生血液滯留、血行瘀塞,於是必口渴,當氧分壓下降而二氧化碳分壓升高時必渴。此種血管之無力狀態可用五苓散,只要促進血循即可興奮 α、β receptor,使血管動量改善,亦即血液流量之平衡,帶動血管管徑的平穩和穩定,所謂舒張、收縮平衡也。

龍牡:鈣劑使腦中鎮靜,調節水分。桂枝湯:使末梢擴張以降上行之壓力。蜀漆:配合龍牡而鎮靜神經。所以不用芍藥者因其重點在上而不在下也。

2-88-120 形作傷寒其脈不弦緊而弱。弱者必渴。被火必譫語。弱者發熱。脈浮解之。當汗出愈。

病人感冒而脈弱,血液集中於中樞者多末梢者少。若因充血而缺氧則體液有自血管內向血管外組織中走的傾向。若因缺血而缺氧者,則體液自血管外組織中向血管內走。這種體液停滯現象即中醫所謂之「濕」,凡「濕」脈必軟弱,又因氧↓缺氧而化熱,即二氧化碳↑也,脈弱心搏量不夠 → 唾液分泌↓ → 喉頭黏膜乾燥(因血流滯留) → 故口渴,汗法可調節血管。台灣病家口乾之症狀脈亦弱,蓋都因「濕」(鼻竇炎、慢性喉頭炎、甲狀腺機能不良、牙齒壓迫、唾液分泌↓)。若被火,水分往腦,因緊張而集中 → 腦水腫 → 譫語,即發熱脈浮,桂枝湯尚稱最溫和之法。

病例:曾治一神經病婦人,瘋狂大發,家中須裝鐵門、鐵窗,以真武湯調節電解質,第一次加龍膽瀉肝湯,第二次加六味地黃湯配羚羊、馬寶,四劑而愈,此婦病已六年,其長子亦生此病,經醫院用西藥治療,最後墜樓自殺。

2-89-121 太陽病以火熏之。不得汗。其人必躁。到經不解。必圊血。名為火邪。

腸壁本因熱而緊張,再以火熏之,形成黏膜下血管擴張,當充血↑↑→ 破裂而出血。此非一定見於便血,也可見於喉頭、後鼻腔及女性陰道出血,但也不一定必然出血。

2-90-122 脈浮熱甚。而反灸之。此為實。實以虛治。因火而動。必咽燥吐血。

與前條一樣。

2-91-123 微數之脈。慎不可灸。因火為邪。則為煩逆。追虛逐實。血散脈中。火氣雖微內攻有力。焦骨傷筋。血難復也。

微數之脈多見於體弱者，若加灸則緊張度升高，此時易大量溶血，仲景所以加上大量邪火虛實等假設名詞，是諄諄告誡之意也。

2-92-124 脈浮宜以汗解。用火灸之。邪無從出因火而盛。病從腰以下必重而痺。名火逆也。欲自解者。必當先煩。煩乃有汗而解。何以知之。脈浮。故知汗出解。

脈浮宜以汗解之，其實也未必盡然，不知病之由來，不能對症用藥，徒以發汗所謂解表便能愈病，則治病毋乃太簡單了。但不拘如何，在張仲景時代尚稱不離譜之正派醫法，一如我們現在凡病人進醫院一概例行注點滴沒什麼兩樣，病之好與不好幾乎是兩回事。用熱水燙背既然醫得很糟，還不過是血管流量及循環偏差而產生不測的結果，在血液本身雖有變化，可能不大，如果用現代醫學眼光來觀之，症狀雖嚴重可能檢驗時生化數據還不致大變。此則用火灸，其刺激驚怖痛苦之強烈遠勝於熱水燙背，緊張之餘，血液集中於上身（上焦）且溶血，溶血的結果紅血球破損自不待言，其中血漿蛋白的變化，血小板的分解，在現代生化檢驗上必有變化，脊髓神經極度震撼導致崩潰，暫時傳遞麻痺，不但是腰以下不得，乃至於腰以下重而麻痺矣。此人要回復之前必先有反應，反應即煩，煩至極點必漸漸鎮靜，鎮靜而有汗出。何以知之，脈浮故知有汗出，也不失為相當合理，所謂脈浮在先前開始時即先講過，脈之頻率高、波幅大，凡頻率乘以波幅即是脈搏之強度，脈搏若強則自然明顯而容易候得。今其脈浮則脈見遞次恢復，從極緊張時期之微弱而速，幾近休克之脈而回復其強度，自可推定其已遞次恢復也。

2-93-125 燒針令其汗。針處被寒。核起而赤者。必發奔豚。氣從少腹上衝心者。灸其核上各一壯。與桂枝加桂湯。更加桂二兩也。

桂枝加桂湯方：桂枝五兩去皮　芍藥三兩　生薑三兩切　甘草二兩炙　大棗十二枚劈

上五味以水七升，煮取三升，去滓，溫服一升，本云桂枝湯，今加桂滿五兩，所以加桂者，以能泄奔豚氣也。

神經傳遞的穩定度，腦力思考之強弱與蛋白質之攝取組成有極大的關係。古人在這方面可以說處處都差，且神經本不穩定故發燒而用桂枝湯，在今人則大可不必也。燒針令其汗者，乃用針燒紅而刺之，其人本已生病在極度驚恐掙扎之下，再被針，則有如被燒烙之犯人一全身肌肉血管顫抖收縮；亦即血液往末梢全部逼走而集中於中樞以求保命，故心肺、大腦、橋腦諸生命重要中心的血液負擔量極大，故心臟代償跳動極速，鈉鉀泵↓，鉀↓，胸腔血液因心跳速而搏出效率反低，大腦中鉀↑，遂而呈一時顛狂狀態。

所謂針處被寒乃古人之說詞，其實是緊張也。如果核上灸一壯做心理治療，一方面亦收略為擴張血管之效，使血液自中樞略走向末梢以解緩急後復用桂枝湯；以更加桂二兩之意思乃重用桂枝或肉桂，使血管下行性擴張，使血液集中於中樞者大量分散至末梢，使之平衡，故緊張度降低而趨穩定也。

奔豚之義以前已述過乃神經不穩定，易生心跳，易發生緊張，由一過性的心跳而開始發軔形成；即一般所稱歇斯底里神經質（hysteria），此字原從希臘文而來，本稱為「子宮氣」，故女性患者較男性多。諸凡蛋白質之穩定神經乃靠穩定二者之鍵節，而此端視荷爾蒙是否穩定；荷爾蒙之主要發軔調節處，厥在腦下垂體，女性因有月經之調節故較男性不穩定，加以精神脆弱易受驚恐刺激，故易生神經質。以前一般認為神經質無關大局，今則發現神經質患者死後解剖，其腦中之皺紋漸趨平扁而減少，因知腦之調節身體各部分大有秘密未發現者正多，而一般中西醫之所以學術無法溝通協調，此種情形亦為一重大條件，如何研究怎樣溝通愈形明顯，此種醫學終必會發軔，將來之發達當拭目可待矣。如今更知神經質乃鄰苯二酚及乙醯膽素之不能完全

充分應用不能上達，此倒是真正「腎虧」矣。蓋鄰苯二酚中之腎上腺素及正腎上腺素其上達於腦之方式及線路非一貫性乃斷斷續續者，設有極強之刺激發生適在尚未上達之際，則腎上腺素、正腎上腺素從而大降，則發奔豚，長期奔豚則為神經質。治療之道，調節腎上腺素不失為一法，用桂枝湯間接調節之，用肉桂擴張腎小血管也。

2-94-126 火逆下之。因燒針煩躁者桂枝甘草龍骨牡蠣湯主之。

　　桂枝甘草龍骨牡蠣湯方：桂枝一兩去皮　甘草二兩炙　牡蠣二兩熬　龍骨二兩

　　火逆而後下之病人心悸煩躁故用炙甘草、桂枝，龍骨、牡蠣為鈣，可加強心臟神經之傳電作用，安定神經，而要能緩和其對腸管之刺激用各種「子」之藥，或用散劑，如六一散等。

2-95-127 太陽傷寒者。加溫針必驚也。

　　非一定必驚也，以當時人驚者多，且亦不得不驚，諸條已述之甚多。

2-96-128 太陽病當惡寒發熱。今自汗出。反不惡寒發熱。關上脈細數者。以醫吐之過也。一二日吐之者。腹中飢。口不能食。三四日吐之者。不喜糜粥。欲食冷食。朝食暮吐。以醫吐之所致也。此為小逆。

　　人體之產生熱量依能的轉化，亦即 ATP 的轉化其方式是依熱力學第二定律（second law of thermodynamics）進行的，其手段不外乎是運動、代謝。

　　代謝使人體產生熱量：一、腎上腺素中藥可用所謂「熱藥」，其實是代謝興奮藥幫助之，如附塊、乾薑、人參、鹿茸等。二、肝素（heparin）釋稀血液，此種方式有益於局部循環，中藥可以桃仁、紅花、丹皮、乾漆等幫助之。

肝之作用是熱量產生的最大基地，要使肝熱量產生順利，必須使腸胃道一般血流暢通，消化充分產生熱量才能使肝放出能量（故吃飯後再運動則全身大熱）；而如要使腸胃過不去，最好的搗蛋辦法便是使之吐（吐有時亦能暫時解除胃中壓力，亦不失為一法，但是弊多利少，故八法中，惟以吐法用之較少，今人亦摒棄不用，可見一斑）。

　　吐之方式有二種：一、自己無噁心的感覺，直接噴出者，此為 projective vomiting 都屬腦有病；腦壓增加而生者顯屬另一類。二、一般嘔吐必先具噁心而後再吐，吐後胃生一過性充血狀態（中醫所謂氣血上逆），胃腸收縮血液往上集中，故自汗出，不惡寒而發熱。

　　所謂溫病與傷寒的分別：胃中充血嚴重發酵而熱（溫病）；胃內充血現象無之，而黏液多（傷寒）。

　　假如連續亦即一再吐之，則：

一、胃酸因吐而降低 → 喉頭乾燥，舌頭發毛。

二、呈一過性鹼中毒（alkalosis）現象 → 呼吸急促、短淺。

三、細胞外之鉀離子往細胞內滲透，造成一過性缺鉀症，心跳↑。

四、鈉鉀不平衡 → 脫水。

五、喉頭食道（上焦）充血而過敏，故雖腹中飢，口不能食，食進即吐。

六、三四日吐之，胃壁恆生收縮過敏現象。糜粥者，稀飯也，屬半流體或流體，吃進胃後會流動，而此時胃本吐而過敏，流動的食物觸發胃之收縮，胃壓升高而嘔吐（常暈船者最好吃乾麵包，不可吃流體，否則必吐，可證明之也）。

七、胃之充血、鬱血，使黏膜面呈灼熱，食冷物略為舒緩些，故欲冷食。

八、連續吐而胃擴張收縮之力漸漸衰竭，而神經敏感都在升高，故進食後胃一時之無力將之驅出。朝食暮吐者一待食物在胃中停滯久（蓋胃無力進行推動），略略推動至幽門十二指腸處後全力收縮（因時間較久而略生收縮力），將之嘔出。

2-97-129 太陽病吐之。但太陽病當惡寒。今反不惡寒。不欲近衣。此為吐之內煩也。

此即為西醫所說之心胃症狀（Roemheld syndrome）矣：長期吐後由鹼中毒變成酸中毒，因鈉、鉀、胃酸即鹽酸太低。吐之內煩從食道→胃黏膜（gastric mucosa）全部充血或見略為浮腫。

煩由於中樞神經（central nervous system, CNS）缺氧、心悸、胃腸不良。

此處張仲景未列治法其實用些粉劑吸附於胃壁黏膜而安定之即可收效，如六一散即是此理，碧玉散更有消炎作用，益元散當可去黏膜之浮腫。所謂心胃症狀用上藥即可治療消除之。

西方人最怕得吐，因為立刻出現脫水厲害、食物輕、腸胃弱，他們多吃麵包、洋芋。

國人、東方人、日本人，因吃米飯質重，故腸胃較強，脫水現象不會立刻出現。

故 X 光之顯影劑 barium 有時亦可做治療劑用，較六一散為佳，蓋六一散質輕，鋇質重，可惜無人計及於此也。

2-98-130 病人脈數。數為熱。當消穀引食。而反吐者。此以發汗令陽氣微。膈氣虛脈乃數也。數為客熱。不能消穀。以胃中虛冷故吐也。

若大發汗則中樞血管在發汗後充血，末梢血管在發汗時擴張，汗後則必收縮。則交感神經之緊張可抑制胃腸進食於先（因發汗須興奮交感神經），消化道、肝膽充血於後，中樞器官（central organ）充血，張仲景名之為客熱，陽氣微乃汗後關係，膈氣虛乃充血關係。《傷寒論》未列治療法，其實治療正多，中醫自《傷寒論》以來也在進步，有些地方進步神速，特世人未知耳。

2-99-131 太陽病經過十餘日。心下溫溫欲吐。而胸中大痛。大便反溏。腹微滿。鬱鬱微煩。先此時。自極吐下者。與調胃承氣湯。若不爾者。不可與。但欲嘔。胸中痛微溏者。此非柴胡湯證。以嘔故知極吐下也。

太陽病經過十餘日後，心下溫溫欲吐，而胸中痛：大凡在胃之 location 有較大的變化時即可產生，例如一瘦而體型弱者，恆生胃下垂症狀，胃的位置為下垂型，如圖：

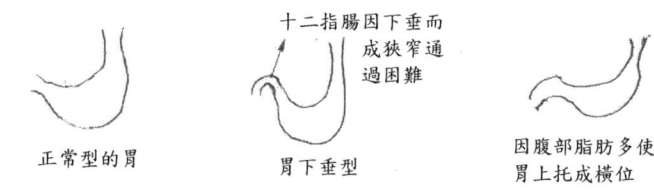

十二指腸因下垂而成狹窄通過困難

正常型的胃　　胃下垂型　　因腹部脂肪多使胃上托成橫位

胃位置改變使胃中內容物並及胃酸在通過十二指腸時，若是胃下垂者則較為困難；且因十二指腸流量改變，久則球體部黏膜常受胃酸之侵蝕，而十二指腸之抗酸力又低，由生化改變及動量改變，恆加外因之工作緊張，飲食不時而生消化道潰瘍矣。概胃呈橫位，如上圖（右）所示，則內容物及胃酸又易生賁門部逆流使該處有灼熱感即所謂心下溫。此種現象有時亦不一定要胃橫位。如果胃中空虛已成飢餓欲進食時，胃酸分泌↑，胃蠕動↑故上溢，也有此種感覺。

溫溫而欲吐，胸中又痛，其痛乃上波及食道黏膜受酸侵蝕之故。而要吐，乃是胃生較強烈的收縮之故，如此則胃上消化道（upper G—I）動量↑，下消化道（lower G—I）小腸及大腸動量應緩，方能達生理上的平衡。如今則大不然；大便溏、腹微滿、鬱鬱微煩，腸子之動量因上消化道胃動量之增加而已經順生理條件而抑制降低了。腸動量↓故腹微滿，因為用過瀉下之藥及嘔吐之藥，使運動量大大不正常且大亂。

大便微溏者，腹壁因瀉而充血，因充血而不能吸收，或者因蠕動而至少分泌入腸者較吸收入腸者為多，而有微溏現象，當然不能興奮，但因吐下大

興奮之後已成生理自然漸漸抑制現象，此時也不能用鎮靜法，故可知柴胡非其治也。然而怎麼辦呢？只能略用調胃承氣湯使上消化道之充血改善，下消化道的充血也改善，並略增加動量以平衡上消化道之動量過高。

　　調胃承氣湯：使之不生逆蠕動而自然止嘔。

　　大黃退充血。甘草首先安定上消化道。芒硝用在調節下消化道；如我人現今用的離子交換樹脂（resin）相同，但以《傷寒論》時代就應用之矣！

　　而今日吾人可用藿香正氣散、防風通聖散、六一散等粉劑，安撫腸胃之黏膜；儘量少用流質之湯藥，蓋易改變胃壓而生逆蠕動也。西醫方面前先禁食（nothing by mouth, NPO），再用點滴以補充營養，當然亦極為高明，使之漸漸本能之恢復。

2-100-132 太陽病六七日。表證仍在。脈微而沈反不結胸。其人發狂者。以熱在下焦。少腹當鞕。小便自利者。下血乃愈。所以然者以太陽隨經。瘀熱在裏故也。抵當湯主之。

　　抵當湯方：水蛭三十個熬　虻蟲三十個去翅足熬　桃仁二十個去皮尖　大黃三兩酒洗

　　上四味，以水五升煮取三升，去滓，溫服一升，不下更服。

　　前 2-81-113 中所述其人如狂者，並非真正的發狂不過一時精神不正常而已，並且如現代的一般精神病，其原因為下焦積滯，如在大腸則細菌毒素外溢，一時性神志昏潰，可用承氣湯瀉下法解決之，即中醫所謂陽明府證之急下存陰，但是現在不在陽明症中，而在太陽症中來講就不能說熱結大腸；以前曾說太陽為足太陽膀胱經，而所以改稱熱結膀胱；講了半天無非堅持名詞在作怪，反正大便不通是事實，還有更無聊的是表證必須是風寒，是外邪，由表而入裡，凡是發熱、發燒必定是外邪風寒由表而入，此乃豈有此理大錯而特錯；其實是一再講過，是由裡向外發的，由腸胃淋巴內部發病而發熱，再其所謂「表證」者，表證二字只能做表面的症狀說，不能做「邪在表」講，

為了此觀念的錯誤，正不知誤殺了多少病人，害慘了多少治醫的醫生；乃云表證邪在表必須是脈浮數，今表證在而脈微而沉，表證乎？裡證乎？捨證從脈乎？捨脈從症乎？不知病之機轉，一切都錯，所以治醫即是治醫，本無中西之別；反觀日本醫師十九都能處漢方，別處也都是如此，偏偏此地必須要分中西，如果不懂現代醫學講什麼只能得些經驗秘法，無法轉化瞭解則治病效果恐怕也很成問題，其實亦不過是下焦急結，故少腹鞕滿，其人如狂者乃一時昏亂，本不足怪，所謂瘀血、瘀熱在裡則中西雙方誤解更多，於是大鬧笑話。瘀血也者，非硬是一塊血塊或者一塊血球沉積在裡面也，西醫都認為一定如此，照西醫所說的積血、血塊，教科書上就是如此說，當然不是如此現象，如果真的如此，活血藥、破瘀血藥要想破去如此硬繃繃的血塊，簡直是笑話，也許可能是神話。除非用外科手術割去之外，絕對不可能消除，說什麼抵死也不相信。但中醫說可以消掉，其實所謂瘀血、血塊，並非真正的一塊瘀積；血塊也，乃是該處血流已經不及其他區域暢通，漸漸遲緩，有慢慢瘀積之勢而已，再用藥略為推動即可得效，非真像足球一般或如皮球一樣的硬塊也。所以少腹的鞕滿用承氣湯固然可以解，桃仁承氣更可以解，蓋非但對腸子下功夫，腸子之蠕動靠運動神經，運動神經出於脊髓是併脊髓也一起興奮，自然效果大顯。此條則純用破血藥，所謂破血亦非見血塊立刻使之像卡通片般一棍敲得粉碎，不過是溶血劑而已；水蛭、虻蟲溶血力量相當大，桃仁、大黃推通血流。蓋所以易出血者，乃血小板先凝集在一處，無法存下多餘者來作止血之用也，故血栓愈↑，則出血溶血愈↑，要止其血必須將血小板從微小的血栓之中解放出來以供止血用，故要先溶去之，此所以稱破血、行血，即所以止血也；現代嶄新學理亦是如此，但此類非但是破血藥亦是脊髓藥，用後使脊髓運動神經大為發生作用，使腸順利蠕動，內容物順利而下；是糞也好或糞乾積於大腸，痔瘡、內痔、靜脈破裂也好，或小血管摩擦破裂也好，或破裂後出血積在腸內，經轉化成黑色物，統統得瀉出。所隨經，不隨經，太陽膀胱、陽明大腸可以統統不管，因其徒亂人意而已，無什麼深意也。

不過此方藥力甚峻，用時當心卻是實情，宜注意之，承氣湯是以腸子為主症而瀉，桃仁特當以脊髓神經附近血流改善為主症而瀉，下血少見，下糞多見，無足怪也。

2-101-133 太陽病身黃。脈沈結少腹鞕。小便不利者為無血也。小便自利。其人如狂者。血證諦也抵當湯主之。

小腹滿小便不利，膀胱利尿有問題為脊髓反射，不是血證，小便自利其人如狂見前幾條。當下，因病身黃脈沉結兼有發痙症狀，腹鞕、腸動不利、脈沉結乃薦骨神經傳導不利，不用承氣而用抵當是對血液、血小板、骨髓有影響也，故在婦科多用者虻蟲、桃仁也，水蛭藥力猛，醫多不敢用。大黃能令人腹痛致瀉副作用多也少用。

2-102-134 傷寒有熱。少腹滿。應小便不利。今反利者。為有血也。當下之。不可餘藥。宜抵當丸。

抵當丸方：水蛭二十個熬　虻蟲二十個去翅足熬　桃仁二十五個去皮尖　大黃三兩

上四味，擣分四丸，以水一升煮一丸，取七合服之，晬時當下血，若不下者更服。

小便不利病在膀胱泌尿器，小便利則在直腸，有血、無血無關大局，抵當湯力太猛以丸藥代之，取緩效，承氣湯者影響所及為大腸為骨盆，血藥如桃核，抵當者在脊髓、在骨盆。

2-103-135 太陽病。小便利者。以飲水多。必心下悸。小便少者。必苦裏急也。

飲水多一如點滴多，身上水分增加，心肌搏動自必應之而增加則感心悸，若小便少飲水又多膀胱積蓄量多裏結也。

抵當湯之虻蟲、水蛭既能影響脊髓神經使反射↑↑，故能用之以治脊髓軟骨突出症（herniated intervertebral disc, HIVD），同時也含有相當厲害之溶血作用，例如：生癌症之原因當然很複雜往另一個角度說之。一、為心因性（psychogenic）多壓力憂鬱。二、為亂食（abuse feeding）、over cholesterol、triglyceride 更能引發痛感，有人吃素只吃開水清淡的青菜，使癌中最厲害的肝癌（hepatoma）平均只能活六個月之久者，活到八年之久。

　　營養紛亂常呈吸收過量，在 cecum colon、升結腸處成不良性增生而抑制乙狀結腸及直腸的正常活動，結果常產生憩室（diverticulum），其中細菌異常發酵，壓力時時變遷則生靜脈曲張（varicosis），若多吃含纖維素之物一至二年內憩室消除，則又何必一定要下血乃愈。

參考文獻

Bockus HL: Gastroenterology (2nd ed.). Saunders, Philadelphia, PA, 1963.

De Gaetano G, Garattini S: Platelets: A Multidisciplinary Approach. Raven Press, New York, NY, 1978.

Guyton AC, Jones CE, Coleman TG: Circulatory Physiology: Cardiac Output and Its Regulation. Saunders, Philadelphia, PA, 1973.

Krugman S, Gocke DJ: Viral Hepatitis. Saunders, Philadelphia, PA, 1978.

Monnier M: Functions of the Nervous System. Elsevier, Amsterdam, The Netherlands, 1968.

Scriver CR, Rosenberg LE: Amino Acid Metabolism and Its Disorders. Saunders, Philadelphia, PA, 1973.

Williams D: Modern Trends in Neurology-6. Butterworths, London, UK, 1975.

Wright R, Albert KGMM, Karran S, Millward-Sadler GH: Liver and Biliary Disease: Pathophysiology, Diagnosis, Management. Saunders, Philadelphia, PA, 1979.

第三章
辨太陽病脈證并治下

3-1-136 問曰。病有結胸有藏結。其狀如何。答曰。按之痛寸脈浮。關脈沈。名曰結胸也。何謂藏結。答曰。如結胸狀。飲食如故。時時下利。寸脈浮關脈小細沈緊。名曰藏結。舌上白胎滑者難治。

中醫學論病相當精細考究，凡病有病之本身，更有病發生之背景，例如：血栓之存在是「病」，血管硬化是此病發生之背景（background），《傷寒論》此前半部大都在講病之背景，所謂上工治未病乃先治病未發生時消除其 background，下半部多在論病但病之背景仍須強調。

凡胸腔內有壓力牽引、積聚諸如水分氣腫、緊張，為使循環產生一時的壓制可產生寸浮、關沉之脈，則寸脈本浮但關脈較平時更為細小而已，若為縱膈腔有炎症（inflammation）則反射至腦其脈必浮（亦即寸脈較平時略為更浮些）比 80 歲的老人因皮下脂肪消退，脈管周圍緩衝中間之脂肪減少，而無緩衝物脈必洪大。

胸腔及縱膈腔既有壓力，靜脈心臟回流不良時，則腹腔之肝門脈及腸腔靜脈產生靜脈回流不良之充血 → 吸收不良反饋分泌↑→ 腸下利、肺活量因回流不良而不足，則氧不足、腸胃動量差。

肺活量↓→ 腹脹、納氣量↓→ 胃酸↑（故肺氣腫者恆因胃酸高而生消化道潰瘍。

心肺活量↓、腸胃差↓→舌上苔白滑、舌苔濁厚，倘用芳香化濁劑，一、呼吸中樞略為興奮；二、清理消化逐漸消除積滯病非不可愈；三、二活秦艽鱉甲可疏通腹腔靜脈，則胸腔滿悶之結胸、苔白滑而下利之臟結未必不可治，無奈一般研讀《傷寒論》不細細考究其機轉，先來爭執名字結胸是什麼病，臟結又是什麼病，大興口舌干戈對病一無幫助，我人早就講過名字者乃最最無所確之物，道可道尚且非常道蓋道不可道，牛頓乃全世界第一偉大之科學家，其萬有引力之道天經地義，碰到愛因斯坦則須修改，無須一直常道下去，更遑論其他，至於名則更為不可靠，須知要此名者，無非是已知一切變化機轉，因講起來一連串支支節節非常冗長麻煩而嚕囌，故以一名字以代之，聞此名字之聽者必然假設其機轉原則完全熟悉方可，而今倒因為果，只聽其名字，此病病名為何云云，其中症病之條件似懂非懂多名、重名之累，倍增困擾，並無益處，西醫之病名愈來愈多症候群名詞（syndrome），其書愈來愈厚恐怕電腦亦安插不住了，更何況人腦，其實仔細想想實在是原理不明才有此難，譬如有人下棋或打橋牌，閣下不懂其原理，每一副牌或棋的過程結果都記下來，棋勢牌局可以千變萬化。則記不勝記，病勢病情大同小異，長此以往恐怕病人的病愈治愈糟，醫生自己亦要生記憶病精神病進醫院接受治療了，西醫病名嚴格謹慎尚且如此，更何況中醫隨便湊個名字稱數，則醫生果然很慘而病人更慘矣，若說臟結就是西醫的什麼病，結胸又是西醫的什麼病，穿鑿附會弄得一塌糊塗。其實天下根本無絕對相同的病，只有大概相似之病，若說某病中醫醫書上稱之為如何如何，西醫書上又稱為何如何如，是否真正相合無法知道。只中醫書也抄，西醫書也抄，中藥方也開，西藥方也開，並無臨床心得，又無確實貫通，只能說是中西雙抄，中西拼盤而已，以之教授學生是誤人子弟，以之治病則人命關天，怎可隨便施為草菅人命，再不然就硬要出一本書，中西醫病名的對照書，中醫書上說的某某症就是西醫書上某某病，殊不知人與病古今均可不同，此病古時有而今無，或今有而古無，不必時隔上千年、上百年，即使數十年情形已經大變，徒然浪費心力，殊不知名字本無意義，名字背後真正的機轉（mechanism）才是治病最重要

的關鍵，也是讀醫學院之目的，而不是在讀文學院的考據訓詁，結胸亦好臟結亦好不必斤斤也。

3-2-137 臟結。無陽證。不往來寒熱。其人反靜。舌上胎滑者。不可攻也。

前條已說得很清楚肺活量↓、氧納量↓、心肺活動量不夠、消化道機轉亦差，故舌苔白滑當然是衰弱性的病症，故說無陽證。其人萎弱、無往來寒熱，或即使有寒熱因抗力大降而發不出矣，須知發熱乃身體對侵入之疾病有抵抗力之謂也，若每逢略為發熱，尤其是兒童父母愛之甚，一有寒熱立刻到醫生處打退燒針，助之退熱反抑制其抗體，乃使熱纏綿不退，再進抗生素，雖暫時得愈，因抗體低下常常發熱、感冒。且夫高燒除肺炎、腦膜炎之外，可使腦子燒損者在一般感冒上可謂少之又少也。中醫用表藥，所謂發表者使之略發寒熱而出汗，助其抗體以抗病，故發寒熱後至少有一個時間不再發病。表者是屬增加血流增強抗體之謂較為高明也，但須用藥組成相當具功夫耳。

3-3-138 病發於陽而反下之熱入因作結胸病發於陰。而反下之。因作痞也。所以成結胸者。以下之太早故也。

此又是病邪從外入內從太陽傳陽明觀念的作祟，乃生如此結果。胸廓痞悶如帶勒緊之感稱作結胸，或者隨便如何說都可以，《傷寒論》張仲景認為病邪在表宜表汗解之，今用下劑裡虛，而邪因由外陷內而成結胸，殊不知若已經有肋膜炎、心包膜炎、肺炎⋯⋯，而發燒在古時候照張仲景的說法乃邪由外入內，其實炎是由內發作而症象外見，用汗藥不能愈，用瀉亦不能愈，徒硬恃由外入內，硬說邪內陷成結胸，其實此病來自胸腔中的感染（infection），尤其是鏈球菌感染（*Streptococcus* infection），此種感染多見於營養不良、環境不良之窮人或當時之古人，蓋人身蛋白之攝取中，有極強之抗感染、抗癌之成分，葷食中甲硫胺基（methyl-sulfalamine R）抗染力很強。如今病人都為面有菜色之人復加 *Streptococcus* infection→胸腔或肋膜

積水（pleural effusion），下之早不過使抵抗力更差，發作更早一步而已，發於陽，發於陰，作結胸，作痞，閣下可以愛怎樣講就怎麼講，無空閒來多饒口舌。

3-4-139 結胸者項亦強。如柔痙狀。下之則和。宜大陷胸丸。

大陷胸丸方：大黃半斤　葶藶子半升熬　芒硝半升　杏仁半升去皮尖熬黑

上四味，擣篩二味，內杏仁芒硝，合研如脂，和散，取如彈丸一枚，別擣甘遂末一錢七，白蜜二合，水二升，煮取一升，溫頓服之，一宿乃下，如不下更服，取下為效，禁如藥法。

結胸既非一定指某病，但有此證象便可，如果胸腔中有窒息是肋膜積水（pleural effusion）累及，橫膈膜受壓迫，膈神經（phrenic nerve）雖為可能項強柔痙頭項強直，但無角弓反張全身抽搐之現狀，此所以別於剛痙（急性腦膜炎 meningitis）也。以症狀觀之則前者情形遠較後者為緩和，若病者腦脊髓液壓增高，因炎症而顱內壓升高，治療宜用龍膽瀉肝湯，或柴胡龍牡湯，鎮靜之在先，用消導劑疏通在後，方是常策，用大陷胸丸恐怕不妥。若單治頭項強無效更須考慮何以橫膈膜之膈神經受影響乃至項強。若為水則當去水，去水之方式更須注意：一、腹腔為正壓力故積水較易排除；二、胸腔為負壓積水無法排除，最好由胸腔中吸收之。直接排出與間接排出法最好都兼用吸收法方為上策。

大黃：擴張下焦血管以減輕中焦壓力，退充血兼治骨盆腔炎。葶藶子：苦葶藶藥力峻猛，甜葶藶較和緩，主去痰瀉水，胸中窒息責之於胸水固然，責之於喉頭亦有影響，故有效。芒硝：調節腸壁之吸收使之分泌液增加（即滲透壓↑），潤腸中使水分↑，而致瀉。杏仁：胸水突然更動或瀉下時常有副作用，影響呼吸，故此乃鎮靜呼吸中樞，更兼助潤腸。

藥方既簡又靈活不失為好方，但如何用之方為適宜，西醫可完全安心靠藥，中醫則全靠醫生活用處方了。

3-5-140 結胸證。其脈浮大者不可下。下之則死。

結胸為胸中之任何疾病，此乃《傷寒論》中的奇名，較中風、傷寒之名更奇，一般醫書上絕少，見之診案、醫案亦少見，如是心臟病胸中窒息當然亦稱結胸，設或心臟肥大感窒息則必見洪大之脈，即中醫所謂心之真臟脈，驗之事實絲毫不爽，如果是現在用心電圖或 X 光立可測知，如此情形再用下瀉之藥，我疑不欲其生也，當然死。

3-6-141 結胸證悉具。煩躁者亦死。

結胸之為病在胸腔較在腹腔之病兇險甚多，蓋心肺都在胸腔，任何臟器損壞，總能拖些時日，心肺之疾，來之急者可以立死，今險症具見而煩躁者，呼吸中氧已不夠，大腦受刺激故大為煩躁，間接示警心肺將寂也，不死何待。

3-7-142 太陽病。脈浮而動數。浮則為風。數則為熱。動則為痛。數則為虛。頭痛發熱。微盜汗出。而反惡寒者。表未解也。醫反下之。動數變遲。膈內拒痛。胃中空虛。客氣動膈。短氣躁煩。心中懊憹。陽氣內陷。心下因鞕。則為結胸。大陷胸湯主之。若不結胸。但頭汗出餘處無汗。劑頸而還。小便不利。身心發黃。

　　大陷胸湯方：大黃六兩去皮（《千金》及《翼》無「去皮」二字）
　　芒硝一升　甘遂一錢七（《千金》及《翼》、《外台》「一」上
　　有「末」字，成本脫「七」字）

　　上三味，以水六升先煮大黃取二升，去滓，內芒硝，煮一兩沸，
　　內甘遂末，溫服一升，得快利，止後服。

此條前半段像《金匱》條文，四字一句，銘文駢文式（如和尚、道士唸咒）且所講、所述均是老調，表不罷而下，我人在《傷寒論》中論而又論多矣。各種變症處理方法已講了不少，即選其中較為殊者論之。

一、盜汗：自律神經不平衡而產生者，尤其在腹腔最大的自律神經節及叢（solar ganglion）於膽道、膽囊、十二指腸、胰臟分布極多。中醫常稱之為濕氣，大概原因是：（一）循環不良（腹腔中有脹氣體或者膽管阻塞之前奏或膽結石或胰液、膽液分泌有變化而致之）。（二）水分不調節──此言恆包括電解質而言，或一般轉化酵素如鈉鉀泵（Na^+/K^+ ATPase）不正常，例如胰島素需鋅，心臟、神經傳遞需鉀，心肌搏動力需鈣，血紅素需鐵，諸類狀況一有變動即可發生。（三）以上種種乃生神經緊張於是盜汗。

中醫之治療頗為精彩，治之去濕熱，（一）芳香化濁劑、（二）祛風劑（風可祛濕）、（三）興奮代謝劑。

病例：某人遺精六、七年遍訪名醫無效，我時適在某大名醫處見其用金鎖固精丸一連十數方加減而無效，不忍見其受窘，乃書小條隱置案角「當歸六黃湯」。彼固信余，立為處方後三劑而愈，病者大為感謝。

其實金鎖固精丸可用在女性神經質者、結腸炎、老年人攝護腺有效，而遺精反無效也。

先是盜汗緊張甚者則汗僅出齊頸而還，因頸外血管擴張，顱內血管相對地缺氧。

二、客氣動膈：又經瀉下後，腸胃生逆蠕動脹氣體，壓迫橫膈膜。

三、短氣煩躁：（一）能量↓，（二）gas↑，腸中CO_2等廢料氣回饋入腦，O_2因之而低。

- （一）當水分積多時用瀉劑，此時必用強瀉劑，一過性點到為止，不可繼續用之，否則非但不效反促其死亡。
- （二）若積水少不適宜用瀉劑，當用吸收劑。
- （三）老年人有水積不可用峻瀉劑，因人之腎元至老年時僅有正常之一半，此乃生理自然現象，水分調節不良，細胞間隙又狹小（故常自訴「火氣大」）。

若用輕劑瀉下，由 G─I 排除代謝物使腎略得休息，是良法也，故老年人反當常輕瀉、常清理胃腸，而不是大補「氣血」，若謂「老年腎虧」當然是豈有此理，腎不知是何虧法？而大用補氣、補腎、補精之藥促其死亡耳！

病例：某大中藥房老闆財大氣粗資產上億每年必大吃補藥，且用真正上好吉林人參，勸之不聽，臉非但不見紅，反見萎黃，認為腎大虧，補之當嫌不夠，要大服補藥，旬日腎臟萎縮而死，可慨也。

其實若常吃苓桂朮甘湯加三黃丸反可延年益壽耳。

四、身發黃：血中紅血球大量破壞膽紅素充溢（indirect bilirubin）已似溶血性黃疸，不黃何待；大下之水分循環不調節，腎絲球水分過濾率大減，溶血性膽紅素在腎小絲球不能過濾而栓塞，於是小便不利。

3-8-143 傷寒六七日。結胸熱實脈沈而緊。心下痛。按之石鞕者。大陷胸湯主之。

腹膜為調節電解質之重要處所，若是腹膜炎（peritonitis）瀉之將因脫水而死，故此條大謬，要治此類症當從柴胡桂薑湯配合消炎劑著手方是正策。

3-9-144 傷寒十餘日熱結在裏。復往來寒熱者。與大柴胡湯。但結胸無大熱者。此為水結在胸脅也。但頭微汗出者。大陷胸湯主之。

寒熱往來在此處看多因：一、膽道、膽囊感染有問題。二、腸道發酵，毒素滲入血液淋巴問題。

用大柴胡湯一通膽道利腸道自屬高手用法。無大熱，水在胸脅，大陷胸湯力太峻，故用過效果不良，當用木防己湯最佳（防己、生石膏、桂枝、人參）或控涎丹（藥力較猛峻）、十棗湯（胸中有水效果不及治腹中有水效果佳）。

3-10-145 太陽病。重發汗而復下之。不大便五六日。舌上燥而渴。日晡所小有潮熱。從心下至少腹鞕滿。而痛不可近者。大陷胸湯主之。

　　試想從心下至小腹鞕滿不可近者是何等病，如此緊急之 rebounding pain，又加舌苔乾燥無法大便，時有發熱（此病絕非重發汗而復下復瀉之），讀現代醫學者果早知其為標準型的腹膜炎也（typical peritonitis），且為急症者，用大陷胸湯瀉之非治病乃「謀殺」，此條大錯誤，實在張仲景之《傷寒論》在此處治療法大為失敗，為《傷寒論》之大敗筆，我人固不敢妄自菲薄先賢，但是事實如此亦無辦法，即非為腹膜炎而經大瀉之後之腸麻痺也斷無用大陷胸湯再瀉之理。

3-11-146 小結胸。病正在心下。按之則痛。脈浮滑者。小陷胸湯主之。

　　小陷胸湯方：黃連一兩　半夏半升洗　栝蔞實大者一枚

　　此條為慢性胃炎，黃連為中醫中的大藥，結果枉廢此處，因其含微鹼性，故能改善血中的酸度，肺氣腫（$CO_2 \uparrow\uparrow$），臉發紺紅，黃連可去酸性，故能去酸之 pH 值，自然能退充血，間接達消炎效果。一、半夏止嘔促進胃腸之蠕動；二、栝蔞實去痰涎而軟堅去硬。此二者合力，心下堅痛自然消除。

3-12-147 太陽病。二三日。不能臥但欲起。心下必結。脈微弱者。此本有寒分也。反下之。若利止。必作結胸。未止者。四日復下利。此作協熱利也。

　　心下結，然後不能臥，但欲起，蓋因胸中窒息，心下似有物頂住、梗住，俗謂透不過氣來，乃不得不坐起，此種情形並非真要心下有物，例如：心跳過速，因人之主觀感覺不同，有人稱奔豚，有人認為喉頭有物梗住，考其原因必為心肺有問題。心跳速、肺呼吸不足、喉頭痰液因缺氧或炎症大量分泌而堵塞，如此可知此必屬肋膜炎、心包膜炎、心肌內膜炎，致使心臟搏力不夠，如受抑制，脈乃呈微弱（中醫所稱的陽分大部分都屬於心搏力所產生的

結果），搏力不足就說是本有寒分，反下之乃用藥瀉下，瀉本有抑制心搏力，抑制肝之代謝力，剝奪營養等作用；於是心搏力↓，則更降低古人血液中蛋白成分，前已說過，與後人不同，血管滲透力特別較今人高故不易控制，下瀉之後，水分先略降而後反而大升就稱結胸矣，水既已積而不下乃稱利止；利若未止則水分雖積仍稍有出路，漸漸滲透而下，滲透過程靜脈充血則具熱感一如吾人連續大便瀉泄，漸漸有裡急後重，次數多而量不多則肛門附近靜脈充血，火辣辣地發燙之感，如此而利則稱為協熱利也，但須時久方為直腸靜脈充血，故曰四日後，時略久而已不必一定是四日也！

3-13-148 太陽病下之。其脈促。不結胸者。此為欲解也。脈浮者。必結胸。脈緊者。必咽痛。脈弦者。必兩脅拘急。脈細數者。頭痛未止。脈沈緊者。必欲嘔。脈沈滑者。協熱利。脈浮滑者。必下血。

　　本書以前已經談到以後將詳為論脈，在此之前大概也零星地談過一些脈之意義，但均是負面的為多，其意義是奉勸學醫者不必斤斤強調於脈，治病的意義是非常神聖嚴肅，不是江湖摸骨論命一摸就準也，不是歌星作秀隨便賣弄。論脈也不能以電子圖解來描述，蓋脈乃三度空間非兩度空間，如今論脈之條文已至，我人當解為正面的積極性來申論之。脈之候得能真正知道病必須色脈合參，古聖已有明訓，並非單憑脈就可以，換句話說乃是有多少學問就有多少脈，若根據心臟搏動理論及血液動力學來說，則古時候脈較現在為準，何也？蓋古時候營養不良血液成分稀薄血管動力條件敏感，候脈較準，現代人營養很好，生活條件緊張，神經質、緊張多、血管動力水分調節情形少，故較不準，可以不言而喻也，如今假令此條是以心臟搏動水分調節條件來論脈，我們可知如下：

一、「下之。其脈促」：可見鉀離子因下而下降，呈低血鉀（K^+↓），則心臟傳導力↓，胸腔中若無其他炎症或是使滲透壓改變，血管中淋巴管中液體外溢之條件，可以自然恢復，此為要解。

二、「脈浮者。必結胸」：下之水分去除，體液大為改變，脈當促，今脈不促則必然胸中有其他條件致使鉀↓之情況不明顯，此條件為心臟搏快，且胸腔中漸漸呈緊張狀態，可能為血管中、淋巴中體液漸漸外溢，但尚未至滿溢到使搏量↓的程度。蓋脈既緊張吾人在開宗明義第一章已經講過脈必浮，既是緊張必有問題（lesion），可能為積水之前兆，可能已經積水，症象尚未明顯，必結胸之說法無可厚非。

三、「脈緊者。必咽痛」：脈浮是緊張，脈緊急乃更緊張，就一般論，既緊且急則必腎上腺素應付上達之能力不夠，鉀經瀉而低落，鉀為平滑肌能收縮自如之必要成分，既如此 $K^+\downarrow$、epinephrine↓，喉頭肌肉因瀉而緊張而充血，因 $K^+\downarrow$、epinephrine↓，不達而鬆弛下拉，咽喉既腫又下墜焉得不痛。

四、「脈弦者。必兩脅拘急」：脈之帶硬起落不寬，心臟搏力已有阻礙，神經呈緊張自是早已有之，或溢水積於兩脅或淋巴腺因液滯留腫脹於膈下，兩脅因之而拘急，故稱其為已結胸亦未始不可。

五、「脈細數者。頭痛未止」：脈細數心搏力微細，血之上達、氧傳遞不夠，頭乃空痛，若本已感染而痛，則當連續而痛。

六、「脈沉緊者。必欲嘔」：液體（水分）之積於胸腔離心肺近則心搏力未受抑制前必先緊張，故脈因心跳速而速，稱浮，嗣後水分大增影響其搏動，則脈微小、心臟衰弱，呈休克前奏則脈微細、短促而速此乃臨命前頃也，若離心搏動區遠處積水，心臟推動力搏出而反饋之回阻，根據流體力學，有反饋回阻則成逆時鐘之渦流（凡讀理工電磁學向量論之旋度、散度、梯度者必知之）流向必沉或脈沉，血管渦流積多，欲再搏出克服此困難，脈管收縮必須加強略呈沉緊，遠區積水當然是腹腔中的胃，胃滿收縮反射則嘔吐，蓋 G—I 亦擴張也。

七、「脈沉滑者。協熱利」：水積遠區，離心臟遠脈必沉，積於胃則嘔，積於再遠區是腸分泌多而積水，滲透壓更外溢，配合上條理由則沉而滑，所以滑而不緊者離之更遠，影響小為協熱利。

八、「脈浮滑者。必下血」：浮滑之脈是相當順利之脈，是否下血要視當時腸內有無痔瘡憩室等而定，按候脈如此乃知其機，要用脈象配症候而處方自是高手百發百中而不誤，否則從事強記毫無理致可循，則必記不住，若強記得住則必不能圓滿思考，欲以之治病不亦難乎，此徒單論體液對脈而已，其他尚有神經、血管、分歧流量、情緒、渦流等之條件，均須一一配合，只能自己憑經驗悉心體會，真正要講未始不可以，當以後案書專論之。

3-14-149 病在陽。應以汗解之反以冷水潠之。若灌之。其熱被却不得去彌更益煩。肉上粟起。意欲得水。反不渴者。服文蛤散。若不差者。與五苓散。

文蛤散方：文蛤五兩

上一味為散，以沸湯和一方寸匕服，湯用五合。

病在陽意即一般性外感（陽為在外、為熱）應以汗解之此本是生理自然現象。即使不用表藥發汗，凡發燒之後必然出汗略為紓解熱度，所以發高燒尤其在小孩所用冰枕者，因發燒太高恐其大腦受損，此為控制於一時之不得已之辦法，發燒其人身重體痛者，體內 O_2 代謝高，CO_2 ↑↑，代謝產物↑↑，葡萄糖（glucose）消耗掉乳酸（lactic acid）↑↑ 及 H_2O ↑積聚，以前常常說之又說不必多贅，體工自然救濟之法則為出汗，增加排泄代謝產物。今發燒而潠以冷水或灌以冷水，本可將出汗而擴張之表皮末稍血管因冷而突然收縮，出汗立刻受抑制。熱無法由汗得疏泄，故使其熱被卻不得去，熱既不能發泄，因病發燒代謝繼續升高，當然彌更益煩，全身起雞皮疙瘩。意欲得水，並非口乾，乃口內唾液之分泌本來受胃液分泌及下視丘水分中樞之調節，今因水分內溢，汗不能出而失常，下視丘發熱中樞被冷水抑而受抑制，故唾液分泌降低，口乾欲嗽水，不想咽水者乃體中水分本受冷水之抑制，要出而無出處，水分本多，胃中滿溢，自然不想咽下，此亦即以前五苓散條的意思相合，水分不調節，服文蛤散為溫和利水劑，口渴可解，若不解再用較力宏之五苓散。

3-15-150 寒實結胸。無熱證者。與三物白散。

> 白散方：桔梗三分　巴豆一分去皮心　貝母一分
> 上三味為散，內巴豆，更於臼中杵之，以白飲和服，強人半錢匕，羸者減之，病在膈上必吐，在膈下必利，不利進熱粥一杯，利過不止，進冷粥一杯，身熱皮粟不解，欲引衣自覆，若以水潠之洗之，益令熱劫不得出，當汗而不汗則煩，假令汗已出，腹中痛，與芍藥三兩如上法。

中醫談病開口便是表裡陰陽寒熱虛實，何以致病則說是外受六淫、內感七情，說法當然非常抽象含混，甚而一併連發病感染的病原體都不懂，如細菌、原蟲、立克次體乃至濾過性病毒統統不知；當時科學不發達原不可厚非，以此條例教學說法，便於學習，比之一般原始醫學不知要高明萬倍。如今各種病原體都已經為科學醫學所克服，其所以尚不能全然奏功者乃是諸免疫體蛋白結構，細胞內在環境，生理與病理互變的條件，以及癌細胞之形成等情形，遠較一般致病的病原體研究要複雜。因為人體的變化，無法全部澈底瞭解之前，實在難以處理；寒熱陰陽表裡虛實，雖然令人好笑，但是其中寒熱二字還有些用處，蓋寒熱之所稱乃是病人主觀的感受，吾輩醫者只注意何以致病，X光的變化……等，對病人主觀的感受頗為忽略，這是不對的，因為主觀的感受至少給我們對 mechanism 有所啟發，故亦並非全然無用。

所謂「寒」在發炎初期是如此，一旦發炎充血又變成「熱」了，充血之後開始鬱血，血行呆滯又變成「寒」，寒熱之道常常變化互異，雖不是做為深確之證據，但循其變化可以得到間接或直接的體內變化，不少啟示及啟發實在是現代醫界努力追求的目標，一般醫界泰斗耆宿無不致力於此 "The linkage and relationship of disease and symptom with the construction and the mechanism of the diseases." 已經成全世界治醫者一致的口號。

我們現在來觀所謂寒實結胸，結胸本為炎症的炎性滲透物或某胸中組織發炎浮腫，或橫膈膜上下附近產生炎腫或瘤腫而形成，在發炎激烈時會充血，

炎性細胞如白血球等充斥其間，病人也發熱，可稱為熱實結胸，一旦急性期過後，變成慢性 blood congestion → blood stasis，所謂由充血而鬱血，血流遲緩，代謝減退，則病人又感冷而呈寒性；寒熱之變雖可以隨時不同，但順其不同，吾人可得許多情報，因而可知一切病理變化；若以動物試驗，動物無法告知，反應如許條件，且體質與吾人大不相同，或竟不盡相同，失卻如此機會頗為可惜，徒在統計上花功夫，顧此失彼，捨近而就遠也。

寒實結胸，胸中有水分，但病人無熱象，無論在主觀及客觀方面都感覺冷，不興奮的現象。今要去其水，可用白散。吾人當知在熱實結胸等可以用抗生劑以消炎症，有時效果較中藥為優，但此後一步，吾人即無法解決矣！捨動手術之外別他途，即將水引流（drainage），此法或有時引流不出，其原因甚多，舉一例來說，若已漸漸纖維化（fibrosis），引流即成問題，即使如溶纖維劑（streptokinase）有時亦未必一定有效，且效果之確定點僅集中一處，如讀中國醫學其藥效之用可旁及他處，故各有利弊。若先某處成壞疽，吾人即除切除或用擴創術之外，別無他法。病人患處成寒象，所謂 cold abscess 者，吾人更束手無策，愈創則愈大，若用漢藥可恢復其血流使之重生，是他山之石可以攻錯，今偏置之而不用，非常可惜，而病人更是求投無門，一定要待外國，尤其美國有法子，再從而習之，可慨之至！

今用白散，用處較以前已經狹小不少，或摒而不用矣，然其精神吾人是可效法再能移作他用。《傷寒論》上之方在本病可以使用的愈來愈狹，在移作慢性病用，則別有增多的趨勢；如此且看白散之成分，而其成分之設並非如藥物學生藥學全部照抄即可濟事，更複雜者於新式藥物學所述可講，在實用治病上絕少效果。老式藥物書本的定義浮濫，幾乎每一種藥的用途都很廣，更且大都相同。吾人當知此種現象並非該藥物單物有此現象，蓋均是配合他藥而來，由其配伍及從研究醫案各方之後，並加以臨床經驗方能得其真相，將使學者有實用之效，故寧缺毋濫也！

白散內桔梗是溶血劑，可以祛痰，凡黏性帶纖維之痰常不易出，桔梗能使之利落也。

貝母為鎮靜劑，此都用為止咳治嗽之劑；今即成胸腔之積自然去之。

巴豆為猛劑，使腸壁充血大量分泌黏液，劇烈蠕動而致瀉。是脊髓強烈興奮性之阻斷劑，用之使腸胃突然收縮，故在膈上則吐，在腸則猛瀉；大黃因瀉而退充血故稱用之於「瀉熱」。巴豆反使充血，故云用之以「瀉寒」，因能使脊髓阻斷故為猛烈之止痛劑，用於癌症之止痛，以及痛類之發作均有效，但藥力峻猛副作用多，醫者不敢用，更不敢處方，迭遭非議，以致如此良藥漸漸廢棄矣！

又如生胰臟癌，其痛之劇幾乎任何藥都無法止痛，如用巴豆、乾漆、牛黃以抗痛，則病人即使臨死之前亦可不痛，漢藥之奇妙非在實驗室動物實驗，更非在抽取某種有效成分，端在臨床試驗之紀錄，從其紀錄悉心體會為何如此變化以致於此，其人須敏捷，思考須深入耳。

病例一：老婦人來治主訴全身痠痛，頭重口乾，蓋氣壓低、濕度高時，代謝低，眼屎多，此乃水分↑、代謝↓，老年醣分利用已差，但尚未至糖尿病如此而已。用六味地黃湯加五苓散及三黃丸應手而愈。

病例二：新竹某老師，因糖尿病而雙足劇痛，臥床已有半年，有時略能勉強扶持就床邊取物，其痛如刀割，曾企圖自殺兩次，因用竹葉石膏湯加附子、吳茱萸、木瓜、牛七、羚羊，四劑立愈。

白散今已知其成分，切實之用法（非一般藥物上及古書上之浮濫用法），可以用治肺癌（lung cancer）有時亦頗效，決捨之途視情形而定，全仗醫生高明耳！

又巴豆之物遇冷粥即止，遇熱飲更瀉，此不可不知（故此條即特錄用法，平時用法都省略也）。

3-16-151 太陽與少陽併病。頭項強痛。或眩冒。時如結胸。心下痞鞕者。當刺大椎第一間。肺俞。肝俞。慎不可發汗。發汗則譫語。脈弦五六日譫語不止。當刺期門。

此條乃暗示上條之揭示而來，凡太陽病都為血管水分（體液）之影響，而少陽病多為神經之影響。

此人病在脊髓之反射障礙或異常故此病具輕度之神經症狀，凡神經症狀則來去反應相當快，或可能少有積水在胃，亦能產生輕微神經症狀，故云時而眩冒。刺大椎、肺俞、肝俞者乃刺激脊髓神經，以刺激為手段以達鎮靜之目的。抗利尿激素（antidiuretic hormone, ADH）↑亦有此象，而刺大椎、肺俞以鎮抑之使 ADH↓。

發汗乃刺激 ADH↑，反使自律神經大為興奮，腦中因而 ADH↑，興奮腸胃又有積水、積滯，乃大發譫語（昔人對滲透壓特別敏感與今人異也，已說之又說矣）。

按生化而言，substance P 在腦內、脊髓、大腸內的含量均極豐富，此物乃神經荷爾蒙（neurohormone）對神經之安定具極大作用，可惜如今尚未研究透澈，此三處似乎各自為政，無連絡感，但是我人在中醫中或在《傷寒論》見關連之處多矣，何以相互作用而關連者，惟有病使之然，而《傷寒論》之用藥，治療針對此方面者頗多，假令細心體會，必有心得也。

發汗自主神經系統（autonomic nervous system, ANS）↑使腸胃中 substance P 有變化 → 脊髓 → 大腦 → 譫語，此時不服藥刺期門鎮靜之。

病例：老人 60 餘歲，大腸癌經開刀割治後又復發，痛如同刀割，在床上翻滾，醫院先用脊髓阻斷劑以止痛，迭以用之，再用不靈，此時用任何強烈阻斷劑均不效，此為多肽（polypeptide）及神經荷爾蒙、緩激肽（bradykinin）、前列腺素（prostaglandin）等致痛物質經阻斷而暫時止痛；彼等不知而一直用之，則積之愈多一發而不可收拾，當趁在阻斷之當口，爭取時間用藥清理該等產物則自然無此現象矣。乃先用斑蝥以阻斷後加清理之劑去其 pain accumulation 之成分，果然痛止，雖然病人以後死亡然較不感痛苦也稱一件功德。

3-17-152 婦人中風。發熱惡寒。經水適來。得之七八日。熱除而脈遲身涼。胸脇下滿。如結胸狀。讝語者。此為熱入血室也。當刺期門。隨其實而取之。

婦人經水適來時，雌激素（estrogen）大為增加。

Estrogen 可使：

一、鈉 Na^+ 滯留（hormone 變化之故）。
二、鈉 Na^+ 滯留可使小血管收縮乃致水分滯留。
三、水分滯留可使過敏病大發，一般素有皮膚病、香港腳等小病者，乃大發作也。
四、荷爾蒙調節稍失其常，諸如因氣候、情緒，甚則發熱感冒，心理大不平穩。
五、ADH ↑↑，故熱↑則應變力（stress）↑。
六、若用抗生素則過敏更甚，多具副作用。

大腦的自泌素（autacoid）→影響脊髓之自泌素→腹脹脅滿如結胸狀（spinal cord tension），ADH ↑↑，腦中水分 ↑↑，呈水腫（edema），故精神惚恍讝語，刺期門以鎮靜。

治方可用：一、用小柴胡湯加桂枝茯苓丸（蓋通經即可以調節水分）。二、只單用當歸芍藥散（來勢較輕調理即可）。三、柴胡桂枝龍牡湯下水劑（勢猛者）。

3-18-153 婦人中風七八日。續得寒熱。發作有時。經水適斷者。此為熱入血室。其血必結。故使如瘧狀。發作有時。小柴胡湯主之。

此條與上條幾乎相同，熱入血室其血必結，讓考古者去研究，此處不談，如瘧狀發作有時續得寒熱者為：一、水分因經來而滯留過多；二、腸胃道過敏；三、肺活量不夠。

小柴胡湯固然有效，針對上列之理由處方，更為有效。凡識得病則必然有藥，即使無藥亦可應病之條件而設計藥方。醫學之遠遜於理工，醫師之頭

腦遠不及工程師之表現靈活者，蓋先不知病理，病之機轉，一味要想速成得知是否有何偏方秘藥，即使用藥而效，亦不知因何而效，因何而不效，西醫如此中醫更為如此。某藥對某病有效，此病是否真正是某病，懵然不知，隨便亂用以求幸中，夫幸中者大不祥也，大禍將至禍不旋踵。今者吾人自尊心早已面目掃地，徒一味欣賞日本漢藥。云日本醫生如何了得，進步如何指為吾人所不及，實在也太過分矣。蓋日本人之用方的確有其實事求是，求實證的長處，但其治漢醫亦僅在藥上做功夫，某方對某病有效，說不上理由，當然陰陰陽陽的理由，本不成理由，亦不願意說，只求實證，於是據此治療經驗，治驗醫案，其治病也使用一方，抵死也不敢加減，原方照服，少則三、四個月，多則一年、二年方始見愈，對醫方面則用現代醫的病名，不敢而亦不能用現代病的病理，此所以始終停留在賣藥階段，無所啟發也。其實現代醫學對藥物之試驗也是如此，如果如此便認為滿意則學術將無法進步。

　　現代醫學方面有很多不能治愈之病，不能解釋之現象，在中國醫學中，間接的、直接的有解答者不少，且更有絕妙的治療法，而所以無法使人信服瞭解者，乃是陰陰陽陽的術語無法做突破性的解釋，藥物之能治療無法做突破性的過程的確定，於治療無法推理和設計。

　　此種條件在現代醫學較深奧的研究書籍中多有提記，但也僅提記而已一筆帶過，蓋無實用價值也。

　　如對中醫學有極深切之認識，對古人例方有深切之瞭解，當可得無上真諦，用藥可以治極難之病，說理可轉為設計而創絕妙之方，要達到如此境界，《傷寒論》各種變化之瞭解當為訓練的初步啟蒙方法，故此書之重要性在此；設果真如此，則其實力之強，設計及運用之靈活非但相等於理工學院當更勝過理工學院矣。

　　治病處方當然一二方即見效，二方後隨症而變化，焉有一服幾十帖或至幾個月至幾年哉。否則西醫當大笑數年數月之後病人本不須服藥亦可自愈矣，要藥何為！

3-19-154 婦人傷寒發熱。經水適來。晝日明了。暮則譫語。如見鬼狀者此為熱入血室。無犯胃氣及上二焦。必自愈。

　　婦人發熱，經水適來之情況及機轉前數條已述之盡詳。吾人固知肝機能最高時大約在上午十一點至十二點左右，最低在傍晚六時至七時左右；腎臟機能於早上八時至下午一時為最高，最低是半夜至天將黎明時半夜一二點至三四點。

　　晚上興奮者 → 肝功能 ↑↑，體胖者多。早上興奮者 → 腎上腺素 ↑↑，瘦者較多。

　　大腦之機能隨肝之釋醣、製造蛋白、腎之分泌腎上腺素穩定血壓而定。

　　經水適來，鈉 Na^+ 滯留，腦底略呈極細微之浮腫，水分積貯，復肝在此時機能差，醣及氧之供應低，腎上腺（renal adrenal gland）機能亦漸衰落；肝之機能差，解毒力亦低，故低血氧（hypoxemia）及低血糖（hypoglycemia），有時會有譫語現象；解毒機能低，G—I 之代謝毒素侵襲，腸胃有積滯者，傍晚亦有譫語，不藥自然可愈。

3-20-155 傷寒六七日發熱微惡寒。支節煩疼。微嘔。心下支結。外證未去者。柴胡桂枝湯主之。

　　柴胡桂枝湯方：桂枝去皮一兩半　人參一兩半　半夏二合半洗
　　大棗六枚劈　柴胡四兩　黃芩一兩半　甘草一兩炙　芍藥一兩半
　　生薑一兩半切

　　發熱微惡寒者，中樞自律神經興奮也（因受感染），微要嘔者自律神經興奮之結果。支節煩疼者自律神經之交感神經興奮復加感染，末梢血管收縮也。凡人生病，體內病灶在體能及心因方面都造成 stress。而 stress 即所謂緊急及興奮。此種情形在病灶尚未確定 localization 之前，如盲腸炎、腹膜炎等症未完全明顯，病人血管收縮、神經緊張。而桂枝舒張末梢血管即所以舒緩中樞神經。柴胡鎮靜中樞神經即所以舒緩末梢血管的緊張，互相反饋幫助，

如此則 stress ↓↓，血管穩定則可能不一定要自 local disease 方面發展；凡一般鎮靜神經末梢血管法對一般病多均有效。

人體之抗力，病初起時為全面一貫性，局部化後乃呈獨立抗力，組織本身力感不逮矣，心下支結即屬此現象。而柴胡桂枝湯正為此而設，若明其理可設計較柴胡、桂枝更優良之方。

3-21-156 傷寒五六日。已發汗而復下之。胸脅滿微結，小便不利。渴而不嘔。但頭汗出。往來寒熱。心煩者。此為未解也。柴胡桂枝乾薑湯主之。

　　柴胡桂枝乾薑湯方：柴胡半斤　桂枝三兩去皮　乾薑二兩　栝蔞根四兩　黃芩三兩　牡蠣二兩熬　甘草二兩炙

胸脅滿，小便不利，渴而不嘔但頭汗出，此病在胸腔的心肺；肺中的氣泡對於使人體過敏的組織胺（histamine），能將其破壞而代謝之，故提高肺活量能使組織胺消失，且皮下血管不致因組織胺而擴張形成所謂之過敏。

古人謂肺主皮毛者，乃皮膚過敏之症用清肺的藥可以清除而全愈；其發現雖早，而明理甚晚，到現在方得確切的證實。

又謂肺經行水，蓋肺之代謝更能使腎臟中的血管收縮素（angiotensin）I → angiotensin II（此為真正使腎上腺素產生高血壓 [hypertension] 之物），血壓既高腎之排泄量因腎小球血管收縮而無形中降低，代謝副產物及尿，因過濾不良而不行，故與其見直接之腎功能低下不能行水，何如見到間接的肺組織不能破壞 angiotensin II；故肺主行水也，確實地說，血管之收縮是表面上腎上腺素主其事，實則上以肺細胞破壞 angiotensin II 而行其事，可見古人設想之精妙固不能妄自菲薄也！

肺膨脹不全，肺機能不全，肺泡不能行水，指肺性高血壓（hypertension），故以麻附五皮飲促進之，在老年人肺中剩餘氣體（residual air）積聚多，其 ventilation 換 O_2 ↓↓，使肺壓大高 → 心肥大 → 腎血流 ↓↓→ 腎元壞死，此為一般自然衰老之現象。海洋動物，如魚類用鰓呼吸，鰓之構造遠較肺簡單而

有效，其皮膚隨時交換水分可作腎之應用，加以在海內有海水相隔，virus、bacteria、立克次體的傳染困難，或全然無法傳染；更因受精只須如放尿似般隨放隨走，不須如陸上動物須藉性交媾（intercourse），其對性不須追求，也無「發情」之苦惱，更無腎虧之虞，故其壽命遠較陸上動物為長，一條魚活上個五百年亦不稱為奇，其所以死亡者大都被吃、被捕殺，死於非命也！故知肺腎相關血管最易出毛病，人之真正老死亦惟此二臟起帶頭作用而已。

　　人體殺菌之機能當全恃細胞內產生之雙氧水（H_2O_2），平時與碘（iodine）結合 → 殺菌。

　　碘又與甲狀腺之作用（thyroid function）代謝相關；中藥所用之碘劑，海藻、昆布、牡蠣等，並非純碘乃是 K^+-I^--Ca^{2+}-Mg^{2+} 等的綜合劑，用之使能脫鈣使滲透壓改變，促進肺功能改善也，體內滲透壓改變端視 membrane（肋膜 [pleura]、腹膜 [peritoneum]）之調節，柴胡桂枝薑湯之功效在此。

　　牡蠣、甘草（一為碘、一為鈉），桂枝乾薑（一為擴張末梢血管、一為作用中樞血管推動），栝蔞根、黃芩（鎮靜、消炎、消腫去多餘之分泌）、柴胡（對大腦皮質之鎮靜），諸凡肋膜炎、腹膜炎均可用此方是可以推斷，而且經過試用也是當然如此。

　　病例：某婦人服鎮靜劑已近十年，無法脫離之。精神日益恍惚，神昏顛倒，痛苦至極。求治之餘，因思此必久經抑制而肝經鬱結充血也。用柴胡桂薑湯大劑，病瘥大半；再診仍用原方加活血鎮靜劑，使肝鬱血血流散向腹膜而吸收也。再二劑霍然而愈，其永不敢再用鎮靜劑矣！

3-22-157 傷寒五六日。頭汗出。微惡寒。手足冷心下滿。口不欲食。大便鞕。脈沉細者。此為陽微結。必有表復有裏也。脈沉亦在裏也。汗出為陽微。假令純陰結。不得復有外證。悉入在裏。此為半在裏半在外也。脈雖沈緊。不得為少陰病。所以然者。陰不得有汗。今頭汗出。故知非少陰也，可與小柴胡湯。設不了了者。得屎而解。

用老式的陰陽表裡半表半裡，實不易解且含混不清，如果一定必須如此，其則學者必非常費力，不如直接由生理病理機轉解直截了當。

不理陽微結、微惡寒、頭汗、手足冷、大便鞕，其所處之狀況，吾人於諸前條常見畏冷、頭汗、微惡寒，都是發熱緊張之反應，大便鞕是便留於大腸時久，水分吸收多而越乾的現象；心臟搏力↓必為末梢血管收縮、手足冷、微惡寒。使血液重心略偏向中樞以為救濟，頭汗是大便鞕的反應，大便鞕薦骨神經與頭部腦神經同為副交感神經，若受激變，副交感神經可刺激汗腺使人出汗。心搏力↓脈當然沉，若心搏力↓而轉趨衰弱，則脈多沉微，若心搏力雖略降，而神經傳遞力變動，由於血管的血液由末梢向中樞集中之逆向，且末梢離中樞遠，其刺激當為緊，脈既沉而緊，惟沉而微用小柴胡湯而緩解之足矣，自不必用附子，但是假如小柴胡湯再加附子又怎麼樣？也不怎麼樣！除非亂用，用量很多，否則略用一二錢，非但無傷大雅，效果也將更好些。

蓋脈沉緊本來亦可用附子，一定更說陽微結、陰結、半表半裡、少陰症、陰無汗、額汗出、汗又怎樣出法、熱汗冷汗，等等學者如墜五里霧中，聽者亦將搖頭嘆息，治中醫之難，難於上青天矣！「不了了者得屎而解」，經過上面的解說，不解之當自喻！

3-23-158 傷寒五六日。嘔而發熱者。柴胡湯證具。而以他藥下之。柴胡證仍在者。復與柴胡湯。此雖已下之。不為逆。必蒸蒸而振。却發熱汗出而解。若心下滿而鞕痛者。此為結胸也大陷胸湯主之。但滿而不痛者。此為痞。柴胡不中與之。宜半夏瀉心湯。

半夏瀉心湯方：半夏半升洗　黃芩　乾薑　人參　甘草炙各三兩
黃連一兩　大棗十二枚劈

凡病之治愈當順其生理條件，譬胃已收縮胃壓升高，人必非常難過，則當促其嘔，嘔出胃舒，若胃擴張，則知擴張後必收縮當防其嘔。

瀉下亦有好處：

一、通大便即所以通小便（但通小便不能通大便）。

二、可以一過性降壓（血壓降一過性↓）。

三、增進肝之解毒作用（蓋使肝之負擔減輕）。

四、調節血管舒收之間而得以改善。例如：可以有時通經（不用大黃等藥，當用血藥）。

五、間接鎮靜神經，如以麻子仁丸治療失眠頗為絕倒，薦尾閭神經↑→副交感神經↑→睡覺。

六、凡結腸脹滿能令人腦神經受抑制，故生產前，或當初產後因結腸受壓→產婦必大睡。

七、有時經常天旋地轉，腦血管水分多可經瀉而調節血管即愈。

　　瀉雖然有如此效果，但要用之得當非高手不可，其訣竅要在於恰到好處，用之輕則不瀉腹大痛，用之重則大瀉則脫水而緊張度大大升高，本書中述之多矣。若用瀉而神經之因瀉而緊張已起，但不高爾，當然還不至於脫水等惡劣的程度，則可用小柴胡湯之鎮靜法，鎮靜過程講得太多了，就此而解。

　　若因瀉而心下鞕痛者，不過因瀉而胃神經緊張，大肆收縮心下結鞕而痛，用安撫胃腸退充血之藥即可，不必大陷胸湯亦不是什麼結胸，但滿而不痛者，不過是胃神經、胃肌肉之收縮較輕而已，謂之痞，用半夏瀉心湯，此方極佳，管他痞與結胸一概可用，又何必死鑽故書。此方之組成乃是：

　　黃芩：鎮靜而退充血。黃連：鎮靜之力略遜黃芩，消炎抗生退充血之力大過黃芩。

　　此二味同用胃已得益匪淺，猶患其黏膜（mucosa）充血不能退再用乾薑（興奮血管運動神經），擴張小血管以便清理更幫助退充血，若以舊法論之，芩連是寒藥，乾薑是熱藥，兩者同用一冷一熱似乎是亂用，但依老派論，張仲景是醫聖那這怎麼辦呢？說是謂反佐，張仲景聖人也不妨寒熱同用，又何必批評他人亂用藥呢？

半夏：止嘔配乾薑以使胃之動力大增，再配人參、大棗、甘草，助其藥力，平其瀉後之刺激或者以老派說法，補其因下而致虛之虛，因使收縮力增加也。

3-24-159 太陽少陽併病。而反下之。成結胸。心下鞕。下利不止。水漿不下。其人心煩。

3-25-160 脈浮而緊。而復下之。緊反入裏。則作痞。按之自濡。但氣痞耳。

《傷寒論》論病常幾條集中一併出現，少則三四條，多則五六條，甚則十多條，吾人已歷見不鮮，此兩條若已見 3-23-158 條，乃可作一併解，不過下之後的反應，略為反應重和輕而已，別無他意，結胸為重，痞為輕，究竟如何不過是症狀，無法定其真正病變。

3-26-161 太陽中風。下利嘔逆。表解者。乃可攻之。其人漐漐汗出。發作有時。頭痛。心下痞鞕滿引脅下痛。乾嘔短氣。汗出不惡寒者。此表解裏未和也。十棗湯主之。

十棗湯方：芫花熬　甘遂　大戟

上三味等分，各別擣為散，以水一升半，先煮大棗肥者十枚，取八合，去滓，內藥末，強人服一錢匕，羸人服半錢，溫服之，平旦服，若下少，病不除者，明日更服，加半錢，得快下利後，糜粥自養。

當時人體質已異於今，尤其血管血漿之滲透壓極敏感，已言之再言，故張仲景對表不罷不可下再三告誡，現今或即使近代，情況已經大變，正可不必如此拘泥。真正汗下之後發生之病，雖然多半由於體液不勻，流量不良而來，實則其人本來有病感冒觸發，用藥再變本加厲者也有之，完全責備醫生攻汗之過，這是不公平的。如此條其人漐漐汗出，發作有時頭痛心下痞滿，

149

引脅下痛，乾嘔短氣，顯然是肋膜積水，胸腔有壓力，方顯此種症象，汗出不惡寒與惡寒，不過是代謝旺盛與否的問題，一定要講表裡，表不解裡不和，似乎牽強，又何必將一單純可處之事，講得光怪陸離使人不懂，古人不知病理情有可諒，今人硬要如此，我人正不知其是何居心，一定要使人不懂中醫而使之全部垮台為目的，我想必無如此狂人，特見仁見智各有不同耳，今來分析之。

一、心下痞鞕痛：此為輕則「中濕」重則「積水」，於是代謝受抑制，副產物排出不及，當用興奮代謝劑及去水利濕劑，治療方式五苓散四逆湯為主，對甲狀腺藥及副甲狀腺為輔，即可完全改善。

二、十棗湯為瀉水峻劑除腹水有效胸水未必有效，治慢性腹水有效，至如包膜型如卵巢囊腫外有 cyst 者，非但無效，且可更為脹滿，蓋瀉水劑乃改變滲透壓者，其有包膜則滲透液反向包膜內溢入效果極劣。

三、瀉腹水之條件：

（一）血漿蛋白必須 2.5 g/dL 以上，否則在 2.5 g/dL 以下，即用瀉藥任何峻劑均無效，蓋蛋白低下滲透壓無法建立，妄用瀉劑反使循環壓 hydrostatic pressure 升高，水反愈加脹滿。

（二）去水只能去其大半而止，最多只能去其三分之二，其後當研究何以致水的原因，速行根本治療之道，徒恃瀉水促其死而已。

十棗湯之組成為甘遂大戟芫花均為利水峻劑且有毒，為瑞香科植物其中尤其甘遂之力極為峻猛當慎用之。十棗者以其用此藥時大棗之數須多用、重用也，名為十棗湯雖為瀉水實在是以大棗為主，利水藥反為副也，張仲景名之曰十棗湯明明示以大棗為君藥最是重要，大棗在末梢小血管及血小板具有重大補益，故血小板無力症大棗為相當好的治愈劑，常與其他藥配伍治療血小板無力症、白血病多矣。芫花、大戟、甘遂瀉水之峻猛後，若無大量大棗輔助其監制其血管張力、血液中紅血球、血小板醣分之利用，則病人必將虛脫，後醫不知反倒因為果，反客為主矣！此種水分都來自小血管之阻塞而溢出，要打通此種血管一般 hetero saccharide 極為重要。大棗即其一也。

芫花、大戟、甘遂之使用最好用粉劑，煎劑不易控制反易敗事，胸腔水用吸收法大棗宜重用，腹腔水多用排出法大棗也宜重用，大凡該藥用途很廣為多目的、多方面的，不若西醫用之單純也，故西醫可靠藥，中醫乃真正靠人——即醫生處理之功夫，今之觀念反而相反，實可慨也！

例如：癌症有人說用中藥不錯，也有人說中藥根本無效，乃全然不知癌之真相，其理不明而用藥，我未見其可也；其實癌症生於40至50歲之間的病人散播極快致命也快，若在60至70歲以上之患者，雖然散播但進行較慢，因人之老年條件有許多特點：

一、人體30歲以後腎元退化已經開始，到了老年身體水分漸漸不能調節且漸漸減少，水分為傳遞營養當然亦是傳播癌細胞毒素之必具條件。

二、老年人因漸漸脫水，細胞與細胞間之空間間隔漸漸縮小。

三、老年人之結腸收水能力太差，故太鹹、太甜之食物，即如牛奶亦可使之腹瀉或間有脫水。

癌症於老年人身上，因血管壁脫水硬化有鈣之沉澱，細胞間質擠得很緊血行又慢，癌細胞之滲透、穿蝕、蔓延、轉移均相當困難，而且神經老化亦較遲鈍，故老年人的癌痛苦現象較少，如此則用中藥幫助很多，其實癌為身體退化之前奏，亦為過敏或抗體極降低之產物，若抑制細胞膜之過敏非但能改善癌症，更能治療抗原抗體不足的過敏。

一、人體腸胃道最易生過敏 → 自律神經興奮 → 失眠 → 發燒或皮膚病大發。

二、珠黃散、珍珠牛黃 → 有機鈣及卵磷質（phospholipid）能使細胞膜外之卵磷脂穩定，則細胞中各種神經荷爾蒙，尤其是組織胺不易溢出，故治過敏可用珠黃散。

三、過敏乃是細胞膜上的鈣及卵磷脂起變化，其原因乃為醣及蛋白基有變化 CHO—protein base 之鍵結（bond），故改善鍵結的方法，使腎上腺素與正腎上腺素 ↑↑ 則 Ca^{2+} 與血糖 ↑↑；中藥可用麻黃桂枝（刺激腎上腺素 ↑↑）或麻二桂一等湯，但此類方不好用，醫者之功夫要一等高手，故為求穩健計可用荊芥加六味地黃湯。

四、破壞組織胺不止一途，可藉肺泡清除作用治療之，五皮飲、麻杏甘石湯均可使用。

由此乃知病之不愈並非一定為藥之關係，硬說無靈丹妙藥，或說本病無特效藥者對病之機轉，病之涵理用功不深耳！西醫恐怕無藥就無法治之，中醫則有是病即可設計有是藥、一代高手及普通庸才相差幾有天壤之別，所謂秘方，亦不過普通中藥方而已，特須知其用法方稱上乘，既稱上乘，病「千變萬化」處方「萬變千化」則秘方何為！

3-27-162 太陽病。醫發汗遂發熱惡寒。因復下之。心下痞。表裏俱虛陰陽氣並竭。無陽則陰獨。復加燒鍼。因胸煩。面色青黃。膚瞤者難治。今色微黃。手足溫者。易癒。

此條「太陽病……無陽則陰獨」乃《傷寒論》大發宏論之處，吾人無法解釋愈解釋愈煩，且亦不必解釋當從事實處論說，實事求事也。

發汗，再下，心下痞硬，再加燒針，胸煩，面色青黃汗下燒針，本有發燒連續刺激長期緊張（tension）→ 血管因而收縮，皮下末梢收縮更甚 → 紅血球因而溶血，小血管乃出血栓 → 面色因血管收縮而青，因血球破壞膽紅素橫溢而黃，病人被整得冤枉鬼號之餘，緊張極致血紅素低落，而氧量須紅血球之血紅素運送，今神經緊張復加氧量↓（因神經緊張紅血球負氧量因血紅素不夠而不足，且膽紅素抑制心動神經成 bradycardia）胸口焉能不悶，皮膚瞤動。病之來源非止一端當然難治，若單是面微黃，手足尚溫證明心臟血管條件尚可（即中醫說的尚有細微陽氣存在），尚有復原之機也。

3-28-163 心下痞。按之濡。其脈關上浮者。大黃黃連瀉心湯主之。

　　大黃黃連瀉心湯方：大黃二兩　黃連一兩

　　上二味，以麻沸湯二升漬之，須臾，絞去滓，分溫再服。

　　嘗云「胃不和則眠不安」，眠不安是自律神經、腦部神經過度興奮問題與胃之關係其實非常密切，蓋 substance P 之所以滿布胃腸道、脊髓，以及大

辨太陽病脈證并治下

腦皮質也，且現在高深醫籍述之甚詳，但並無方式使之生連帶關係或依之而進一步可以應用治病，中醫則對此早就應用。試觀《傷寒論》中各方之瀉心湯便有此種涵義，而今之大黃、黃連皆用之於退充血、以消炎、大黃則使腸子蠕動為退充血消炎之極重要輔助方法之一；心下痞可知胃運動差，按之濡可知有氣體呈滑動狀；關上脈浮，蓋以脈論之，關脈本較其他部位如寸尺為顯著且若特別顯著者浮之程度亦較高，中醫恆以關脈候中焦（所謂胸膈之間也），以脈及症來論，實不如論症較為重要。

病例一：曾治某國立大學研究所之名教授，由其弟子素為至友頗信我之術，特介紹來就診；其人年齡約 60 歲，曾在歐洲、美國多年，經西籍醫生高級博士治之多矣，渾身痠痛、頭腦疼痛、睡眠失調始終不能愈，且有因年事已高愈來愈甚之感，候脈則六部平整，問診則處處平平毫無倪端，一般名醫均認為用腦過度，或研究工作過度緊張而發，余為之默然相對良久，無計可施，實感其談吐鼻音甚重，因問頭痛症狀，答云有之，惟偶然患感冒之後，長期耳目之間總感不適，故知病乃耳目之間非鼻也，立刻大悟乃重用川芎茶調散六劑病去大半，再為之書方以配長期丸散，彼堅持付診金，余云為醫者一如賣字弄畫，賣藝而已可以有價可以無價，醫治實不足掛齒；彼甚為感激謂患了近二十年已成痼疾如今霍然而愈如置身夢中，君之德也！何知脈之準確與否，實難答一確定也。

病例二：又曾治某國立大學電機工程系系主任，其人性格豪爽且接受中國醫學，自己私自研究以作消遣歷時久矣，彼之所苦者乃脈搏極為遲緩，且有結代，歷經美國、歐洲、日本、中國諸名醫而均不效，余答云脈之遲而結代非心臟有疾，乃心脈傳導神經遲慢而已，無他病症又何必多念，足下之脈有結代者，一臟死二臟死此古人之託詞危言聳聽者也，可不置理；所以傳導神經數遲慢者實因副交感神經過分興奮之故，蓋身為教授思考用腦之時多，而運動作樂之時少之又少，乃成此症用藥果然可以收效於一時，但不用則仍然故我，中西藥一將無甚區別，針灸亦然，為之更方，固然立刻其人療效略較一般為優，有效時間亦長，然終似落遲也，乃信我言不去理之，固然絲毫

153

無恙也，彼甚為感激，曾在某雜誌上特為提記，卻使不佞頗為有愧焉，蓋未使之愈也，但理由準確無誤也。

3-29-164 心下痞。而復惡寒汗出者。附子瀉心湯主之。

　　附子瀉心湯方：大黃二兩　黃連一兩　黃芩一兩　附子二枚炮去皮破

　　此藥與前藥之病證實相去不遠，不同之處乃是惡寒汗出，惡寒為代謝低落此汗以冷汗居多，且有局部充血之嫌，附子興奮代謝，心胸中小部分充血血流之納↓O_2↓，得附子之強心血循改善，畏冷汗出可以消除，不僅此也；心肺之少量鬱血，亦即胸中循環雖少量低落，但可使神經緊張，大腦因神經緊張而緊張，則應付能力大降乃致於亂，而黃芩可鎮靜之；心肺病之死亡有時非一定心肺之真病也，乃反應急速之緊張，來不及應付而死亡，鎮靜大腦有助之矣，而大黃、黃連之應用條件同前條。

3-30-165 本以下之。故心下痞。與瀉心湯。痞不解。其人渴而口燥煩。小便不利者。五苓散主之。一方云。忍之一日乃癒。

　　瀉下後心下痞前幾條已論之甚詳，與瀉心湯不過是安撫之，略為促進其動量使之自然調節恢復正常之謂也；今服瀉心湯痞不解但其人口渴躁煩者非不解乃胃中當有餘物發酵積水未除，痞要解以前之反應，隨後必解，小便不利乃發酵積水在胃之緊張反應也與五苓散本是對症用藥自然可愈，否則此本愈前之略不安反應，聽之自然亦愈。

3-31-166 傷寒汗出解之後胃中不和。心下痞鞭。乾噫食臭。脇下有水氣。腹中雷鳴下利者。生薑瀉心湯主之。

　　生薑瀉心湯方：生薑四兩切　甘草三兩炙　人參三兩　乾薑一兩　黃芩三兩　半夏半斤洗　黃連一兩　大棗十二枚劈

此條更可見邪之從外入內，由太陽內陷陽明之說不妥矣，汗出解之後表解病當愈，今非但不愈反而胃中不和則作何解，何以表解而仍不愈？可知凡病皆由內而外者，因內有感染或兼素有伏病乃生併發症，解表者託辭耳，即由表入更見非是。胃不和心下痞鞕、乾噫、食臭、脅下有水氣、腹中雷鳴者全是胃腸症象是則非但胃炎更見積滯、發酵、氣體膨脹、雜質多而腐化乃腹中雷鳴。

黃芩、黃連退充血消炎、止酵，乾薑、生薑促進血管運動神經，將增加小血管動量，使之吸收空氣促進腸胃黏膜面之反滲透，甘草、半夏止嘔緩和胃之黏膜面，人參、大棗具緩和、鎮靜強壯之效，可為束風齊備矣。

Hysteria 之女性受強刺激 → 腹脹 → 暈厥（syncope）用鎮靜劑如 Valium sedatives 亦可愈惟藥力較單純耳。

甘草粉末本對 G—I 黏膜有安撫，配人參合用有 30% 具類固醇荷爾蒙（steroid hormone）之作用，對過敏性鼻炎（allergic rhinitis）以西洋參、甘草合用配合其他方劑效果甚佳。

3-32-167 傷寒中風。醫反下之。其人下利。日數十行穀不化。腹中雷鳴。心中痞鞕而滿。乾嘔。心煩不得安。醫見心下痞。謂病不盡。復下之其痞益甚。此非熱結。但以胃中虛客氣上逆故使鞕也。甘草瀉心湯主之。

甘草瀉心湯方：甘草四兩炙　黃芩三兩　乾薑三兩　半夏半升洗
大棗十二枚劈　黃連一兩

前幾條已經談過心下痞者非真胃中有積食，胃有積食不論中西醫從不用瀉法大概最穩健的方法是促進消化，消導為主，西醫用禁食（nothing by mouth, NPO）及點滴使之自動恢復都不失為最好的辦法，不然胃壓過高而極難受，不得已者且用吐法略為減輕胃中壓力，斷無用下瀉之理，但當時的醫生，吾人早就說過與屠夫相差不遠，因而大下之，前條汗之根據《傷寒論》當不失為正法，尚且後果不良，今用下瀉之劑則腸胃因受刺激充血、發炎、

過敏，蠕動失常、分泌失常兼而有之乃自利日十數行，消化道全無法使行，結果食穀不化，吃什麼拉什麼，腸中雷鳴心下痞，此痞是胃運動失常胃擴張，非胃中有積所謂「胃中虛客氣上逆」也，再用藥下則強烈收縮，其痞自益甚，如果隨之不醫治恐怕也能漸漸恢復但較慢，今用甘草瀉心湯以甘草為主，目的在和緩胃之強烈刺激腸之強烈緊張而蠕動也，黃芩、黃連、半夏、乾薑之功用前幾章講而又講矣！

3-33-168 傷寒服湯藥。下利不止。心下痞鞕。服瀉心湯已。復以他藥下之。利不止。醫以理中與之。利益甚。理中者。理中焦。此利在下焦。赤石脂禹餘糧湯主之。復不止者當利其小便。

　　赤石脂禹餘糧湯方：赤石脂一斤碎　太一禹餘糧一斤碎

　　上二味，以水六升，煮取二升，去滓，分溫三服。

用藥瀉下非藥能瀉下，乃藥能使腸子蠕動快，腸液分泌增加進入腸道，如此便瀉下，但是要達此條所述兩種結果當然須要能量的代價；能量之傳出須要血液帶動，所以瀉下則下焦腸壁無不充血，瀉之後用瀉心湯本來的意思就是以消炎、退充血為主，如今與理中湯，理中湯是附子、乾薑的組合群，本來是促進充血的藥物，老法稱為大熱藥，充血的現象剛剛用瀉心湯勉強退些，又來大劑充血，當然愈充血愈蠕動分泌愈多則愈瀉；《傷寒論》的說法理中湯理中焦此當理下焦，其實非利下焦只要用礦物質離子藥或者粉散之劑安撫腸壁使之徐徐恢復，後代藥物進步更多，諸如扁衣、麥芽、建曲、懷山、芡實、六一散等遠較赤石脂、禹餘糧更高明。

3-34-169 傷寒吐下後發汗。虛煩。脈甚微。八九日。心下痞鞕。脅下痛。氣上衝咽喉。眩冒。經脈動惕者。久而成痿。

吐下均可使電解質不平衡，虛煩脈微，心下痞鞕脅下痛是極吐下之後胃受巨變重創之後果；氣上衝咽喉，眩冒是心臟因各種刺激漸感不支，脈搏急速跳動以作救濟，脈搏過速負氧至腦之氧不夠乃至腦中之氧醣一切神經內分

泌均生變化乃至生神經現象之經脈動惕。嘗謂「胃為十二經之源，治痿先治胃」此是古語，現今的解說當從西洋醫學著手，所謂惡性貧血（pernicious anemia）常有神經症狀、脊髓症狀眾所皆知，雖說是缺乏維生素 B_{12}，其實維生素 B_{12} 在人之需要量極少且食物中幾乎每種食物都含有維生素 B_{12}，再經研究方知非維生素 B_{12} 缺乏，其缺乏現象不過是表面粗淺現象，真正的理由是胃中胃黏膜分泌的因子（factor）缺乏，維生素 B_{12} 因之無法利用，故此種因子與神經肌肉收縮有關，經過如此這番的因轉，我人更可以推廣考慮到很多疾病例如多巴胺（dopamine）不夠的巴金森氏病，胰島素不夠的糖尿病，腎上腺素不夠的阿狄生氏病（Addison's disease），甲狀腺素不夠的甲狀腺素黏液性水腫（myxedema），表面如此，實際是否如此，實在可仿此而作更深入的研究這才是真正醫學發展的正道不二法門，不過相當困難也是事實，我之所以一再強調者即在此耳；現在我們更回過頭來看痿症，由痿症而推廣至一切肌肉神經症。

　　病例一：曾治一老婦周身刺痛，皮膚上似有蟻在爬痛苦不堪，全身關節痛而強直不得動，治之三年也無希望，但求速死以免活生生受罪，經人輾轉介紹，吾以歸脾湯加減，凡來診六次豁然全愈。

　　病例二：一婦人約 30 餘歲，因五年前在生產時腰骨受傷，站立不起，經醫用手術矯治且用鎮靜劑漸漸恢復，無奈以後一直須用鎮靜劑，否則夜不能成眠。如此三年，房子、首飾為治病而當典殆盡，身心怪異，丈夫想與之離婚，已了無生機，其思了斷殘生，此人住於余附近，經一住在高雄之朋友介紹方來治診，用補中益氣湯加減，凡十劑豁然全愈。

　　故要使電解質平衡用 intravenous drip（IV）乃西醫之直接用法，效雖捷而維持不久，急救可以，治病可商也！

　　凡補 electrolyte 者可用：

一、附子、薑、桂回陽法。

二、麥冬西洋參益陰法。

三、補血法。

治痿症可由三法著手，經脈動惕肌肉抖顫乃神經現象不可用風藥鎮靜劑，當用益氣補血劑。

3-35-170 傷寒發汗。若吐若下。解後。心下痞鞕。噫氣不除者。旋復代赭湯主之。

　　旋復代赭湯方：旋復花三兩　人參二兩　生薑五兩　代赭一兩
　　甘草三兩炙　半夏半升洗　大棗十二枚劈

　　上七味，以水一斗，煮取六升，去滓，再煎，取三升，溫服一升，
　　日三服。

　　汗吐下使自律神經紊亂故有心下痞，噫氣不除乃胃神經受刺激不停收縮。

一、輕焉者：陳皮、半夏、蘇子，不一定有效藥力太輕。
二、次焉者因 G—I 痙攣（spasm），疏通 G—I 鎮靜神經，柴苓湯、柴平湯（可能有效）。
三、上焉者促腹膜吸收氣體，用柴胡桂薑湯從小血管著手調節。

　　泌尿生殖器在男性為外生殖器，女性為內生殖器，多在腹腔（骨盆腔）內，腸胃之膨脹易受汙染（contamination）

　　病例：一婦人一直有白帶從來未曾治愈，歷經中西藥治療，有時帶色呈五色奇臭無比，五色帶者大多因細菌發酵而引起，抗生素、殺菌劑用後則一無是處，治帶當從骨盆腔壓力減輕者著手，故用補中益氣湯加減復加抑制腸子細菌藥諸如木香、川連、清麟丸、蒲公英等五劑而全。

　　旋復花使喉頭肌肉鬆弛，故旋復花及代赭石不宜用於老人，易致心搏衰竭，肺臟感染機會增多也，此方之用其他均無問題；用旋復、代赭者以其噫氣不除之故也，與瀉心湯相比似較差，蓋不明病由病理用藥硬壓，總是下策。

3-36-171 下後。不可更行桂枝湯。若汗出而喘。無大熱者。可與麻黃杏子甘草石膏湯。

　　此條與早前之麻黃杏仁甘草石膏湯情況相似，下後汗出而喘本為酸度增高 acidity↑ 之故；「無大熱」，所謂熱大概可分數類：
一、各類病原體感染之大熱，用抗生劑中醫不會比西藥少，且用法更為精細，容以後談，方劑藥物書中再說。
二、心肺循環差血壅塞：諸促進血行藥簡單，例如附子、黑炮薑、乾薑、甘草等可選用。
三、神經性大熱是由腦神經散熱中樞發生問題：犀角、羚羊、牛黃、珍珠等。
四、酸度增高大熱：竹葉、生石膏、連翹、麥冬。
五、革蘭氏陰性菌內毒素之大熱，清理腸胃，黃連解毒湯加三黃瀉心湯。

　　因無大熱故可用麻黃杏子甘草石膏湯且機轉（mechanism）亦與前相同略有酸性偏高而致之，故用此湯，並不一定須有大熱，若略發熱而汗不出用麻黃可順生理條件而出汗，汗出而熱退之熱並非大熱。

　　麻黃杏子甘草石膏湯治喉頭炎如屬支氣管炎，上行性傳延者有效，純喉頭炎無效。
一、適用於小孩：晚上咳嗽、半夜大咳、無痰、痙攣性咳嗽。
二、凡胖子嗜酒，脂類性物質體內過多，有痰無痰不拘，水解差，酸血症（acidity↑），躺下更咳，用之極效。

3-37-172 太陽病。外證未除。而數下之。遂協熱而利。利下不止。心下痞鞕。表裏不解者。桂枝人參湯主之。

　　　桂枝人參湯方：桂枝四兩別切（「別切」二字，成本作「去皮」）
　　　甘草四兩炙　白朮三兩　人參三兩　乾薑三兩
　　　上五味，以水九升，先煮四味，取五升，內桂，更煮，取三升，
　　　去滓，溫服一升，日再，夜一服。

此條下後電解質紊亂 → 胃神經失調，而非三瀉心湯下之後 → 胃壁充血發炎及痙攣；乃是胃經下後擴張呆滯，腸生代償性活動增加，數下後大活動利下不止也，因利不止，腸壁靜脈血管充血，尤其直腸腸壁，故感熱乃稱協熱利；心下鞭痞者胃呆也，凡人疾病之始電解質必有變化 → 影響醣生化鍵結之結合而影響醣局部醣化之變質 → 蛋白變性 → 抗體↓。

故中藥中常用茯苓、甘草調節電解質也，大棗、人參調節血糖也，人參更能調節蛋白，從電解質著手比從醣容易，從醣著手又比從蛋白著手容易，桂枝人參湯為調節電解質及血管劑也。

3-38-173 傷寒大下後。復發汗。心下痞惡寒者。表未解也。不可攻痞。當先解表。表解乃可攻痞。解表宜桂枝湯。攻痞宜大黃黃連瀉心湯。

大下後 → 代謝大差↓→ 再發汗 → 代謝更差↓↓血糖之利用及轉化大低當然怕冷，此惡寒乃人為的，與表未解無關。血糖（glucose）大為低落，心搏量使有些地方缺血（ischemia），有些地方呈充血現象（blood congestion），此是指血管、血液循環而言；有些地方呈興奮，有些呈壓制，此乃指神經狀況而言。

心下痞乃下後呈強直之壓制狀態，故云胃呆也。

G—I 之解圖說：

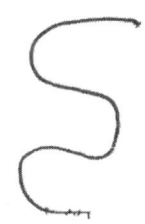

神經叢（plexus）為血管神經聚集多處之謂。若神經叢流量少則動量↓；若神經叢血流量多則動量就大。

如上圖的橫段呈血流積滯，直段處缺血（ischemia），則彎曲處愈多則愈易生病，甚則可因長期不良而生潰瘍，故十二指腸易生潰瘍也。

此條之桂枝湯用以增加血糖，興奮胃腸神經，安撫胃腸動量；大黃黃連瀉心湯用以退充血。當去痞硬，應先用桂枝湯促進動量，再加以退充血藥以幫助，故大黃黃連瀉心湯因之而設，非「先表後裡」之說也。

3-39-174 傷寒發熱。汗出不解心中痞鞕。嘔吐者。大柴胡湯主之。

任何病汗出不一定能解，傷寒汗出不能解，理所當然，汗出而解者乃病之輕，而病人之幸也！

心下痞鞕之說已述多次不必再解釋了。本是緊張，若又嘔吐而下利乃吐下交作，所指乃為膽道區附近有問題方會發生；譬如可因 cholangitis 膽管炎、膽囊炎（cholecystitis），此多為肝膽症候群（hepatobiliary syndrome）之現象。小柴胡徒司鎮痛恐怕不足，蓋此類症候群以阻塞性者為多，不是肝膽道充血鬱血，便是結石，故當用大柴胡湯強力利膽劑清理肝膽自然可愈。

病例一：一婦人臉黝黑，腹腫，但其人黑胖即腹腫，一般認為胖而積脂肪致腹大便便而已，但有黃症更兼手足常常生紫血斑或鬱血斑，此則不能解釋，因為處方：一、大柴胡湯三劑而狀況改進。二、大柴胡湯加重當歸、桃仁、紅花、茯苓，黑氣退月經正常，而其胖亦漸漸改卻，體重輕全身輕鬆矣！

病例二：一婦人常感心跳，上氣不接下氣，中年後發胖，醫認為神經衰弱治無效，認為膽石症，X 光照之不見變化，各種檢查無病；此乃為肝膽中膽汁流量較一般為低，現代檢查當無法測知也，處大柴胡加減應手而愈，膽汁流量較差，當有更深之解釋不屬本書範圍之內，以後當論之。

3-40-175 病如桂枝證。頭不痛。項不強。寸脈微浮。胸中痞鞕。氣上衝喉咽不得息者。此為胸有寒也。當吐之。宜瓜蒂散。

瓜蒂散方：瓜蒂一分熬黃　赤小豆一分

上二味，各別擣篩為散，已合治之，取一錢匕，以香豉一合，用熱湯七合，煮作稀糜，去滓，取汁和散，溫頓服之，不吐者，少少加，得快吐乃止，諸亡血虛家，不可與瓜蒂散。

頭痛、項強、發熱等，稱為一般性症狀，本非一定是桂枝症之必要條件。寸脈微與不微也不重要。重點在氣上衝喉咽不得息。胸中有寒是上呼吸道感染（upper respiratory infection, URI），或上氣道過敏痰大量湧出，似窒息狀態，現在用抽痰法處理立可安定。但古時候沒有抽痰法，亦無此種設備，那就只有用吐法；因痰如泉湧，來不及吐出的很多回流入氣道或入胃，若用藥湧吐當然可以大為減輕症狀。

　　感染發炎與過敏就黏膜而言之情形不同；發炎時黏膜呈紅色，過敏黏膜呈水腫現象外表為灰白色，故治療上發炎當然消炎為主；過敏則須除過敏，最好的方法（在如此條件的情形）便是使之嘔吐，於是黏膜因嘔吐而充血（更因嘔吐而嘔出大量痰液），充血即可發熱使組織胺帶至全身破壞之，但據吾人治療經驗，瓜蒂散服後不吐，倒可反而致瀉，若研成很精細的細末（refined powder），以之吹鼻，可退水腫，有時竟比五苓散更效。蓋瓜蒂散吹鼻使之作嚏，直接影響在解剖上關係最近的是腦下垂體（pituitary gland），能抑制ADH，故體內水分之滯留得退。若對體內水分有相當研究，非但《傷寒論》不算什麼，就對其他症病也有一目瞭然之功夫，諸如：一、香港腳、濕疹均為水分不平均。二、看物不清楚而模糊為腦內 H_2O 不調節。三、體液水分中心大概有幾個區域：

（一）最重要者在視交叉（optic chiasm）處，影響腦壓及脊髓神經，環境氣候若有變化則天旋地轉，發燒或頭重如戴千斤重盔，治用瓜蒂散非常高明。

（二）其次在頸內動脈（internal carotid artery）：症狀是口乾，但不欲嚥，此因肺、胸腔水分不調；蓋自喉頭至胸骨下為肺之分布區，中醫謂：

渴是中濕：木藿香、五苓散者此乃稱為較高之高手。

渴是陰虛：用西洋參、麥冬者功夫平平。

此區多為淋巴循環或慢性發炎，故用鏈黴素（streptomycin）等消炎劑。中國醫學少陰篇及溫病少陰，使用麥冬、連翹、附子為較妥也。

（三）心臟附近，位於肺及肋膜處，則病人多有嘔吐感覺，呼吸困難。

（四）腎臟及腎上腺附近：
病例：一女性，整天嘔吐，其有結核病史。結核病不可能同時感染到腎臟本身及腎上腺，若有感染只能侵犯其中之一。同樣地，胃癌不可能有消化道潰瘍，痔瘡不可能有腸癌，肺塵埃沉積（silicosis）不可能有肺癌。

其他原因更須研究，單論結核病不可能同時感染兩個相近區也有答案，因為結核病感染後之接受器乃使腎上腺立刻產生抗體以制其在腎臟之結核病，反之亦然；觀中醫之療法複雜而完備：

一、頭上 → 龍膽瀉肝湯、真武湯。
二、頸部 → 普濟消毒飲、龍膽瀉肝湯。
三、胸脅 → 諸柴胡湯。
四、腎臟 → 附桂八味丸。
五、尾閭骨 → 女性多見之，方法散見各條，方法多矣。

3-41-176 病脅下素有痞。連在臍旁。痛引少腹。入陰筋者。此名藏結死。

從憑如此症狀，毫無其他根據，實在不能判斷生何種病，但知如此絕非一般生理體液變化的病，若要加以推測則結腸癌、直腸癌、肝癌之生腹水均在臨床上末期可有此症象。

腹腔靜脈、骨盆腔靜脈、精索靜脈曲張者易生癌，或栓塞亦有此病狀。

以上易造成右心室三尖瓣有問題（自律神經不平衡致心跳不規則），久之靜脈回流不良，久之亦生問題；眼瞳黑，眼瞼突出有時均代表循環不良。

一般結腸炎，以神經性者較易治；潰瘍性者兼有腰痠背痛之副症狀，又像結石痛，大便腐臭兼有五色易致癌而死。此條所指究竟是何病，實不易推測，不敢妄斷，當請諸高明。名為**臟結**，名而已。

3-42-177 傷寒若吐下後。七八日不解。熱結在裏表裏俱熱。時時惡風。大渴。舌上乾燥而煩。欲飲水數升者。白虎加人參湯主之。

白虎加人參湯方：知母六兩　石膏一斤碎　甘草二兩炙　人參二兩　粳米六兩

上五味，以水一斗，煮米熟，湯成去滓，溫服一升，日三服，此方立夏後，立秋前乃可服，立秋後不可服，正月、二月、三月尚凜冷，亦不可與服之，與之嘔利而腹痛，諸亡血虛家，亦不可與，得之則腹痛利者，但可溫之當愈。

吐或下之後，電解質失常，水分自然不調節，可以作脫水解（dehydration），此所謂脫水乃血管中之水分向血管外溢，乃至血管中血液之濃度較未下吐之前為濃縮，濃縮則心臟循環推動力低下，末梢血管更因推動力之低下而不易擴張，反而收縮以維持循環之適應；如此時時惡風，所以舌上乾燥而煩者，發熱而代謝升高，若血流充沛則血流尚可至腎血管之絲球體而過濾排泄之。今因脫水，故自然不重要之小血管必須收縮以維持循環之適應，其條件與皮下血管相仿；如此則因排泄少而代謝副產物 metabolites 不易排出，該類產物都含有毒素對人體不利，人體要將其排出唯恐不及，然因血流不利，血管收縮既不能由汗排出，亦不能由腎過濾而排出，該產物之積聚變為酸性者，故血中酸度大高而成為酸血症、酸中毒（acidosis），中樞血管或較大型之血管因二氧化碳 CO_2 及酸度↑↑而擴張，血流因之滯留乃生熱也，裡外血液滯留乃大熱，此時腦中調節體溫中樞幾已無法控制體溫矣。

血液滯留，胃腸中情形亦復如是，水分積滯，分泌液↓↓；如中濕時之不平衡與五苓散之情況出入不多，乃大渴飲水數升，喻其飲水量之多也。此條的情形與以前所述的脈洪大、大煩渴的白虎湯並無兩樣，但以前是有大汗出為能排，今則並外表亦不出汗，情形當較前更嚴重，用白虎湯加人參。各藥之作用對病之機轉（mechanism）與以前述者為一樣也！

3-43-178 傷寒無大熱。口燥渴。心煩。背微惡寒者。白虎加人參湯主之。

在前先早已論及白虎湯病人之熱非客觀體溫升高之熱，乃病人因酸血症血管擴張、血液滯留，氧氣利用值低下之自感性煩熱，故無大熱。有大熱乃自感性者，由當時情況環境決定成分居多，但口燥渴心煩，是氧價利用值↓↓；酸度高血管擴充之必具條件。背微惡寒者，蓋前述之，人身對寒冷最敏感之處在背，背微惡寒，乃知末梢小血管已有略為收縮現象矣；此條與上條病相類，但不及上條之嚴重耳！

3-44-179 傷寒脈浮。發熱無汗。其表不解。不可與白虎湯。渴欲飲水。無表證者。白虎加人參湯主之。

脈浮發熱無汗是發熱初步，要解其熱，按其病來之條件有二種：

一、感染重，於身體抗力不調節者，當然要先治感染為先，西醫之抗生素，溫病之退熱法都屬此類。

二、若感染輕，不過身體抗力差，無法調節以應病者是屬《傷寒論》上之太陽表證，惟恐醣不夠，應變力、抗力不夠，欲用桂枝湯興奮。奈何用白虎湯，白虎湯本為抑制代謝之劑，吾人早已熟知，用之則熱不退，頭昏目眩，熱不能透發，一如用冰敷及打退燒針相仿。

迨至無表證，亦即代謝不夠之程度已過，渴欲飲水乃與前述之脈洪大，煩渴引飲一致，故予白虎加人參湯。

3-45-180 太陽少陽併病。心下鞕。頸項強而眩者。當刺大椎肺俞肝俞。慎勿下之。

太陽為水分調節代謝低下之症，少陽為神經緊張兼及肋間肌肉緊張而收縮之症，其副症是頭項強，心下鞕，用柴胡桂枝湯也可立愈。

用針刺大椎肺俞、肝俞,乃鎮靜項頸及胸椎兩側之自律神經亦可收效。最大忌者是下,下則水分失調,抗病力↓代謝↓大犯太陽症之忌,下則腹腔自律神經緊張、電解質失調、血管易滲透,都由於蛋白營養攝取差而成如此敏感現象。後人無此條件自不必非硬要遵守此條件,蓋此一事彼一事也,貴在權變通達,應用靈活,一味死守,恐非仲景本來之意。

3-46-181 太陽與少陽合病。自下利者。與黃芩湯。若嘔者。黃芩加半夏生薑湯主之。

　　黃芩湯方:黃芩三兩　芍藥二兩　甘草二兩炙　大棗十二枚劈

　　上四味,以水一斗,煮取三升,去滓,溫服一升,日再,夜一服。

　　黃芩加半夏生薑湯方:黃芩二兩　芍藥二兩　甘草二兩炙　大棗十二枚劈　半夏半升洗　生薑一兩半

　　上六味,以水一斗,煮取三升,去滓,溫服一升,日再,夜一服。

　　其實生病就乾脆說生病,又何必太陽、少陰、陽明等繁複不清,反徒亂治療之章法;古人不知病理無法有條件之傳授學生,以之分類便於傳授。

　　發熱感染,兼及腸胃道充血,消化不良而下利,此古今均有之。黃芩湯:黃芩消炎退充血,大棗止利,芍藥、甘草制腸子之痙攣失常,病自可愈;若嘔吐則半夏、生薑為止嘔之常藥加而用之。太陽少陽合病,陽明合病,現今觀之實多此一舉矣。

3-47-182 傷寒胸中有熱。胃中有邪氣。腹中痛欲嘔吐者。黃連湯主之。

　　黃連湯方:黃連三兩　甘草三兩炙　乾薑三兩　桂枝三兩去皮　人參二兩　半夏半升洗　大棗十二枚劈

　　上七味,以水一斗,煮取六升,去滓,溫服。

　　感染之發,或是由裡之上呼吸道或腸胃感染,復而血液、淋巴向外 somatic 循環,乃至見症象,謂之發病。古人不知,認為邪由表傳陷入裡,此吾人講

之又講矣！故見胸中有熱乃有充血、發炎。胃中有邪氣乃因充血發炎而積滯物、細菌更使之發酵而脹氣，因之腸子動量失常腹痛，腹中胃腸壓力增高要嘔吐，此與上條之情形亦差不多；惟一不同者，為此條之情況有發酵，發酵乃來自細菌，若復加用消炎殺菌力量大於黃芩之黃連，復加乾薑、桂枝以健運胃腸，半夏止嘔，人參、大棗更支援之。

3-48-183 傷寒八九日。風濕相搏。身體疼煩。不能自轉側。不嘔不渴。脈浮虛而濇者。桂枝附子湯主之。若其人大便鞕。小便自利者。去桂加白朮湯主之。

　　桂枝附子湯方：桂枝四兩去皮　附子三枚炮去皮破　生薑三兩切　大棗十二枚劈　甘草二兩炙

　　上五味，以水六升，煮取二升，去滓，分溫三服。

　　去桂加白朮湯方：附子三枚炮去皮破　白朮四兩　生薑二兩　甘草二兩炙　大棗十二枚劈

　　上五味，以水六升，煮取二升，去滓，分溫三服。初一服，其人身如痺，半日許復服之，三服都盡，其人如冒狀，勿怪，此以附子、白朮，併去皮內，逐水氣未得除，故使之耳，法當加桂四兩。此本一方二法，以大便鞕，小便自利，去桂也。以大便不鞕，小便不利，當加桂，附子三枚，恐多也，虛弱家及產婦，宜減服之。

一、身體煩痛，由於感染發燒代謝受刺激升高以做抵抗，代謝產物多，具毒性，酸性高而痛，此其一。影響代謝反應最快的非脂肪，非蛋白質，乃是醣，醣之代謝更須氧化為要件，肌肉醣之代謝本是缺氧性，若速率增快則乳酸↑↑、H_2O↑↑，H_2O 在人身多則會感覺重。

　　乳酸使人渾身痠痛；代謝物在血液內↑↑，使血液的量 volume 相對地增加，故不能自轉側，此其二。

鼻縱膈腔處之細胞可分泌大量組織胺，當感冒大量分泌組織胺，使小血管擴張，則鼻有灼熱感、涕多、淚多、頭重，故以麻桂及時方川芎茶調散治之，復加金銀花則效更佳。

二、脈浮虛而濇，身體本不佳，能量（adenosine triphosphate, ATP）之產生轉換均低，故一旦感染，代謝↑↑，用去能量多則代謝低落，心搏力差。今吾人熟知 circulation hemodynamics，此非心搏力差，乃靜脈回流低下則血液自組織處回收能力差，組織液較滯留而身重，脈當然濇。代謝產物之排出須腎臟過濾能力足夠，其過濾能力之來源為心臟，用附子強心而興奮代謝，桂枝推動末梢血管，是為的方。

三、若即小便自利則證明腎臟過濾能力可以，因其自利則大腸之水分較易為其吸收。小便利，腎小血管循環已無問題故可去擴張末梢之桂枝（同五苓散用桂枝促小血管運動），加白朮入腸回收水分至腸中，使便軟。「健脾者」，指調節腸子也。水分在腸壁壓力大，反而會抑制胃之運動，故患十二指腸潰瘍或下消化道潰瘍之病人恆下利與便秘之症象交作互見；少吃湯劑（因加大其負擔）而儘量用粉劑，若病人胃機能傷損較厲害者，宜以粉劑為主，減輕胃壓胃負擔，且安撫胃壁胃黏膜也。白朮為健脾吸水之劑，結腸內水分之調節有關大便者，自以降結腸及乙狀結腸為主也。

3-49-184 風濕相搏。骨節疼煩。掣痛不得屈伸。近之則痛劇。汗出短氣。小便不利。惡風不欲去衣。或身微腫者。甘草附子湯主之。

甘草附子湯方：甘草二兩炙　附子二枚炮去皮　白朮二兩　桂枝四兩去皮

上四味，以水六升，煮取二升，去滓，溫服一升，日三服，初服得微汗則解，能食汗止，復煩者，將服五合，恐一升多者，宜服六七合為始。

本條之症本不應在《傷寒論》中，《傷寒論》所討論者，都為發熱感染之病。此病實在是風濕性關節炎，全身關節疼痛性 rheumatism，因劇痛而汗出短氣，因如此緊張，小便自然不利。惡風不欲去衣，由於感染而發熱，這反而是副證。身體微腫，因小便不利關節掣痛，水分滯留而浮腫，此為非常標準型的風濕性關節炎。因他感染、感冒而觸發 rheumatism 的病，都屬於環境差、營養差的病人。

現代醫學觀強調的是風濕鏈球菌感染（*Streptococcus* infection），傳統醫學的說法則更為精微而有效。風濕病者，先是胃中造血因子（即由胃黏膜分泌者）差，故不能配合維生素 B_{12} 之應用，此種因子亦即酵素，乃製造蛋白是血液中極重要的因素。今既缺乏，血液中的血漿球蛋白會有抗體，沉降率乃更高，其人呈貧血狀態面色青白，有時非但關節病，更因胃之條件差而有嘔吐；血漿濃度、血液濃度（因貧血）故低，血管之滲透液大量滲出，既使關節浮腫，又使關節腔骨端的滑膜因白血球滲出而產生的各種破壞素而破壞，液體壓力及組織損傷，二者相逼而生劇痛，嚴重可致全身略呈浮腫狀態；更劣者此種病菌（鏈球菌）並非一發作完就沒事，有時抗原—抗體的反應侵犯心臟，使心臟瓣膜破壞呈風濕性心臟病，心臟擴大乃至死亡，雖有換心手術，但因組織的排斥作用至今尚未克服，倒頭來依然死亡。古人雖不知現今研究的種種變化，但用藥非但絲絲入扣，且較現在治療法更勝一籌。

本方以甘草為主藥，中國醫學之藥物向例為多元性，以前早就說過。甘草本有緩解胃緊張、胃機能不良的條件，甘草更具有與現代最新的腎上腺皮質酮相似的作用，惟其作用力遠較副腎皮質素為輕微，更須用其他藥物輔助之。附子可以強心興奮代謝，則汗出短氣可以改善，強心興奮代謝之另一作用乃是分利水分使關節囊中之滑囊液回復正常，全身浮腫亦可退卻。白朮本含有大量維他命，是中藥的理水健腸胃之劑，復加桂枝以推動末梢血管以退全身及關節之浮腫，其設想之精密、處理之俐落令人佩服。而純正老式中醫立場則只是多一個經驗，若配合現代醫學而論可以推廣加減以應付不少疾病，奈何世人竟忽略之，可惜！

3-50-185 傷寒脈浮滑。此以表有熱。裏有寒。白虎湯主之。

　　白虎湯方：知母六兩　　石膏一斤碎　　甘草二兩炙　　粳米六合

　　上四味，以水一斗，煮米熟，湯成去滓，溫服一升，日三服。

　　脈浮而滑本是一般性的常脈，可說是正常的脈，說是表有熱裡有寒，就是《傷寒論》所說的病理，假若沒有中醫最主要的症狀，則此病從何看起，何故大用白虎湯？若要伴見其他症象，則究以什麼症狀為主？我們可以說《傷寒論》最主要的症狀，或者可以說《傷寒論》太陽病最主要的症狀——頭痛、脈浮而項強的桂枝症；發熱出汗，或者是不汗出而脈浮緊的麻黃湯症，若單憑脈來論實在太危險，如果脈證全無，則傷寒桂枝證，汗出惡風，此處白虎證可能也是汗出惡風，因上章中曾經提過，似桂枝證是冷汗，當然白虎湯是熱汗了。同樣汗出惡風無法分別冷熱，這一下就有文章可做，蓋汗非冷而熱，雖惡風，故知表是熱，惡風乃是裡有寒，脈浮再加滑，表示不是虛弱，亦不是像麻黃湯如此之緊，故稱浮而滑。但此種情形是因何而來的呢？大部分是夏令天氣酷熱，再加上感冒而得，此本可用溫病方治方，惟見有酸度↑↑之口大渴，又見表皮血管擴張之出熱汗或竟不出汗，因為暑溫症有高熱而不出汗的；講了半天無非是感冒之緊張而已（但感冒時環境不同則反應亦異）。

　　白虎湯之粳米製成稀飯本屬利尿，尿出而酸度代謝緊張等，一切緩解；更兼知母改善炎症的滲透液；石膏之解酸度，鎮靜脊髓神經。此所以我祖父常說溫病實在用《傷寒論》中清涼藥即可醫治。清朝陸九芝亦如此說，不無有理也！

3-51-186 傷寒脈結代。心動悸。炙甘草湯主之。

　　炙甘草湯方：甘草四兩炙　　生薑三兩切　　人參二兩　　生地黃一斤　　桂枝三兩去皮　　阿膠二兩　　麥冬半斤去心　　麻子仁半升　　大棗三十枚劈

上九味,以清酒七升水八升先煮八味,取三升,去滓,內膠烊消,
溫服一升,日三服,一名復脈湯。

脈有結代並非死脈,亦不一定心臟真正有病;心臟病之發生必然是心臟肥大,凡心臟肥大因代償機能↓。代脈是心臟傳導神經阻滯(conductive nerve block),而非心臟本身問題,此異常是心臟外圍環境變化而造成的。一般來講 Ca^{2+} 及 K^+ 對心臟傳導跳動影響極大。

炙甘草湯針對心肌本身的鉀 K^+ 鈣 Ca^{2+} 之應用調節:

一、甘草之生化結構類似 cortisol,但無水分鈉滯留的缺點,因為力量轉化大小不一。

二、人參改善心臟動量配合甘草使氧 O_2 ↑↑,醣分 glucose ↑↑。

三、生地黃與毛地黃同科,也有強心作用但力量遠不及毛地黃,當然亦無毒性。此藥是營養劑,能使血糖先抑制後升高,一升一抑之間對血糖的調節極有幫助,更搭配麥冬。

四、麥冬,其中含有天麥冬胺,對心臟大有幫助。

五、桂枝擴張末縮血管以應上述機轉。

本方的麻子仁屬不飽和脂肪酸為治心臟病之絕妙好藥,至今才發現心臟病腎上腺素必然升高乃使游離脂肪酸(free fatty acid, FFA)大量增加,此類 FFA,對冠狀動脈栓塞心肌梗塞中扮演極大的角色,將之去掉對心臟好處不少,而卻除方法惟有用不飽和脂肪酸,如麻子仁即為其一。

阿膠對血球與磷脂代謝有很大的幫助,可為血漿代用品。生薑是血管調節劑,而乾薑更強。

心臟病概不一定為脈結代,反倒是神經性的心臟症,常常出現此種現象,故此湯可應用的範圍極廣。我們常常說中醫之妙,妙在一方可治很多病,一病亦可以用很多方去治,其理由何在呢?蓋因西醫所注重的是的的確確的病,病源如何,有藥就可治療,無藥則病無治法,可謂乾脆清爽,但有一缺點,即如此治病太無彈性,而且亦無法作積極思考,即使有高手亦不敢冒天下之

大不韙，只敢循規蹈矩地來，但是您必須知道，凡生病必有生病的環境，其環境近，則解剖附近的變化遠，則血液循環神經刺激、淋巴擴散、生化改變統統都算，甚則其人生活條件，心理變動有時亦要算，有時連最新式最科學的儀器都不管用，故只能乾瞪眼大罵中醫亂說亂來，實則其中有不少妙處；譬如這本《傷寒論》簡單來論，無非都是環境改變，環境改變在本條即可留一非常明顯的證明，其變化千萬，其用藥極為靈活，不過有人又要說了──您的說法，您的藥都未經過試驗及科學證明，您簡直是胡說八道。

但是我要請問，統計究竟是一個參考，非真正具有真理，有問必答，答無不詳的學問也。以現代醫學來說，古代醫學您說無科學根據，總不能脫離事實根據罷，若離事實隨便亂吹一通，於讀者毫無幫助浪費筆墨而已；而且讀書的人亦不笨，其自然漸漸會看出哪個合理，哪個不合理，所謂一手豈能掩天下之耳目！尤又進者，治病是非常實際的事，治病如沒有真功夫，雖親如父子仍不敢聆教也，拭目看看誰的醫術高，即是賴不掉的，更何妨吃飯，吃菜甚至飲茶吃肉，您可曾確實在實驗中苦心研究以證明其為無毒呢？蓋千萬年以來人一直吃，沒有出啥毛病也！觀中藥本屬巨大分子有機物一般用以燉藥吃：有枸杞燉豬腦，淮山燉豬腳，四神湯尤其是華南、閩粵一帶是常吃的，說其無效勉強可以，說其有毒則要研究矣！

此處更要順便一提的，先前說過，我們用呼吸、生殖、循環……系統做分類，中醫用太陽、陽明、少陽等來分類有其好處，即是太陽者水分調節也；陽明者代謝率之影響也；少陽者，神經條件也；少陰者，內分泌條件也。凡陰屬抑制不夠的情況，陽屬有餘，刺激發熱的情況是另一種分類法，如今固然已經不同時代了，但用起來有連合貫通之妙。思想也可以得啟發活潑，只不過不要太拘泥，則獲益匪淺矣。炙甘草湯之應用較之單用在心臟病上範圍要大多矣，其可用治：

一、甲狀腺機能過高症（hyperthyroidism）；

二、甲狀腺機能過低症（hypothyroidism）；

三、心臟神經傳遞阻斷（conductive V.P.C.）；

四、血紅素不足症（hypohemoglobinemia）；

五、風濕症（rheumatism）；

六、小紅血球症（microcythemia）；

七、心律不整症（tachycardia or/and bradycardia）；

八、胸腹積水善後；

九、腦炎善後。

此不過略舉數例而已，我見高手善用此方者，出奇致勝效果驚人也。

3-52-187 脈按之來緩。時一止復來者。名曰結。又脈來動而中止。更來小數。中有還者反動。名曰結陰也。脈來動而中止。不能自還。因而復動者。名曰代。陰也。得此脈者。必難治。

此條是講脈法，只得臨床細心去體會了，若多講愈描愈黑，不如從略，而此所講的結果未必如此，應該做革命性的突破才對。《傷寒論》的論脈頗為實際，純以《傷寒論》一本書，好好地研究脈則對脈之體會遠勝《瀕湖脈訣》、《脈經》千萬倍不止也！

參考文獻

Beeson PB, Bass DA: The Eosinophil. Saunders, Philadelphia, PA, 1977.

Dintenfass L: Blood Microrheology: Viscosity Factors in Blood Flow, Ischaemia and Thrombosis. Butterworths, London, UK, 1971.

Fishman AP, Renkin EM: Pulmonary Edema. American Physiological Society, Bethesda, MD, 1979.

Grayson J, Zingg W: Microcirculation. Plenum Press, New York, NY, 1976.

Grimes AJ: Human Red Cell Metabolism. Blackwell Scientific, Oxford, UK, 1980.

Hurwitz AL, Duranceau A, Haddad JK: Disorders of Esophageal Motility. Saunders, Philadelphia, PA, 1979.

Malik AB, Staub NC: Mechanisms of Lung Microvascular Injury. Annals of the New York Academy of Science, New York, NY, 1982.

第四章
辨陽明、少陽病脈證并治

第一節　辨陽明病脈證并治

4-1-188 問曰。病有太陽陽明。有正陽陽明。有少陽陽明。何謂也。答曰。太陽陽明者。脾約是也。正陽陽明者。胃家實是也。少陽陽明者。發汗利小便已。胃中燥煩實。大便難是也。

　　古人談病最傷腦筋者是病名，實在名醫大都高興即可有感而發正不必去研究它，一方面是白花腦筋徒亂人意吃力不討好，一方面絕對中計反而誤入魔道，冥頑不靈萬劫不復。名無所謂也，陰陽無所謂也，甚至可以說連脈有時都無所謂，最最重要的是症象，症象是事實逃不掉的，真是真，假是假，醫學功夫好的醫生，尤其是現代醫生精於生理病理者絕逃不過其法眼也。其次是處方，靈不靈、準不準更能當場試驗，古醫學、中醫學之所以還能站得住腳和有一線生機者，全憑此矣。若是一定要解釋亦未始不可，讓堅持名不正則言不順各位道長去辯罷，吾人主張道可道非常道，名可名非常名者就此打住。

4-2-189 陽明之為病胃家實是也。

　　什麼太陽陽明、正陽陽明……等可置勿論，但陽明與我們談過的太陽倒可以有個比較，這對我們以後講到後面之時有幫助。

一、陽明：胃、腸、肝膽各區的專屬病。

二、太陽：體液調節、代謝問題、總體的一般情況。

太陽陽明指消化道的症狀，因體液（亦即水分）問題引起的消化道病或稱為太陽陽明。

陽明症的特點為：

一、腸胃動量問題。

二、腸胃內液生化結構問題。

三、腸內細菌變化產生的問題。

胃家實也，此言消化系統運行障礙而見有積滯狀態者。太陽篇所論及的各陽明病乃是經過各種誤治，血液動量變化，電解質不平衡轉變而來，較強調整體的反應。陽明篇則其病之發生乃消化道本身出問題，尤其是一些酵素之轉化出問題，較強調局部性之反應。有些慢性病的發作都是由消化道酵素變化而來，西醫醫藉上載之甚詳。

4-3-190 問曰。何緣得陽明病。答曰。太陽病。若發汗。若下。若利小便。此亡津液。胃中乾燥。因轉屬陽明。不更衣。內實大便難者。此名陽明也。

此條前半段上條已經都講過了，後半段是說陽明不大便（古稱大便為更衣）腸胃積滯，與上條無甚差別。

4-4-191 問曰。陽明病外證云何。答曰。身熱汗自出。不惡寒。反惡熱也。

此即前論上所述的發揚期（phase of stimulation），代謝開始升高以抗外來感染。此條為陽明病的綱領，其真正的病理現象實見於酸鹼值之降低，一般原因很多，大概常見者為：一、肺氣腫（emphesema）；二、糖尿病（diabetes mellitus, DM）；三、腎功能衰竭（renal failure）；四、尿毒症（uremia），

以上由於血中酸度升高之故。假如天熱口渴多飲多尿，雖不是病而是生理現象，照張仲景說起來亦稱陽明。

4-5-192 問曰。病有得之一日。不發熱而惡寒者。何也。答曰。雖得之一日。惡寒將自罷。即自汗出而惡熱也。

4-6-193 問曰。惡寒何故自罷。答曰。陽明居中。主土也。萬物所歸。無所復傳。始雖惡寒。二日自止。此為陽明病也。

此二條如同一轍，理由吾人已講之又講，不再復贅。陽明中土萬物歸土等說法，乃古人無法解釋之解釋，是可不必拘泥，陽明為代謝病，如今一切症疾亦可歸之於代謝。

4-7-194 本太陽初得病時。發其汗。汗先出不徹。因轉屬陽明也。

病非由外入內，本為由內轉外，病之所以為病乃為感染，感染有各種病原 pathogenic organism 病之過程，須看病人之抗力，病原之強弱，治療之得當均有關係；即在未治療之前，病有其一貫過程，徒憑發汗瀉下就能治病未免太簡單了，醫學院變成訓練班就可以了，那來如許麻煩，汗之徹與不徹與陽明本無關係乃病之自然進展。

4-8-195 傷寒發熱。無汗嘔不能食。而反汗出濈濈然者。是轉屬陽明也。

病本由裡反應至外，若有感染而發燒，感染力愈大則發燒愈高，高熱必牽連迷走神經代之而興奮，如此則常見腦症，小兒尤其多（可能本身即為腦症），症狀為嘔吐，高燒兼嘔吐之病都較為難治，此不可不知；嘔吐之汗都出於頭及頸背部，凡腸胃症其黏膜壁受刺激，關連或來自頸椎者均難治，原因都由於神經反射，故有時汗出潤潤然也，形容其顆顆粒粒，若是緊張關係，因而轉屬陽明實在是本來就是如此之病，不必轉屬，潤然汗出之理容後即再述之。

4-9-196 傷寒三日。陽明脈大。

　　脈象洪大本是陽明之脈不必三日見症即是，我們還記服「服桂枝湯。大汗出後。大煩渴不解。脈洪大者。白虎加人參湯主之」此條即是當時該條之見證，不過在陽明篇中講，實則要硬分太陽、陽明、少陽等似嫌重覆太多了，前者是本將要大而用桂枝湯後再大，此處是自然脈大。

4-10-197 傷寒脉浮而緩。手足自溫者。是為繫在太陰。太陰者。身當發黃。若小便自利者。不能發黃。至七八日。大便鞕者。為陽明病也。

　　脈浮緩可以為太陽症亦即桂枝症，但桂枝症是惡風怕冷、血糖不夠，手足應轉為涼涼的方始可，今則手足自溫，大凡手足溫而汗出者多是胃腸疾病，胃腸尤其腸中有積滯、胃機能不良者手足多汗，所以應該是消化道腸胃關係，又說繫之「太陰」，其實太陰也好陽明也好，本來就是一種病的一體二面，陽明病者腸胃病的陽症即所謂代謝高的、充血的、興奮性的、有積滯的、可瀉的、發熱的，古人用一個陽字就解決了，好處在簡單，壞處在用之太濫則一塌糊塗，其理盡淺，反轉來說太陰病也是腸胃病是代謝低的、鬱血或少血、抑制性的、發冷的、脈沉緩的、動量不夠的、看樣子半死不活，謂之陰，於是說實則陽明，虛則太陰，我人實在不勝其煩，天地良心實在不必在這上面大下功夫，知其大概也就夠也，此處手足溫按理是陽，怎麼弄出太陰來了呢？因為脈浮而緩是「陰」脈，後面說「太陰」當發黃，假若發黃則膽紅素當抑制神經而血管運動神經自不例外，所以脈就緩了，但小便利則直接膽紅素可以排除，膽道並無阻塞，七、八天後大便又鞕可知該病人十二指腸動量及乙狀結腸段之動量（duodenum and sigmoid colon）尚可也。

4-11-198 傷寒轉繫陽明者。其人濈然微汗出也。

陽明之汗多必為熱汗原因是：

一、代謝率高。

二、自律神經以腹腔及腸胃道為大本營，腸胃道病自律神經調節差。

三、膽囊區膽汁流出少或有問題，十二指腸至小腸的動量 enterokinase 不夠，可使膽囊附近緊迫，膽道神經與心動神經同時進入脊髓 T_1 至 T_2，故而影響濈然汗出。

4-12-199 陽明中風。口苦咽乾。腹滿微喘。發熱惡寒。脉浮而緊。若下之。則腹滿小便難也。

病在表不可下為《傷寒論》之「原則」，今云中風雖為陽明亦不可下，因為有表證寒脈浮。

雖然一般消化道的病責之於胃腸，但胃腸主要的關鍵還是在肝膽胰，此處特別要緊之區乃是十二指腸，故十二指腸之動量實為消化道上極重要的因素，設如此處動量差則膽汁、胰液的分泌因之減少，既減少則動量更差，上則食道蠕動分泌減少，口腔分泌自然亦減少，故口苦咽乾，下則動量低而腹滿，胃腸動量減落，橫膈膜隨之↓，故微喘，此是所謂濕重現象，應該分別予藿香正氣散、防風通聖散方稱正治，意正增加消化酵素，漸漸促進膽汁分泌，十二指腸動量漸漸恢復，今用瀉劑則不勝其刺激，反應加受抑制而麻痺，非但腹滿而小便亦不利而難矣。

4-13-200 陽明病。若能食名中風。不能食名中寒。

中風、中寒都為消化道動量不對勁，其差別在於食慾中樞與厭食中樞興奮度不同，原因是此人平時飲食習慣，食慾胃口之好壞，及疾病感染度深淺之不同而不同。

病例：曾見一位青年商人頗年輕有為，彼籍貫是貴州人，貴州乃我國相當貧窮的地方，此人有一習慣，平時胃口不好，但至傷風、感冒時反而豬蹄、甲魚大吃大喝，其新婚妻大驚，我去視之云無患也，必須由其吃且食後更飲咖啡一杯必愈，以後果然如此，詢其理則實在彼年紀小生病時方由父母購置美食，平時甚少食，今來此寶島緊衣縮食習慣未改，偶染小症如此可愈，若真正大病亦將不能矣。

4-14-201 陽明病若中寒者。不能食。小便不利。手足濈然汗出。此欲作固瘕。必大便初鞕後溏。所以然者。以胃中冷。水穀不別故也。

陽明病者本屬胃腸病，所謂中寒乃胃機能衰弱，胃之收縮擴張均不理想，尤其是胃擴張時多故不能食，一般人都認為心肺有節律性，其實腸胃道亦有其節律性，惟較為緩慢而不明顯，一般人不察耳，如中風則上方蠕動快，下方動量慢，故胃排空快能吃，中寒其人不能吃，上方消化道有抑制，尤其如前 4-12-199 條所述之膽胰液之分泌↓，有因於肝炎者，也有上方動慢而下方蠕動快者，如此條上不能食下則初鞕而後溏，是則下方蠕動快，消化酵素無法配合也，此是見於肝膽胰臟功能不良者用參苓白朮散漸服之可收宏效，至於腹中有瘕塊者，腸運動不正常而產生者。

4-15-202 陽明病。初飲食。小便反不利。大便自調。其人骨節疼。翕翕如有熱狀。奄然發狂。濈然汗出而解者。此水不勝穀氣。氣與汗共幷。脈緊則愈。

此條原理甚深當從細處先著手論之。一般神經症狀或精神病、神經病西醫均認為在神經，神經之總匯在腦，故云病在腦反而大笑中醫謂病在肝膽大不科學，真乃豈有此理，而且中醫從古醫籍至今從來沒有腦的觀念。誠然粗看之則非常對，但細辨之非但不對且有大錯，何也？可否容我人再更深入地問一句，何以腦神經腦細胞會不對勁而生病波及而成精神或神經病，此必無

以為答，實則支配此類腦神經精神類大腦皮層者都為神經性之荷爾蒙也，例如 serotonin、histamine、monoamine、norepinephrine、γ-aminobutyric acid（GABA）、dopamine 等 amine，均為蛋白質所造成，其他更有 substance P 分布在腸胃、腦及脊髓，polypeptide、bradykinin 全身細胞均有之，絕非一定在腦也。現在最大而尚未發現的問題是諸神經荷爾蒙全身均有，此蛋白之合成自屬在肝，如何使之代謝進入各區，而各區之諸物質又如何發生關連，是否可以移用，今均不知，唯一尚可作少許參考者厥為在中醫的《傷寒論》及其他一切名醫醫案，但都要有眼光去識別何者為真，何者為偽，須要相當功夫。

　　此條之欲食自屬神經關係、肝膽關係，消化尚稱不差故欲食。小便反不利，尚未傳遞至腎臟亦即脊髓傳遞至腎臟之緩急，尚不至如此急也，大便自調小便不利之水由大便承受未乾閉自尚稱利，其人骨節疼翕翕如熱狀則小便不利，大便雖取其部分水分而自下，水分之去究係以小便為主，今小便神經暫時不利者，水分之大量總嫌其不夠暢快而去之故積於骨節、肌肉、肌腱而疼。翕翕熱狀，若得血管收縮之能量由 adenosine triphosphate（ATP）供應（可能由於食物產生熱量，ATP 乃能利用發揮力量），使皮下血管收縮，表皮血管於焉擴大乃潤潤汗出，汗出之際神經自然生一過性興奮（奄然發狂不必如此），興奮而得安定，汗出漸漸鎮靜，汗出後脈當緩才是，脈緊恐怕不像且與病理不合。

4-16-203 陽明病。欲解時。從申至戌上。

　　陽明本屬消化胃腸系統，若要解則必須在胃腸消化系統最為有力時，胃腸與肝膽相關，其中尤其是肝，肝機能最旺者為中午至下午一、二時，乃能助之以解其病，如今情況古今大變，不一定準確，惡寒者常在申時發作是事實。

4-17-204 陽明病。不能食。攻其熱必噦。所以然者。胃中虛冷故也。以其人本虛。攻其熱必噦。

消化道病，胃機能不良，時時擴張，收縮力不夠，是機能代謝受抑制之症，故不能食，當補益興奮之惟恐不及，再用瀉劑攻下，所謂攻其熱是更大錯而錯，此胃中發熱是胃壁膜鬱血，宜用興奮藥促其循環健運溫散之，攻其熱，此熱即是所謂「客熱」、「虛熱」，不噦何待。

4-18-205 陽明病脈遲。食難用飽。飽則微煩頭眩。必小便難。此欲作穀疸。雖下之。腹滿如故。所以然者。脈遲故也。

膽紅素大量積於血中乃見黃疸，若未足量，該時間是當要見而未顯之時，膽紅素犯及神經使神經導電力、衝力大差，故脈遲。

膽紅素可致全身動量受抑制，腸胃動量收縮↓，則擴張腹滿，因胃之擴張回饋在腦中之食慾中樞，若食慾中樞尚未受波及，則必感仍未有飽的滿足感，故稱食難用飽，覺飽時實在已經超過真的飽過多矣！故胃收縮，胃壓升高微煩而頭暈，心搏力↓，小便難，腹壓又大，要作穀疸，本已成黃疸，但在將發作矣。雖下之，腹滿是胃腸無力，下之其能下之條件須胃腸有能蠕動方能下，今雖下之，非但不下且腹滿腹脹更厲害，所以然者脈遲故也，《傷寒論》認為脈遲屬陰，其實脈遲乃動量血管神經早已為膽紅素侵蝕 bradycardia 之脈當然遲慢也。

4-19-206 陽明病。法多汗。反無汗。其身如蟲行皮中狀者。此以久虛故也。

對陽明病本多汗，今反無汗，理由是因為膽紅素，若是直接膽紅素充斥血中或者間接膽紅素充斥血中均可使皮膚發癢，並非久虛關係，陽明之多汗在腸胃時，固然如此，若在肝膽道或胰臟間不一定要多汗，大凡生病大都各種條件互見，膽紅素之分類云肝性、肝前性、肝後性、阻塞性、溶血性，讀

書時可以頭頭是道,臨床時往往互見幾不可分辨,不獨肝膽病如此,其他一般臨床症莫不如此,所以須多啟發、多臨床、多思考,方克有成。

4-20-207 陽明病。反無汗。而小便利。二三日嘔而欬。手足厥者。必苦頭痛。若不欬不嘔。手足不厥者。頭不痛。

　　《傷寒論》認為陽明病必須有汗乃是一般性的陽明病,例如太陽症轉屬者,假令感冒就從上呼吸及胃腸道發作就看不見什麼表證了,由外入表之說在此毫無用處,因為不須要說什麼太陽、陽明等古名字以亂意義,可以直接來論病,病不一定要有汗無汗,有汗無汗亦非病之必須條件,假令咳嗽劇烈往呼吸道治療之外,更須就腸胃道加以從治,否則醫不好,既嘔又咳神經緊張循環快是現在的說法,氣血上逆是傳統的說法,於是手足厥冷,咳而頭部充血當然頭痛,反之不咳不嘔,當然血不上行手足不厥冷,頭無由而得痛。

4-21-208 陽明病。但頭眩不惡寒。故能食而咳。其人咽必痛。若不欬者。咽不痛。

　　一般普通感冒(無發熱所以不叫太陽),再有些頭眩亦不怕冷,又能食有咳嗽,咳得厲害,喉頭炎、咽喉痛;不咳,則是感冒之輕又輕者,喝些熱水安靜休息便好,有甚好講的,如果一定說這是《傷寒論》的陽明病,那事情就大了,此為小事化大,小題大做何必呢(咽痛一定要少陰出汗,一定要陽明)?連張仲景《傷寒論》中都有例外,何必顢頇至此。

4-22-209 陽明病然汗。小便不利。心中懊憹者。身必發黃。

　　凡病豈無汗小便又不利水分代謝產物無從排出身外,當然極不舒服,一般正常健康的若遇到氣壓低、濕度又高的氣候亦感到極不舒服,病人當然更厲害了,水分無從排出,心中懊憹乃胃及食道黏膜面充血遲緩的感覺,非常難過,也有甚者其分利道之所以不通,全在肝機能低落的關係,因為人體抗利尿激素(antidiuretic hormone, ADH)部分須要肝將之代謝、破壞,肝機能不

良由於膽管阻塞、膽汁外流、膽紅素橫溢於血中，有水分不能利出，ADH↑，有膽紅素不能排出發黃，胃及腸食道充血且動量遲緩，胸中恆感悶塞，肝機能差不能將女性荷爾蒙（estrogen）代謝掉，estrogen 對鈉有滯留作用，鈉和水一起滯留，要去水分利水之劑如太陽中的方是不夠的，必須用強力利膽劑以恢復肝臟機能，故輕則大柴胡湯，重則硝石礬石散、大溫中丸。

4-23-210 陽明病。被火。額上微汗出。而小便不利者。必發黃。

　　與上條情況相同，小便不利理由如上述，被火多強烈刺激必溶血，緊張之甚只出頭汗，若只額上有汗，緊張之極矣，其 stress 在膈下：一、lymph nodes；二、solar ganglion，中醫治療肝膽各種病症均由此處著手，並非專靠一、二張秘方或什麼方什麼藥，可以濟事也，當利膽道，利膈下淋巴或芳香健脾。

4-24-211 陽明病。脈浮而緊者。必潮熱發作有時。但浮者。必盜汗出。

　　一般胃腸消化患疾，若見脈浮緊必然與太陽病一般是緊張，胃腸中的菌落及安定神經諸蛋白因其配合不當，故常發潮熱，潮熱者蛋白結構支鏈之不平衡與腸黏膜面有密切關係，須要清理胃腸，但浮者則比浮緊略輕，緊張度仍有，睡時汗大出謂之盜汗，其實也不是什麼大不了的事，勇者不懼智者不惑，中醫故甚其辭，病家大為失色實無此必要。

4-25-212 陽明病。口燥。但欲漱水。不欲嚥者。此必衄。

　　陽明病本是代謝亢盛之「熱」病，其熱字非寒暑上體溫升高乃病人自感大熱，是酸度增高（acidity↑），CO_2↑，則腦部血管尤其是顱外血管大幅度擴張，鼻上本是篩管竇 ethmoidal sinus 靜脈極多小血管，既擴張當然亦隨之而擴張，若其中黏膜面尚有分泌液，還不致十分乾燥者，口中不會很乾，若鼻腔上篩竇黏膜面十分乾燥並分泌液都無，則生乾裂之痛，豈但口乾，更要漱水以自救，若然黏膜因發燒充血更乾燥而破裂則鼻血大出謂之衄，衄

後壓力降減，一如三稜針之放血療法，相當可以好一段時間，病輕者說不定由此而愈（故中醫又稱衄為紅汗）。

4-26-213 陽明病。本自汗出。醫更重發汗。病已差。尚微煩不了了者。此必大便鞕故也。以亡津液。胃中乾燥。故令大便鞕。當問其小便日幾行。若本小便日三四行。今日再行。故知大便不久出今為小便數少。以津液當還入胃中。故知不久必大便也。

此條文字皆絕妙好詞，機轉清楚如話，令人一目瞭然不必解說已經都知，何況在前幾條遠較此條為難都已解釋清楚。

此處順便將 4-24-211 條補充一番：
一、多汗者——陽明病。
二、少汗者——偏太陽病。
三、陽明病有潮熱發作有時。
四、少陽病寒熱往來發作無定時。

4-27-214 傷寒嘔多。雖有陽明證。不可攻之。

攻之與否不在嘔與不嘔當然更不在陽明，應以十二指腸及幽門部之動量狀況為標準，若阻塞致嘔當然不可攻，須先解決病由，若單因痙攣而逆蠕動可攻，若不能攻，改用灌腸法。

4-28-215 陽明病。心下鞕滿者。不可攻之。攻之利遂不止者死。利止者愈。

心下鞕滿：一、心臟擴大；二、心內膜炎、心包膜炎，用藥攻之加重心臟負擔，或是肝硬化在肝頸或肝底下方，代謝已不行不能再攻，以上情況心下均當鞕滿，如今醫學發達肝機能檢查、X 光透視，早就清楚得很，哪裡有用攻藥之理，攻之利不止利止都會死。

4-29-216 陽明病。面合色赤。不可攻之。必發熱色黃者。小便不利也。

面合色赤者腸胃道過敏 serotonin↑，該物使心跳速使血管擴張，再用攻下藥，心臟不支矣。

一、應用養陰劑通大便乃間接使小血管不擴張而愈。

二、用八正散加減亦效，小腸乃調節水分之第一道線故用利尿之劑，古稱心邪由小腸除也。

迨至發熱色黃乃可攻之，去腸胃積滯分利膽汁。

4-30-217 陽明病。不吐不下。心煩者。可與調胃承氣湯。

凡人缺氧之先必感心煩，若繼續氧量不夠，便為神志惑亂，今既不吐不下可知腸胃道之反應尚穩定，稱陽明病。顯然古人對病症亦有相當認識，胃腸狀況尚稱穩定，有病而心煩必屬有積滯，但程度不深，再用調胃承氣湯的意義乃薄薄致瀉以清腸胃為手段，以略去積退除充血為目的也。

4-31-218 陽明病脈遲。雖汗出。不惡寒者。其身必重。短氣腹滿而喘。有潮熱者。此外欲解。可攻裏也。手足濈然汗出者。此大便已鞕也。大承氣湯主之。若汗出。微發熱惡寒者。外未解也。其熱不潮。未可與承氣湯。若腹大滿。不通者。可與小承氣湯。微和胃氣。勿令至大泄下。

脈所以遲乃下焦若要詳細稱之是為在骨盆腔中的結腸，尤其是降結腸及乙狀結腸處有大便積滯於此，而影響薦骨及尾閭骨神經，此類神經與十二對腦神經同屬於副交感神經或副交感神經中的迷走神經（vagus nerve），迷走神經興奮脈受抑制故脈遲，副交感神經除使脈遲之外，更使人容易出汗，蓋使表皮血管擴張，副交感神經之與交感神經是成拮抗作用的，故脈遲汗出、不惡寒，至於其身必重，乃所謂下焦積滯多，迷走神經興奮本使人困倦欲迷睡，吾人常提及產婦生產時胎兒經過產道興奮尾閭骨副交感神經，雖腹痛而

頻頻思睡情況頗為一致，若兼有潮熱手足潤然汗出均有骨盆下腔壓力↑，副交感神經受刺激↑之證象，要達到此類程度，當然腸內容物之膠閉及硬自無問題，故云可瀉之用大承氣湯，若汗多微發熱，惡寒外未解也其熱不潮，意思是大便尚未在結腸中結鞕，但腹中大脹而不通之情形，其發生的機會較大便結硬為多，因大便既結硬，結腸中水分自因結硬而下降，或水分先吸收多故大便方結硬，其壓力及膨滿度反低自無疑問，但在此未發生之前，必然水及大便同時存在其實用大承氣湯瀉之亦無不可，但在古時，即當《傷寒論》時人來講如果一瀉則必腹痛、便溏、時時裡急，所下水多於糞所謂弄巧成拙，但不過不舒服而已，過此時亦可全愈。

大承氣湯方：大黃四兩酒洗（《外台》無「酒洗」字）　厚朴半斤炙去皮　枳實五枚炙　芒硝三合

上四味，以水一斗，先煮二物，取五升，去滓，內大黃，更煮取二升，去滓，內芒硝，更上微火，一兩沸，分溫再服，得下，餘勿服。

小承氣湯方：大黃四兩　厚朴二兩炙去皮　枳實三枚大者炙

上三味，以水四升，煮取一升二合，去滓，分溫二服，初服湯當更衣，不爾者，盡飲之，若更衣者，勿服之。

承氣湯之設主藥在大黃可使腸子蠕動加速，副作用為內多含鞣酸（tannic acid）性澀反可使腸壁收斂而便秘，故用大黃瀉後反生便秘也，導致瀉之成分為大黃苷，枳實是收縮平滑肌藥，厚朴是麻痺運動神經藥，以此作控制使大瀉之時不致太甚生副作用，芒硝是硫酸鎂入腸之後使腸壁的滲透壓改變，使腸之分泌液由腸壁而入腸腔，如此則腸內的鞕糞隨分泌而軟化及具液體（即分泌液）之滑潤，於是一過性大瀉之，可臻效，用瀉藥亦須有相當學問及功夫，經瀉之後壓力↓，腸子可清，因而生一連串的改善作用。

小承氣湯少芒硝及厚朴輕用，不過力量較小，蓋水分既未全燥，芒硝當然不用，否則腸非但不燥，本患其液體則更積液體了。

4-32-219 陽明病。潮熱。大便微鞕者。可與大承氣湯。不鞕者。不可與之。若不大便。六七日。恐有燥屎。欲知之法。少與小承氣湯。湯入腹中。轉矢氣者。此有燥屎也。乃可攻之。若不轉矢氣者。此但初頭鞕。後必溏。不可攻之。攻之必脹滿。不能食也。欲飲水者。與水則噦。其後發熱者。必大便復鞕而少也。以小承氣湯和之。不轉矢氣者。慎不可攻也。

此條示人以攻下法，所有的理由及標準上條已述之甚詳，唯一的重點在轉矢氣上，轉矢氣的意思可知腸中的糞已經發酵，水分必然已經被大腸壁膜吸收得相當可以了，如果無矢氣則腸中的大便部分在下端肛門處已變硬，上端尚未吸收完全，因為攻下主要用的是大承氣湯中有芒硝，在未下之前先使大便潤滑軟化亦利於下瀉，如果只是頭便鞕後面尚濕則大承氣湯之力，使大便更濕或竟水化，非但體積因當腸管滲透而膨脹，以膨脹而壓力已趨上升，如此則脹滿，不能食，飲水則水本多則泛噁謂之噦，其後再發熱，大便在腸水分又漸漸吸收，只以小承氣湯使探之，等確定後再下攻藥。

《傷寒論》時代人體代謝營養差，血液蛋白自是不夠，血管擴張收縮滲透壓過敏大不同現今的人，瀉下是對此類人的水分代謝，是一個極大的刺激和震撼，故乃鄭重如此，如今勢情大異，似已並不須要如此矣。

4-33-220 夫實則譫語。虛則鄭聲。鄭聲者。重語也。直視譫語。喘滿者死。下利者死。

譫語鄭聲均為神智不清，腦中先有問題再為發生，發生的方式有兩種：一、是因為腸子積滯膨脹腸中菌落改變，發高熱，毒素由血行上傳入腦者或竟由於肝病之嚴重者末期呈肝昏迷者，前者可以用承氣湯一瀉而清，後者本是肝機能已經山窮水盡，無法再供應脫氨作用（deamination）致使 ammonia NH_3 之毒性上播入腦而譫語，用大承氣湯積未去而肝已先崩潰，瀉之立死，蓋其本來就是死症。二、由於腦先有病，當然條件很多舉不勝舉，且如隨便舉一例：腦中生一個動靜 fistula 之血管病者，一旦破裂則必直視眼不能轉動、

譫語，腹部臨死以前以大腦無法行調節作用大脹滿，呼吸不利而喘，至於下利不下利，非必要條件，如此當然必死，此非陽明病之必死，其乃死於腦部疾病，當然較一般病要嚴重得多，其他案例實不勝枚舉也。

4-34-221 發汗多。若重發汗者。亡其陽。譫語。脈短者死。脈自和者不死。

發汗之代價必須心臟循環快乃使血管末梢擴張，心臟循環快必要條件為心臟健全，心肌收縮有力；發汗多則心臟能量必須消耗，自無疑問（中醫常稱汗為心液），發汗多則心力衰竭，若心臟健全不過機能呈一時之衰弱，吾人在本書看得很多，有各種救治法，但若心臟本身已經有部分疾病如：在解剖上的真正疾病，心臟瓣膜不全、心肌肥大等重發其汗，心臟受一再刺激而衰竭，脈搏短促即心室瞤動（ventricle tachycardia）臨死時之現象，焉得不死；脈自動能調節，自然心臟無真正疾病，自可恢復，心臟衰竭必生冷汗，四肢厥冷，蓋心搏力已不夠至末端，故古人常調之「亡陽」。

4-35-222 傷寒若吐若下後不解。不大便五六日。上至十餘日。日晡所發潮熱。不惡寒。獨語如見鬼狀。若劇者。發則不識人。循衣摸牀。惕而不安。微喘直視。脈弦者生。濇者死。微者。但發熱譫語者。大承氣湯主之。若一服利。則止後服。

以上所見症狀均為前面所提之第一種症狀，傷寒陽明症中已經述之多次，症狀見之可怖，實係腦中諸穩定神經荷爾蒙發生變化所致，可以一瀉而安，脈之弦及濇此處若要細辨之，並無一定的需要，大概可以認脈弦則搏力較強，脈濇脈搏力較差，但不能單是憑脈一決生死；微喘直視是險象，當參考各種條件作決定。

4-36-223 陽明病。其人多汗。以津液外出。胃中燥。大便必鞕。鞕則譫語。小承氣湯主之。若一服譫語止者。更莫復服。

多汗屬 acidosis 表皮血管擴張之現象（非津液外出之謂），胃中燥當然兼具大便鞕，此二種現象與代謝性之酸中毒頗有關連，酸中毒者不論為哪一種如：糖尿病、尿毒症、代謝副產物等血液中有此種物質，若不能過濾排泄，則其滲透壓必然大變，使組織液從組織中往血管內集合，剛與脫水情況相反是血管中液體自組織中滲進，故可見 dehydration: hydrostatic pressure > osmotic P. acidosis: hydrostatic pressure < osmotic P。

誠如此則組織中缺乏液體已乾燥，腸胃中之水分亦由組織細胞入血管而循環帶走，此時水分由腸道而入腸壁，而入總血管，則胃腸中水分降低，更因敗血關係，胃中酸度恆略呈升高，生灼熱感，故全身乾燥，腸中水分被奪而便秘，設或此酸中毒若非一般糖尿病，及尿毒症之酸中毒，不過是代謝廢料多而生一過性者當然一瀉即可使之平衡，譫語者仍是血液中雜質或高熱時（白血球破壞而生之熱素 pyrogen）腦內壓不穩定而產生者，與瀉同時解決。

4-37-224 陽明病。譫語發潮熱。脈滑而疾者。小承氣湯主之。因與承氣湯一升。腹中轉矢氣者。更服一升。若不轉矢氣者。勿更與之。明日又不大便。脈反微濇者。裏虛也。為難治。不可更與承氣湯也。

一切症狀前都敘述過，予承氣湯能排氣者證明腸子已開始蠕動，既已蠕動，自然可下，再服之試催其下，若不排氣，不復再服，俟之明日之意思乃過夜入睡則副交感神經興奮後，經藥力推動庶幾可下，但仍不下，乃知腸子蠕動力不夠，承氣湯刺激之而不應也。脈濇者脈往來不流利，見此種脈可推知其人心臟血管系統（cardiovascular system）條件不佳，無力推動腸子運動排便故為難治，其實以後中醫之方針，對此種情形下藥不止其數，不乏良方，且有絕妙之方，如陶氏黃龍湯即其例也。或竟根本不用瀉劑，反而補氣清下清熱亦可奏效，總之心臟本身之條件為重要之根據。

4-38-225 陽明病。譫語有潮熱。反不能食者。胃中必有燥屎五六枚也。若能食者。但鞕耳。宜大承氣湯下之。

既有譫語潮熱按理不能食，因胃之所以能食要無發燒、潮熱方能食，即使能食亦不如常人之多，蓋發燒次數愈多或愈長則胃口全部倒卻：胃中有燥屎五、六枚當然是錯誤的，這是古時人不懂人體結構及解剖，但不必執今而笑古，存之不理可也，胃之不能食因腸子中之大便尚未燥結，卻是事實，大便仍含水分當然大腸內腔含之壓力大，影響動量此其一，腸腔中水分多影響上端小腸之動量及吸收更由十二指腸而影響胃之蠕動，胃口低下而不能食，大腸中糞便之水分為大腸吸收則機能已然漸漸恢復，所苦者乃大便不出再去之即可。

4-39-226 陽明病。下血譫語者。此為熱入血室。但頭汗出者。刺期門。隨其實而瀉之。濈然汗出則愈。

下血可有可無非一定如此，譫語經過數次解釋，可知是大腸積糞便，卻糞便乾燥而使大腸中尤其直腸之靜脈曲張處或者直腸乙狀結腸有憩室處之血管，由壓力摩擦或乾燥而破裂亦可血隨糞便而下，或者先血後便，先便後血均可，但頭汗出是膈下及肋間神經影響或膽道附近有滯留炎症壓力，均可如此。刺期門由患處外面的血管神經尤其神經的條件鎮靜之，亦可使內部炎症程度減輕而收效，此是針灸手段中常見的方法。

4-40-227 汗出譫語者。必有燥屎在胃中。此為風也。須下者。經過乃可下之。下之若早。語言必亂。以表虛裏實故也。下之愈。宜大承氣湯。

大腸內大便已結成乾燥，可知腸又有權恢復，更知水分已吸收，內腔壓力已減輕，下之即可，所以必須要等到這一時期，是當時對下所以非常慎重處理的要件，不可擅下是張仲景懸為禁例者，因以當時情形如此，假若尚未到達此種情況而下之則大腸腔中水分更多，小腸隨之水分亦多，腸之蠕動本

由上而下，小腸而大腸，大腸成膨脹壓力狀態，小腸自然呆滯，其腔內各種毒素本應排出體外或尚未排出體外而停滯於腸中者，受壓力而反滲透入血，輾轉循環至腦則語言必亂，此也一過性者也；若其體強經得起，一如現今人的身體則再下之，必大便及水分全部一瀉而湧出。

4-41-228 傷寒四五日。脈沉而喘滿。沉為在裏。而反發其汗。津液越出。大便為難。表虛裏實。久則譫語。

　　脈沉即脈小而不可觸得，中醫皆謂沉脈應屬裡自是的確，蓋沉脈者副交感性神經興奮也。在腦之病實在平常少見，在骨盆腔尤其乙狀結腸連結直腸處或在升結腸之 cecum 處，自因充血、動量呆滯、壓力、血流改變而受影響者非常多，若影響副交感性而將脈搏抑制脈搏自沉，但必須配合其他條件方為妥當，不可以偏蓋全；喘乃腹中結糞、胃腸呆滯、橫膈膜上下受影響、呼吸因感困難，若發其汗是影響交感神經是心跳速血循快而出汗，交感神經是可以抑制副交感神經的，但是在這情況下，大便鞭結而腹滿氣喘，乃腹中有異物當排泄，非但無法撥亂反正，反而因汗出循環快而將毒素、神經不穩定性物質一併從速入腦，不譫語何待？故凡事當見機而為，不可死做，否則適得其反，明智人不為，兵法云：「置之死地而後生」，韓信用之背水破趙頭頭是道，馬謖用之而失街亭慘哉。

4-42-229 三陽合病。腹滿身重。難以轉側。口不仁面垢。譫語遺尿。發汗則譫語。下之則額上生汗。手足逆冷。若自汗出者。白虎湯主之。

　　不管二陽、三陽併病那些名詞，若從病況著手要簡單便捷得多，口不仁面垢，身重難以轉側為此病的重要條件，出現《傷寒論》陽明症復有如此條件，當然尚有其他與所謂一般「陽明」不同處，腹雖滿而身重難以轉側，當然是肌肉中水分極多乃至麻木，致些許動作都告困難，與單是腹滿的條件不同；口不仁面垢，亦即語言難出面上多油汗而生垢，汗出面膩，此類汗既非疏泄體溫之汗，亦非血糖不夠或緊張之冷汗。此汗之出乃蒸發力不夠而殘留，

吾人因知人體皮膚一直在蒸發也一直在出汗,其所以吾人不感汗出者乃蒸發快於出汗,故感似無汗,實則調節體溫之生理 mechanism 一直在進行也,設或天氣悶熱,空氣活動力不夠豈則礎潤而雨,吾人身體上必然黏黏的似汗非汗非常難過,更胸悶頭暈,外界蒸發力之不夠,體內水分自然無法疏泄乃使人很不舒服,尤是積於面上(身體上亦然)極膩易沾垢塵,故知其身體內水分之積也,由於外界蒸發之不夠,更且發熱則熱也無從由汗而疏泄;但因水分積於體多,熱亦不致於太高。譫語是水分多,腦內自屬水分亦多,本亦有譫語之條件,復加發熱之代謝產物等因素。遺尿者乃肌肉收縮力略差,膀胱滿而偶然溢下,若發其汗,則入腦之更速譫語更甚,若下之則此病雖然腹滿按上病理推測,自非一瀉可以濟事,蓋《傷寒論》之對下非常重視,且下必須大腸中大便燥結,若未燥結而下則患其水分橫溢而生種種流弊,吾人已講之多矣,今既水分(體液)已不能疏泄而橫溢了,復再下之大便無法瀉下,水分反溢出更多,緊張反而加甚,乃至額上發汗,手足逆冷,皆因不當下而下,緊張加甚之結果也,若自汗出者,汗出不得蒸發,俟自疏泄水分即汗出,積諸汗先是感膩,嗣後因多而似汗,再出則似汗,愈出愈似汗,則汗自出,須知體中之代謝物,既不能由汗疏之於外(此尚屬少量),又不能以便排出於外(蓋此時 ADH↑,小便雖未顯然不利,已漸漸不暢,病人不自覺耳),自然積愈多,血液酸度高,病人恆感熱而煩渴不耐,白虎湯解除酸血自是良方,加人參恢復其活力,所以病人得白虎湯,非但煩渴發熱解除且小便增多,排泄暢通,腹滿身重,口不仁,面垢不由表皮蒸發,由小便直接去之勝蒸發多矣乃愈。且白虎湯中之石膏、知母、粳米非獨為去濕利尿之劑,試看遺尿可知脊髓神經之調節略有問題,生石膏在此伴白虎湯而用之,一方數投,不愧一等高手,但以後更改良加以利水利尿之藥較《傷寒論》原始之方更為高明。

4-43-230 二陽併病。太陽證罷。但發潮熱。手足漐漐汗出。大便難而譫語者。下之則愈。宜大承氣湯。

  此條不必解釋,已明瞭矣。

4-44-231 陽明病。脈浮而緊。咽燥口苦。腹滿而喘。發熱汗出。不惡寒。反惡熱。身重。若發汗則躁。心憒憒。反譫語。若加溫針。必怵惕煩躁不得眠。若下之。則胃中空虛。客氣動膈。心中懊憹。舌上胎者。梔子豉湯主之。若渴欲飲水。口乾舌燥者。白虎加人參湯主之。若脈浮發熱。渴欲飲水。小便不利者。豬苓湯主之。

　　豬苓湯方：豬苓去皮　茯苓　澤瀉　阿膠（《外台》有「炙」字）
　　滑石碎各一兩

　　我祖父嘗云溫病之方，《傷寒論》陽明病中都具之，蓋陽明病不如一般濕熱病之條件如同一轍，但《傷寒論》中之方固然絕佳，總是我國原始之經方略感數少，然主論簡捷是真正了不起處。醫者自當以病為主，先明其原理，然後再能處方治療也。溫病之用方多於《傷寒論》且較進步自不待言，但論病之進出遠不及《傷寒論》，此乃是書可貴之處也。此條之病一如前 4-42-229 條之條件，惟其不同處是脈浮而緊、咽燥口苦，此脈浮緊可知其發熱程度較前條為高，咽燥口苦乃因發高燒而咽喉腔均甚乾澀，若發汗，若下，都屬前條一樣產生惡果，其尤劣者乃加溫針，若由口喉乃至食道充血者病人恆能自知之或者如《傷寒論》所說心中懊憹，可以梔子之清涼退充血，豆豉為止發酵劑健胃，使胃酸或胃黏液不上逆。口乾舌燥白虎湯前條已述，渴欲飲水小便不利者，前述之主方當為五苓散，今用豬苓散，看似相同實則不同。

　　五苓散之調節乃以桂枝、白朮由小腸及腎微小血管擴張。所謂活血，其實亦無真正擴張諸小血管之力，如以之作實驗室實驗或動物試驗或臨床試驗，前二者必然無效，後一者有效、無效在未定數之間，蓋其利尿之功能必須有前置條件一如以前吾人曾三復斯言也，其前置條件大致相同，但偶然亦有少許不同。白朮之調節水分前已論述，滑石非如白朮能調節水分，不過以之為腸壁，胃壁之敷應保護劑而已，其主作用為隔離而潤滑。阿膠為補血、增加血漿蛋白有效成分劑，非如桂枝之作用，由此乃知此症狀不須如五苓散之加以苓朮，僅須保護隔絕，再略為補充蛋白，當然尚有與五苓散相同之豬

茯苓、澤瀉之調節功用也，用藥相似結果相同，手段略異者條件不同也（前用之於太陽中醫所謂寒水之五苓散，今則用於火化燥熱之陽明，當以阿膠、滑石潤之也），主作用淡滲則相同。

4-45-232 陽明病。汗出多而渴者。不可與豬苓湯。以汗多胃中燥。豬苓湯復利其小便故也。

汗出多而渴之陽明病當予白虎湯，胃中燥與不燥與豬苓湯無關，真正胃中乾燥實無，此種真正現象，略有醫學知識者均知之。

4-46-233 脈浮而遲。表熱裏寒。下利清穀者。四逆湯主之。

下利清穀乃食而不化，代謝差之極矣為此條之要點，脈浮而遲，浮為發熱之刺激，遲為心搏率慢之表現，其他重病亦有。惟下利清穀，吃什麼下什麼是重要條件，脈遲是心動神經受抑，清穀是代謝之低下，當然必用強心且興奮代謝之四逆湯。

4-47-234 若胃中虛冷不能食者飲水則噦。

胃中虛冷為消化不良，胃酸分泌低下則冷，若胃酸分泌高則感灼熱矣，胃酸之低下於胃中壁細胞（parietal cell）之分泌胃酸↓，而黏液細胞分泌黏液中，酸能促進胃蠕動，胃酸低下黏液多，病人感覺寒而滿（胃動量↓，酸↓之故），若再飲水自然感噁心嘔吐。

4-48-235 脈浮發熱。口乾鼻燥。能食者則衄。

脈浮發熱致使口乾鼻燥，則口鼻黏膜乾燥且無分泌之滋潤，或者分泌液因疾而變質；分泌液亦為蛋白，其變質自可使黏膜拉緊或收縮，但黏膜下之血管因發熱而擴張，病人又能吃代謝又升高血管再擴張，外緊縮因內擴張，則黏膜破裂血自流出則期，但此乃大有可能並非必然。

4-49-236 陽明病。下之。其外有熱手足溫。不結胸。心中懊憹。飢不能食。但頭汗出者。梔子豉湯主之。

下之仍有熱乃充血，手足自然溫，所謂結胸乃因下而觸發，或本來亦將發作之胸中積水之症，或肋膜或心包膜或其他等，則胸中壓力牽引重心在裡，心搏低下手足無法溫，因充血而溫，食道喉頭一併充血，故心中懊憹。飢不能食者，經下之後，胃腸經不正常之蠕動後受抑制，既充血則食道及胃壁仍有分泌消化液，故而感飢，然胃經下後，生一過性運動抑制，暫時蠕動停擺，乃不能食，頭汗出乃中焦胃、膈及食道下端刺激未停充血未止也，梔子鎮靜退充血，豆豉健胃止發酵，此病能食，本不重，用輕劑如此，奏效反速。

4-50-237 陽明病。發潮熱。大便溏。小便自可。胸脅滿不去者。與小柴胡湯。

潮熱大便溏小便自可者非大腸結便結熱充血，乃胸脅間亦即橫膈膜下肝膽區域有壓力，肋間神經緊張而發生，蓋膽道一日所引流而出之水分極多，現今外科方面之"T-tube"引流即可知之，此液體須小腸吸收，若產生各種緊張及刺激，膽汁因流出更多，小腸吸收降低故便溏，然而與心臟循環至腎小球過濾尚無波及和相關，故小便自利，小柴胡湯既鎮靜大腦緩和緊張，更能促進膈下淋巴血流循環以解之。

4-51-238 陽明病。脅下鞕滿。不大便而嘔。舌上白胎者。可與小柴胡湯。上焦得通。津液得下。胃氣因和。身濈然汗出而解。

脅下鞕滿是胸膈間緊張是壓力也，因具壓力若至不大便而嘔吐，而舌上生白胎者雖是胃腸不和，假若原因由脅下而起者是極為合理的，因為脅下尤其是右脅鞕滿之緊張，若因肝膽有問題膽道不通，由於膽道有阻礙或因膽汁成分發生變化，流出自然遲緩；膽汁與十二指腸及小腸之蠕動是互為因果，相互 control 的，膽汁出則十二指腸動量高，反之亦然，其中詳情如參閱西

醫書籍有較明確之描述,小柴胡湯之功用在鎮靜及促進肝膽流量,此處既改善,則他處自然迎刃而解,解時緊張降下,汗出濈然。

4-52-239 陽明中風。脈弦浮大。而短氣。腹部滿。脅下及心痛。久按之。氣不通。鼻乾。不得汗。嗜臥。一身及目悉黃。小便難。有潮熱。時時噦。耳前後腫。刺之小差。外不解。病過十日。脈續浮者。與小柴胡湯。脈但浮。無餘證者。與麻黃湯。若不尿。腹滿加噦者。不治。

此條病情嚴重,按實際情況論已非一般說法,陽明、少陽、太陽等可以濟事矣,此乃實質病,腹大滿脹則影響脅下及橫膈心下膨脹而滿,此乃腹水大脹久按之使膈上頂呼吸呈窒息感,腹水既大盛則積水之處水積愈多,增多之水由別處轉滲而來,無異別處便缺體液滋潤而愈呈乾燥狀態,此種情況吾人前已解釋之,故鼻乾腹水大盛、心臟負擔已大為增大,末稍血管之血液全部集中於內臟無法有汗;嗜臥則為心力不足,肝機能尤低,無法充分製造足夠之醣來振發神經,亦無製造足夠蛋白質以改善滲透壓而回收水分降低腹水,一身及面目悉黃則為肝機能不良,膽汁已不能流暢而成膽管阻塞,direct bilirubin 橫溢於血中一身盡黃,血中膽紅素積多,且心臟循環受抑制及緊張均易溶血,indirect bilirubin 因之亦大增,則面目更黃,ADH 本由肝代謝消除之,今肝臟機能大為衰弱,ADH 血中大積,當然尿管無法排泄,更兼 indirect bilirubin 無法從腎絲球過濾出,今增多乃使腎小絲球血管阻塞,更無由有小便。耳前後腫者淋巴腺腫也,肝病兼及淋巴阻塞而淋巴結腫此病非同小可,與小柴胡湯恐怕已救之不及,杯水車薪、無濟於事,小便無而嘔而腹滿者,可能食道靜脈將出血矣,但云不治已經相當客氣保守了,直言之危殆已極,死亡指日可待矣!脈但浮而無餘症者,自然症象愈少於病者愈有利,病情愈輕;無餘症用麻黃湯之目的:非求發汗,去風寒,乃求升壓以維持小便、循環也。

4-53-240 陽明病。自汗出。若發汗。小便自利者。此為津液內竭。雖鞕更不可攻之。當須自欲大便。宜蜜煎導而通之。若土瓜根及大豬膽汁。皆可為導。

　　蜜煎方：食蜜七合

　　既有自汗發汗，小便又自利則水分去之甚多，本可飲水以補救之，即使自汗、發汗、利小便云是津液內竭，於現在醫學上講，實講不通，但有一點值得一提者乃是用瀉下藥瀉下及外用蜜煎導法或土瓜根及大豬膽汁灌腸法雖同時通大便，其影響程度大不相同，如同瀉下法則從口服而瀉下經過一番過程甚長步驟也甚繁，其影響亦大，若用灌腸法則影響少多矣，但灌腸法所去之大便只以在直腸至結腸下一端已為最大極限，影響範圍少多矣，其好處在影響不大之下行通大便之術，是否因下端刺激而上端同時生連帶作用，恐又須視當時情形而定，豬膽汁及蜜、土瓜根均本通大便以之灌腸之材料似較西醫之灌腸材料好，惟設備及用法之方便，當然現代的進步不止千倍。

4-54-241 陽明病。脈遲。汗出多。後熱微惡寒者。表未解也。可發汗。宜桂枝湯。

　　此處何必一定要說陽明病，即是桂枝湯證之現象，直截了當用桂枝湯即可，用桂枝湯之機轉講之多矣。

4-55-242 陽明病。脈浮。無汗而喘者。發汗則愈。宜麻黃湯。

　　與上條一樣不必陽明太陽硬分之，乃有如此贅累條文也。

4-56-243 陽明病。發熱汗出者。此為熱越。不能發黃也。但頭汗出。身無汗。齊頸而還。小便不利。渴引水漿者。此為瘀熱在裏。身必發黃。茵陳蒿湯主之。

　　茵陳蒿湯方：茵陳蒿六兩　梔子十四枚劈（《千金》作「四十枚」）
　　大黃二兩去皮

既發熱汗出不發黃之病有的是，不必一定是什麼陽明病，但見汗出齊頸而還、小便不利可知中焦府氣不通，亦即重心在肝膽道，脅下必然牽引或者緊張。小便不利乃更為嚴重（黃疸之膽紅素抑制一切神經之傳導），小便不利者，小便難下乃神經抑制之故，非毫無小便，今知膽紅素大量外溢，又見頭汗出齊頸而還方是此條之重點，茵陳蒿湯之茵陳乃退黃之效藥，其功用所謂清熱去濕去黃，乃中醫學用退黃疸之大藥，配合山梔亦復如是，此二者非但對血液中之膽紅素有清理之能，更能去熱及去充血、消炎，而利膽尚恐其力不足，更配合大黃引助其去瘀去熱退充血，期一舉而克之。

4-57-244 陽明證。其人喜忘者。必有蓄血。所以然者。本有久瘀血。故令喜忘。屎雖鞕。大便反易。其色必黑者。宜抵當湯下之。

　　脊椎之自律神經節分置脊髓神經之兩旁均為交感神經節，而副交感神經節則在原本器官內，但其出處之神經核由頭部及尾薦骨出來，故副交感神經居人身之上下二端，交感神經居中。病人善忘本是心理神經問題，若神經能使之影響其善忘者無非腦中樞神經之傳導、傳遞出問題，中樞腦神經十二對與尾閭薦骨神經同為副交感神經，彼此互有影響，影響之物質乃神經荷爾蒙，尤其是 substance P。至若下焦不通或傳遞不良，非在大腸之壓力關係，而在脊髓與骨盆、薦骨之傳遞關係；關係之變遷，由於壓力，此壓力之產生不一定要有蓄血，若蓄血則其血不一定在腸管腔中，若在腸管腔中則大便必潤滑顏色為黑色，故豬血亦能通大便即其一例，便鞕是大腸吸收水分問題，但不影響脊髓促進腸蠕動，則雖便鞕，便中混以血液，此血液一如以上各條所述可由任何部位來，惟現情形不同而已，故大便經血之潤滑反易下，欲使其血瘀去除則用抵當湯，其去瘀血之法為溶血，先由脊髓神經興奮觸發其藥力也。

4-58-245 陽明病。下之。心中懊憹而煩。胃中有燥屎者。可攻。腹微滿。初頭鞕。後必溏。不可攻之。若有燥屎者。宜大承氣湯。

4-59-246 病人不大便五六日。繞臍痛。煩燥。發作有時者。此有燥屎。故使不大便也。

　　此二條可作一條解，不必二段分述，其理由已經幾次三番詳述過，不贅矣！

4-60-247 病人煩熱。汗出則解。又如瘧狀。日晡所發熱者。屬陽明也。脈實者宜下之。脈浮虛者宜發汗。下之與大承氣湯。發汗宜桂枝湯。

　　這種煩熱汗出則解如瘧者都屬腸子有問題，列入陽明病中頗有意義，蓋腸中過敏尤甚，在大便中有所謂糞過敏素，恆時發熱時止，發熱之前且怕冷，大便後即解，發作有定時其形如瘧，下之汗之恐均不甚妥當，在《傷寒論》時代方較原始且秉其一貫作風是如此，否則用鱉甲、何首烏等方藥遠較其為優耳。

4-61-248 大下後。六七日不大便。煩不解。腹滿痛者。此有燥屎也。所以然者。本有宿食故也。宜大承氣湯。

　　大下後六七日不大便，按例認為膈中積垢已全部除去，六、七日不大便煩而不解，腹滿痛，豈又有燥屎積滯？凡經大瀉後必充血，充血當時若仍有消化物進入，因腸壁充血而絕對不能如常人之消化吸收，因而又重新積滯，原因為腸壁受刺激太大，充血程度太厲害而成鬱血現象，故大下並非良法，真正藥為消導勝之多矣，用峻藥並非高手，只有在情急時偶一為之乃勢之所迫非其常也，瀉下後又積再以承氣湯瀉之，此種療法自屬不太高明。

4-62-249 病人小便不利。大便乍難乍易。時有微熱。喘冒。不能臥者。有燥屎也。宜大承氣湯。

　　大便乍易乍難乃腸運動之忽強忽弱不平衡，一般腸子之運動以十二指腸動量最大，其他腸部分雖有動量無不配合之而一致行動，時有微熱者乃因

十二指腸處動量之變化不定，多半責成於膈下肝膽處有問題，膽之神經與心臟部分神經又同樣地在自律神經入脊髓處進入，故膽疾與心臟患疾有時竟不可以症狀分，甚至用現代最新式之儀器仍有誤差。喘冒不能臥者觀似心臟病，蓋大便乍難乍易，實在肝膽腸之排泄不穩定，用大承氣湯下之，一過性大便下而得自動調節。

4-63-250 食穀欲嘔。屬陽明也。吳茱萸湯主之。得湯反劇者。屬上焦也。

> 吳茱萸湯方：吳茱萸一升洗（《肘後方》作「半斤」，《外台》「洗」作「炒」）　人參三兩（《肘後方》作「一兩」）　生薑六兩切　大棗十二枚劈

食穀欲嘔者非胃納不良乃屬消化道病症，謂之陽明原無不可，今以藥推斷病情，先當知吳茱萸含有似碘狀之一種有機碘的強烈消炎殺菌劑，對胃黏膜之作用極強，配合川連稱佐金丸對一般性之反胃、十二指腸潰瘍痛，或胃有潰瘍面者絕效，蓋其能制菌，故對胃中潰瘍面上附黏之細菌可以消除，間接治療發酵、脹氣、胃痛，因其又能擴張毛細血管故能配生薑，附子稱四逆湯強心、逐水，但吳茱萸非是吳茱萸湯，吳茱萸湯中有人參、生薑、大棗，吳茱萸配生薑擴張末稍血管之力頗強大，若得人參、大棗則擴張上行，是否能使病加劇則未嘗經驗過不可妄言，須待實證。

4-64-251 太陽病。寸緩關浮尺弱。其人發熱汗出。復惡寒。不嘔。但心下痞者。此以醫下之也。如其不下者。病人不惡寒而渴者。此轉屬陽明也。小便數者。大便必鞕。不更衣十日。無所苦也。渴欲飲水。少少與之。但以法救之。渴者。宜五苓散。

本發熱汗出則脈浮數，如不用藥則必抗病力漸起代謝升高而成陽明病，今以藥下之，應升之代謝反攻之降低，則人之體勢因下而大弱故脈浮（脈本來就是寸浮、關浮而略強，尺脈最遲緩），今此所指者乃寸浮而變緩，關浮緊而

變浮,尺脈本緩沉而更弱,上述三種脈之變化若要細細去分亦頗不實際,且亦無從辨起。吾人當記得前條之條件,經瀉下後人弱則脈搏力弱,於是寸關尺均變弱如此而已,因寸關尺平時正常時強弱本不同,變弱後則中等者變弱,強者變弱,本弱者變更弱,一切形容名詞按此理而尋找自然漸有心得,不可死執句下也。發熱汗出之陽明代償,若已高升本當惡熱而不惡寒,今經瀉下變弱而惡寒雖尚未有強烈之嘔吐反應,但心下痞硬胃部充血現象已顯,若不惡寒而漸漸轉渴亦將轉屬陽明,十日不大便亦不脹滿是腸子當無波及,渴欲飲水少少與之以和腸胃以解緩急,若要用藥則五苓散為主是正用。

4-65-252 脈陽微而汗出少者。為自和也。汗出多者。為太過。陽脈實。因發其汗。出多者。亦為太過。太過者。為陽絕於裏。亡津液。大便因鞕也。

發熱脈搏微小,如熱不高略有少汗,完全配合病情,則汗出散熱而熱除,只稱得是小感冒,若是汗出太多其理由是末稍血管擴張太過,若脈搏實,實者至少可以說不是微弱,發汗太多情形也相同,大凡汗多的健康人皮下末稍血管常呈易擴張趨勢,其人代謝速率產生熱度較一般人略高,腸子的消化吸收亦復如此,大腸中吸收水分之速率自然亦高,故大便易乾燥而硬。

4-66-253 脈浮而芤。浮為陽。芤為陰。浮芤相搏。胃氣生熱。其陽則絕。

《傷寒論》之可貴處很少談不著邊際的醫理和脈象,此條卻為例外,在《傷寒論》中很少有如此的條文,「專講脈而不論病症的」,雖然如此仍較一般中國醫書來得高明實在,如脈浮我們前面已經談過,再來談脈芤,芤之意思乃擴然中空的意思,等於候脈時若將手指略為重按,感覺到脈管因指壓而像葱管或者像我們現在用吸汽水的吸管一樣中空,脈流反走向手指兩邊流過,此種現象的脈中醫為之芤,認為是血液不夠應付血流,故而不任按,略重按即呈虛空,蓋脈管中的血流不夠充分也;以現代醫學觀點而論這是不通的,血管運動神經所以調節血管使之符合血液搏流量的流運條件,譬如說一

辨陽明、少陽病脈證并治

根普通的水管，不論是硬的水泥、水管、鉛管或者橡皮管，如水流過可以滿流🌀，也可以因水少至只有半流🌀，但是在血管中則絕對不可以發生此種情形，必須符合流量，故如前述之情形絕不可能發生，如果有半流時血管會收縮使之口徑小，仍然必須維持第一種滿流狀態，否則無法達成循環必然死亡，中醫一見失血即書脈芤乃是絕大的謊言，因此種事情違反事實，根本不可能發生，「那麼說本是沒有芤這種脈？」卻又未必，蓋此種情形及感覺之發生如非責之於血流，當然只有責之於脈管，管亦即血管了，血管的彈性不良，按之則有此感覺，但若按久此種感覺隨之而消失，乃開始時候脈一過性現象，若要仍得此現象必須停止候脈少許時間，再候再得。故本條之既浮且芤，乃神經緊張現象，復加血管壁之彈性不良，其人乃生熱象，且病人主觀地感覺身體很熱，即一般所謂「火氣」，「火氣」的感覺多半由口中來，故云胃氣生熱不說口氣生熱，「其陽則絕」的意思，乃是陽明本為胃經，胃無津液乃胃中分泌不夠健全，致口中唾液分泌減少，而覺燥生熱，非陽氣獨絕之謂。

4-67-254 趺陽脈浮而濇，浮則胃氣強，濇則小便數。浮濇相搏。大便則鞕。其脾為約。麻子仁丸主之。

　　麻子仁丸方：麻子仁三升　芍藥半斤　枳實半斤炙（《千金翼》
　　芍藥　枳實各八兩）　大黃一斤去皮　厚朴一尺去皮（《玉函》
　　作「一斤」）　杏仁一升去皮尖熬別作脂（《玉函》作「一斤」）

　　此條語氣似《金匱》且愈講愈玄比上條更玄，趺陽脈在人體的腳背，現在很少人去候那裡，診脈即使在明清時代候此脈的醫者已經很少了；浮則胃氣強，一般脈象都有如此意思，蓋浮為浮中加數，脈幅大而易候。代謝升高，說是胃氣加強勉強可以，濇則小便數，卻不一定；大便鞕大腸吸收水分快，故大便乾燥而難下，古稱為脾約，而麻子仁丸卻是一張非常有效有用的名方。

　　此方的組成是小承氣湯加芍藥、麻子仁、杏仁。麻子仁、杏仁均為仁類，含多量油質屬不飽和脂肪酸，非常能通大便所謂潤腸，這是人所皆知，尤其

203

精彩者是不飽和脂肪酸，可以去除飽和脂肪，飽和脂肪是現代人的大患，因為可使脂肪沉積於血管壁而使血管硬化，故凡高血壓患者，食物控制的自然療法遠比用藥控制為佳，當多吃不飽和脂肪酸，素食中菜類中常有，尤其是各種仁子類；芍藥是抑制痙攣劑，以免在瀉下時發生腸痙攣生腹痛的副作用，是張優良的方劑，且用丸藥方式可以常服，對老年人體虛弱的人或病後大便不暢者常用之。

4-68-255 太陽病。三日。發汗不解。蒸蒸發熱者。屬胃也。調胃承氣湯主之。

太陽病即所謂外感病，發汗不解，蒸蒸發熱者屬胃，《傷寒論》到此處方才略為承認病之始也非由外而內，乃由內而外也，本先胃腸受感染症狀外見，治胃腸即可愈，最好去積滯，先瀉以絕代謝毒素並防發燒譫語，更能退充血。免得胃腸因充血而蠕動不良再積滯，但又不可以大下變成過猶不及，調胃承氣湯自屬最理想簡單而效又捷。

4-69-256 傷寒吐後。腹脹滿者。與調胃承氣湯。

吐後胃呆滯且因吐而喪失電解質如氯，因氯之喪失連及鉀，於是非但胃，甚致連腸也蠕動無力，於腹脹滿，調胃承氣湯重新調節之，但非良好方法，蓋當時方法較簡單耳，以後中醫進步很多，處理方法更進步矣！

4-70-257 太陽病。若吐若下若發汗後。微煩。小便數。大便因鞕者。與小承氣湯和之愈。

太陽病吐、下、汗之後體液電解分配大亂本可迭起各科病症，太陽篇中都已詳述，但是無變證則勢必漸漸發展成腸胃症狀，小便多本是好現象，是將為恢復病症，神經已趨穩定，單是大便鞕略通大便（絕非大下）即可，用小承氣湯，其實不用亦可，因恢復中必然會大便。

4-71-258 得病二三日。脈弱。無太陽柴胡證。煩躁心下鞕。至四五日。雖能食。以小承氣湯。少少與微和之。令小安。至六日。與承氣湯一升。若不大便。六七日。小便少者。雖不受食。但初頭鞕。後必溏。未定成鞕。攻之必溏。須小便利。屎定鞕。乃可攻之。宜大承氣湯。

以脈之強弱來定病之輕重本不足為憑，脈之強弱對病之輕重來講只不過是其一小環節而已，此處脈弱是由於陽明證積滯在下焦，副交感神經興奮抑制脈之跳動，而顯得弱，非其病人身體弱，按中醫理論非但不是大虛症，因為有很多的積滯在大腸反而應該稱之為大實證，所以治醫貴乎根本解決，欲知其精細之機轉（mechanism），我祖父所說信不誣也，燥煩心下鞕無太陽柴胡湯證不過指示人非屬外而屬內，古時科學不明，不得不以表裡之說為界，今則大可以不必了，此條情形與上兩條情形略有不同，其不同更在強調要鞕再能瀉，不鞕雖能食也不可以，必須想法子，促使其大便鞕故用小承氣湯調和之再漸漸用大承氣湯，但若一旦燥屎成乃可一下而收全功，而其屎之鞕與不鞕端視小便之多少，小便少則仍不鞕，小便多則屎鞕矣是此條的重點，小便與大便相關處很多，小便多則腎臟從腸中吸取的水分過濾多，少則反之，吸取水分過濾之既多，則大便自然乾燥，尤其是在大腸，小便少則屎中水分尚未全部為大腸吸收，而至腎臟過濾；而且凡病之緊張力程度降低必然小便增多，病勢減輕，小便少病勢必然仍未減輕，蓋腎上腺素之抗力仍未收其功，在生理病理學，尤其外科生理病理學中述之甚詳。

4-72-259 傷寒六七日。目中不了了。睛不和。無表裏裏證。大便難。身微熱者。此為實也。急下之。宜大承氣湯。

「目中不了了。睛不和」乃視物模糊，無表裡症即無一切發燒等所謂熱病現象，大便困難，身微熱，其原因在於目中乾燥、淚水不夠充盈，多眼屎或眼中其他分泌物多乃致睛不和，故非視力衰弱（一般人稱即是火氣大），實則眼瞼、眼睛中小血管之流量差，流入小血管中血液濃度高所致，其理為

代謝偏高酸性增加，原因是不大便或大便困難，身又微熱亦屬酸性代謝問題用大承氣湯瀉之可愈；若問何以不用小承氣湯先去促發調和而再下之呢，其理由非常明顯，即無表裡症而身熱，乃敢放膽用之也。

4-73-260 陽明病。發熱汗多者。急下之。宜大承氣湯。

發熱而汗多則大便必鞭，有更精確之理論，前面各條都述及此種情形，如今可以來個陽明病瀉下之總結。陽明病之汗多，除為代謝高酸度高之外，當有胰臟分泌胰蛋白消化酵素問題，前者酸度問題乃屬太陽症的意思為多，胰蛋白酵素問題則屬於陽明症，本症問題吾人曾見小兒科上有種先天性疾病稱為 cystic fibrosis，因胰臟消化蛋白酵素分泌缺乏乃成大鞭乾燥而極鞭，渾身汗多，且汗中常有很多的鹽分，如 NaCl，更可見肺臟成纖維化，此乃不可忽視先天性的重病，我人這裡所談的陽明症，雖無如此典型及嚴重，但其病情條件則相同，《傷寒論》是一部相當著重實證的書，目的在治病，故常說汗多即可知大便乾硬，絕非虛語，汗中鹽水外溢則水分不調（但非脫水），此時情形，大便乾燥更且肺之活量亦不夠，而見胸悶頭昏現象，張仲景雖無提起，我人可以推及，因有熱症，《傷寒論》是治熱病的好書，此處的熱症即是所謂陽明病了，故發熱如此當急下之，自無問題，下後一切緩解。

4-74-261 發汗不解。腹滿痛者。急下之。宜大承氣湯。

此條與上條情形相同，非但發汗不解且須注意此汗為熱汗，非如桂枝湯之冷汗，而且亦不惡寒但惡熱，腹更滿痛，因大便鞭滿當然急下，硬便為之軟，大承氣湯的芒硝更為第一功。

4-75-262 腹滿不減。減不足言。當下之。宜大承氣湯。

蓋腹滿者，腸中有液體氣體也，時減者氣體流動量大於液體，有時壓力始可減輕，蓋氣體易於吸收也。減不足言，雖減但不足使人感舒服也，當瀉之，使氣體液體一併瀉下，予大承氣湯。

4-76-263 陽明少陽合病。必下利。其脈不負者。為順也。負者。失也。互相尅賊。名為負也。脈滑而數者。有宿食也。當下之。宜大承氣湯。

陽明是腸胃性疾病，少陽是肝膽性疾病，但非全部屬肝膽，乃是肝膽附近自律神經分布極密，自律神經節亦是腹腔中最大的神經節，故此處神經受刺激而緊張，上可影響心臟之心律跳動，蓋膽囊與心之自律神經同時進入 T_2 至 T_9，附近可影響十二指腸之蠕動及膽道之分泌，由是而影響肝臟之小膽管之疏通條達，可以說是自律神經緊張的一種症象；陽明少陽合病乃因腹腔自律神經產生緊張，更兼及胃腸消化問題，一般緊張之脈多弦硬，因緊張而腸蠕動不正常，分泌液大減乃至下利，因弦脈而見下利稱之為負，致使脈滑而數意思是脈不弦，簡單以避免論脈，即脈搏不緊急與一般普通脈情況一樣，乃知非由「少陽」自律神經來，乃是由於腸中有宿食，乃下之，宿食去而自安，因無神經緊張狀態故可從容而下。

4-77-264 病人無表裏證。發熱七八日。雖脈浮數者。可下之。假令已下。脈數不解。合熱則消穀善飢。至六七日。不大便者。有瘀血。宜抵當湯。若脈數不解。而下不止。必協熱便膿血也。

這裡的語句可證明表裡寒熱之矛盾，若以老派說法，此條可謂語無倫次，既有發熱，何謂無表裡症，脈既浮數乃張仲景自己說病在表者不可下，又何以用下藥，所以在古書堆翻跟斗，可以愈翻愈糟，再後遲早墜入魔道不可救藥，害己害人，這又何苦來哉。若以現代理論分析之並無不通之處，第一此人本有炎症，而且發炎部位亦要知道很清楚在腸，不在胃否則不能食；既然發熱，脈浮數是自然現象，用藥下之，炎症所代表的範圍，發生的原因，發炎之牽連極廣，徒以瀉下藥要想消炎未免太簡單了，故瀉下後炎症仍在，脈仍浮數；今熱則消穀善飢，炎症毛病不在胃在腸，因病不在胃當能吃，但還不止於善飢，今用藥瀉後瀉藥通過胃腸中，藥之作用以前早就說過，但須先置條件「本不充血者瀉之必充血，充血者瀉之反可退充血」，今先有炎症在

腸雖不在胃，因發熱胃黏膜有少少充血但能食，用瀉下後胃因充血而退充血，情形好轉；腸因瀉下而去積滯，瀉下時蠕動，瀉後因所說的前置條件，瀉後則蠕動慢，腸動慢則胃動快，此胃腸蠕動節律（一如心臟然）之必具條件，故消穀善飢，若六七日不大便，先已經瀉下過，腸中積滯雖去腸蠕動變低下且腸壁充血自無問題，故需六七日亦即一段稍長時間不大便；認為有瘀血者，古稱瘀血並非吾人現今所想像的一樣，血栓 thrombolism 或 embolism 也，不過是此處血流循環稍差，血液至此容易積滯而已，就此條件而言，腸運動慢而腸壁充血謂有瘀血並無不當，要使之通暢可以用「破血藥」，實則是稍稍促進血流藥或者略興奮脊髓神經藥或稍稍潤腸藥如此而已（絕非如吾人之 heparin、dicumarol 之真正溶血藥，如此則殺雞動牛刀矣），古人用藥較後人為重及方子較簡單乃用抵當湯，此方藥力相當峻猛慎用為宜。假如炎症仍在脈仍數，則動量差，腸壁充血復加炎症，則不須吾人言即可知已化為異物，當然腸子不容且經用藥動量又恢復，或竟不用藥經一稍長時間腸動量亦自然恢復，不容此異物，必然連下不止非去之而後快，此物為炎症之產物無論膿亦可，敗血亦可，瘀血亦可，故謂膿血。

4-78-265 傷寒發汗已。身目為黃。所以然者。以寒濕在裏。不解故也。以為不可下也。於寒濕中求之。

　　非發汗之面目身黃，蓋其本來要黃，黃疸病也。黃疸之膽紅素抑制神經傳遞衝力，則神經遲緩代謝受抑制則活力全無，古稱寒濕，寒濕既在裡當然不可下，下之藥為刺激，在此情形下既本刺激不起來，故即用瀉藥亦不能瀉反而使代謝更抑制為逆也，當求其何以致黃之理而解決之。

4-79-266 傷寒七八日。身黃如橘子色。小便不利。腹微滿者。茵陳蒿湯主之。

身黃如橘子色此乃黃疸，此種黃疸以未結合型的膽紅素為多，因未結合型之膽紅素不能通過腎絲球過濾之，且對神經之傳電具抑制作用，故小便不利，腹微滿。茵陳蒿消肝膽之炎且可清血中之膽紅素，故為正用。

4-80-267 傷寒身黃發熱。梔子柏皮湯主之。

　　梔子柏皮湯方：肥梔子十五個劈（成本無「肥」字，《玉函》同，作「十四枚」）　甘草一兩炙　黃柏二兩

　　身既黃是黃疸，發熱是感染，梔子清血可去黃疸，鎮靜、清涼，可退熱是中醫藥用於黃疸良藥之一；柏皮清瀉去濕，蓋濕之積乃由於組織血管神經之傳導緩也，由於膽紅素侵犯之故。

4-81-268 傷寒瘀熱在裏。身必黃。麻黃連翹赤小豆湯主之。

　　麻黃連軺赤小豆湯方：麻黃二兩去節　連軺二兩連翹根是（《千金》及《翼》，「軺」作「翹」，程柯同）　杏仁四十個去皮尖　赤小豆一升　大棗十二枚劈　生梓白皮切一升　生薑二兩切　甘草二兩炙

　　你可以看到表裡寒熱是何等矛盾，前上一條說發黃是有寒濕，此一條文說瘀熱在裡，於是又有人說熱是陽黃，寒是陰黃，總不想細求其真相，徒多造些名字，多下些定義，使人多加困擾。

　　裡熱也好裡寒也好，總歸不脫膽紅素增多，是膽道附近因感染而發生炎症之阻滯；麻黃退熱，連翹、赤小豆去濕為君藥，實則：

　　麻黃興奮自律神經、促進循環以退熱，兼促進膽道附近之循環及鎮靜而非興奮，蓋麻黃是交感神經興奮藥，連翹可鎮靜、消炎、清血中膽紅素，且對食道喉頭充血均有幫助，間接則幫助膽道改善附近情況，杏仁、生梓白皮，前者潤腸助麻黃以透發，後者助連軺以退充血消炎，大棗是作輔助藥之外對血小板、血中成分大有改善，生薑、甘草幫助推動，故為良方也。

第二節　辨少陽病脈證并治

4-82-269 少陽之為病。口苦咽乾目眩也。

　　中醫將此條認為是少陽病的綱領，少陽為何許病不過是個假設。口苦咽乾目眩當求其原因，有時是非常複雜非一句少陽二字就可以解決，更不待綱領矣，表裡半表半裡是古人的解釋，以前可以反覆述說，如今並不含有真正精義，我們不可以將之全部丟棄，因為古人是如此講，古人有不少經驗，更有不少治療效果的事實，要明其真相，當然先要明其術語，所以此類言語似乎是英文一樣，要懂洋人所講是什麼，當然先要懂英文，要懂古人醫學中講的是什麼，卻不是要懂古文，蓋懂古文亦非難事，多讀即懂，最要緊的就是懂那些陰陽表裡寒熱虛實，懂了即可不必再賣力往裡死鑽了，非但累得半死毫無效果，而且必敗無疑，即使真正古時名醫，或者現今近代的名中醫醫案，亦並不一定遵守此條件，不過是先得到效果，然後猛講一通，為此效果白「解說」絕不真實，懂與不懂天曉得了。一定要去研究的話，最好研究何以致病，直接研究病的真相，而不必去研究誰講的對，誰講的錯，直接研究病的真相必須要有臨床經驗，不單看看書，抄抄古人筆錄，現代醫學術語今天寫文章，明天寫文章就可以了事，這類人成事不足敗事有餘，讀其書比不讀書更糟，而這類現代多之又多，寫的人甚至比看的人還要多。

4-83-270 少陽中風。兩耳無所聞。目赤。胸中滿而煩者。不可吐下。吐下則悸而驚。

　　這有很深之病理條件，若感染而發燒病原向上走，則喉頭紅腫或不紅腫，而浮腫或不浮腫能影響耳咽交接之耳咽管，使兩耳聽覺困難，但並不兩耳平均地聽不見，偶然聽覺不如康健時之清晰，或右耳甚於左耳，或左耳情形較右耳為重，如此而已非完全聽不見，眼睛因感染向上，眼瞼及眼結膜充血生炎症，隨便你可以稱之為眼瞼、眼結膜炎都可，因充血而亦是事實；胸中煩

滿是胸腔或胸膈處緊張，此類緊張須看當時情形而定原因很多，不能一一例舉，驚悸、緊張以鎮靜為第一要務，吐下使緊張復加緊張乃生悸而驚，如此醫法是與身體為難，不是治療了；中醫唯一鎮靜方類最原始者是小柴胡湯，因小柴胡湯演變而來之方不啻萬千。

4-84-271 傷寒脈弦細。頭痛發熱者。屬少陽。少陽不可發汗。發汗則譫語。此屬胃。胃和則愈。胃不和。則煩而悸。

脈弦細是形容其脈搏幅度小而頻率密，如此之脈搏血力不夠上達，又有發熱之循環高神經緊張及毒素而致頭痛，若發汗則神經緊張因促進血行之發汗，更略具升高血壓，神經不穩毒素大量上升則譫語，此屬自律神經緊張；自律神經之交感性部分的確在胃附近，但不一定是胃本身，復或此種情況是一過性的緊張而後漸趨平衡便稱胃和，則自律交感神經仍在緊張刺激狀態中，當然感覺心跳悸，心搏率快，頭痛而煩。

4-85-272 本太陽病不解。轉入少陽者。脅下鞕滿。乾嘔不能食。往來寒熱。尚未吐下。脈沈緊者。與小柴胡湯。若已吐下發汗溫鍼。譫語。柴胡湯證罷。此為壞病。知犯何逆。以法治之。

此條在太陽症小柴胡湯中已列舉甚詳，若吐下、汗、溫鍼，則非治病，實是使神經緊張，體液不能調節，腸胃道逆滿，有時也不一定因為汗下，多刺激之結果；病之發展本來如此不過因而觸發使之較快發作而已；所謂壞病即一般所說的無典型的病（nontypical），並非是病很壞的壞病，當由細心觀察病原，發展何以致此從而治之。

4-86-273 三陽合病。脈浮大上關上。但欲睡眠。目合則汗。

三陽合病不合病隨便《傷寒論》怎麼講都可以，脈浮大及洪大相差無幾，實則是陽明病白虎湯意味犯白虎證的病人當然酸度高，酸血症時人極困倦，但欲眠本是如此，目合則汗，本來汗多，按理放在少陽篇中不甚妥當，但亦無所謂「三陽二陽一陽」，古之術語今不與焉。

4-87-274 傷寒六七日。無大熱。其人躁煩者。此為陽去入陰故也。

無大熱其代謝已低，毒素、熱素 pyrogen 都隨之而低，表面上陽症已去；中醫之陽普遍是指兩方面來講，第一種是陽症即以上所述，第二種之陽乃為心臟搏力之能維持與否，其人躁煩，腦中少氧 hypoxia 是為無陽，第一種稱無陽，此第二種非但稱無氧，乃氧無而轉入陰。

4-88-275 傷寒三日。三陽為盡。三陰當受邪。其人反能食而不嘔。此為三陰不受邪也。

三日者不過，乃說說而已，四日、五日又未始不可，何須一口咬定必須三日，以後發熱、代謝高、刺激興奮，條條「陽」的症狀第次消失則「陰」的症狀當出現，此不必如此大費周折講，蓋刺激後必抑制，興奮後必低落，發熱代謝高後必受損耗而無力，又何必要陽盡入陰，若其人反能食，能食便是能進營養，一切衰弱與營養有莫大關係，既能食，自然營養能進入身體不拘如何多少總有好處，能食之意已經包括了不嘔，否則能食兩字便無意義，自然可慢慢恢復，說三陰不受邪，乃比較虛無飄渺之說法，青菜、蘿蔔各人所愛，又何必勉強！

4-89-276 傷寒三日。少陽脈小者。欲已也。

少陽本屬神經緊張之病，凡人身體自律神經緊張脈是弦脈，今不弦但小，可以大概推測緊張情況漸漸改善，故欲已也。

4-90-277 少陽病欲解時。從寅至辰上。

寅至辰乃天黎明到早晨九、十點的時候，是腎上腺素分泌愈來愈旺的上升期，人之緊張不拘是外界危險之刺激，大腦皮質之應變或為生病自律神經交感神經緊張之應急，腎上腺素之存在乃必具條件，可以應急，亦得安撫鎮定其劇變之反應，其病既為緊張，於寅至辰時緊張為內分泌所平衡而解除矣！

參考文獻

Bockus HL: Gastroenterology (2nd ed.). Saunders, Philadelphia, PA, 1963.

Brooke BN, Wilkinson AW: Inflammatory Disease of the Bowel. Pitman Medical, Royal Tunbridge Wells, UK, 1980.

Cohen P: Recently Discovered Systems of Enzyme Regulation by Reversible Phosphorylation. Elsevier/North-Holland Biomedical, New York, NY, 1980.

Elves MW: The Lymphocytes (2nd ed.). Lloyd-Luke, London, UK, 1972.

Epstein M: The Kidney in Liver Disease. Elsevier, New York, NY, 1978.

Glass GBJ: Gastrointestinal Hormones. Raven, New York, NY, 1980.

Grote J: Oxygen Transport to Tissue—II. Plenum, New York, NY, 1976.

Krugman S, Gocke DJ: Viral Hepatitis. Saunders, Philadelphia, PA, 1978.

第五章
辨太陰、少陰病脈證并治

第一節　辨太陰病脈證并治

　　從這裡開始，我們陽症已經講完了，開始要進入講陰症了，在此陰陽分界之處，我們何妨暫時來研究一下中醫之陰陽的涵義是否準確。按理說到現代的醫學時期，陰陽二字已成陳跡，似乎不必加以多理會了，如果一定要解說何者屬陽，何者屬陰，可以去看中醫概論或者其他略說、認識中醫等書籍就夠了，此地篇幅有限不想多饒舌了。有一點必須強調的，陰陽雖然如今已不足道，多少懂一點大概意思是要的，否則真正一點都不懂，就無法知道古人、古醫書到底在講些什麼，對與不對是另外問題，至少不能看了不知所云，如此就可以了。陰陽的涵義古人雖一再強調，其實是不準確的，譬如說陽症是府證為輕，陰症是臟證為嚴重，陽症是功能性（functional）疾病，陰症是解剖方面的實質病，陰症是不得了的病，所謂治臟者半生死也，倒也未必。我們在以後之陰症中，慢慢地見機逐條批駁，古人堅持陰陽之說自相矛盾之處很多。

5-1-278 太陰之為病。腹滿而吐。食不下。自利益甚。時腹自痛。若下之。必胸下結鞕。

　　胃腸無力而呆滯乃腹滿，代謝低落而不想吃，食下無胃口、嘔吐，腸子無吸收力則下利，若再用瀉藥自與體工為難，其體力益衰弱，代謝益低，胸下胃、十二指腸本已呆滯，今則結滿幾乎停頓狀態矣。

5-2-279 太陰中風。四肢煩疼。陽微陰濇而長者。為欲愈。

　　陰症不太嚴重不過四肢煩疼而已，不論症之陰陽，四肢煩疼是很平常的事。陽微即輕按感到脈很小，陰濇即重按則感脈往來不利（陽主外表陰主內，故陽是輕按取表，陰是重按取裡），此不過是水分多亦即腸胃道液體積聚難吸收之意，自行調節可以自愈，此不一定為臟有解剖上之病，亦不見得欲半生死，不過熱量代謝低之疾病症狀而已。

5-3-280 太陰病。欲解時。從亥至丑上。

　　太陰病本是腹滿腸胃呆滯或腸胃積水，時至半夜副交感神經興奮則腸之動量增加，吸收力也增加，可愈之機會多。

5-4-281 太陰病。脈浮者。可發汗。宜桂枝湯。

　　太陽病、太陰病脈浮都可用桂枝湯，太陽病之桂枝湯因其出冷汗、血糖低下而補救之，促進末稍循環，增加血糖。就太陰病而論為腸胃積水飽脹呆滯，用桂枝湯之辛溫溫中，即增加動量亦無不可，其實此法在前之又前的桂枝湯開卷中早已述及。

5-5-282 自利不渴者。屬太陰。以其臟有寒故也。當溫之。宜服四逆輩。

　　腸下利胃又擴張，代謝低落，水分積貯，當強心以健運胃腸驅走水分，四逆湯之類正用，所以宜四逆輩，張仲景至此亦認為指示一個大概就可以了。

5-6-283 傷寒脈浮而緩。手足自溫者。繫在太陰。太陰當發身黃。若小便自利者。不能發黃。至七八日。雖暴煩。下利日十餘行。必自止。以脾家實。腐穢當去故也。

　　陽明病與太陰病實為一體而兩面，所謂實則陽明虛則太陰，代謝高、熱高當下是實病，就稱陽明；代謝低落動量不夠，腸胃積滿水分積垢又無力推

動屬虛，就稱太陰。手足自溫者屬太陰，手足濈濈汗出者屬陽明，作些對照名詞無非讓人知道都是腸胃消化道的症象而已。

太陰當發黃之文更妙，蓋身黃即血液中膽紅素積聚，膽紅素本為抑制神經反射傳導之物，因之脈遲、腹滿、代謝低，非太陰也，實是膽紅素作祟也。一般結合型膽紅素經肝臟代謝後成可溶性膽紅素則都可以從小便中排泄去之，故小便自利則膽紅素排出而無法積聚發黃，至七、八日即相當長的時間自動漸漸恢復，蓋膽紅素經小便已去得差不多了，腸胃神經遞次恢復漸漸能蠕動之前，突生暴煩，蠕動於焉開始，嗣後繼續強化遞次將先前積垢排出，積垢若多，日出十餘次亦不為多，蓋先前已積至七、八日矣。

5-7-284 本太陽病。醫反下之。因爾腹滿時痛者。屬太陰也。桂枝加芍藥湯主之。大實痛者。桂枝加大黃湯主之。

桂枝加芍藥湯方：桂枝三兩　芍藥六兩　甘草二兩　大棗十二枚　生薑二兩

桂枝加大黃湯方：桂枝三兩　大黃二兩　芍藥六兩　生薑三兩　甘草二兩　大棗十二枚

身體本弱之人腸胃自然亦弱，偶得風寒感冒按當時《傷寒論》時代之情形，本該用桂枝湯溫中興奮解之，今反用藥下之，則腸胃蠕動力吸收力大打折扣，且時時因蠕動不平衡，收縮擴張牽連腸運動不夠一貫調節，乃腹膨滿而生腹痛，其腹痛乃是腸子運動時痙攣之故，可用桂枝湯重新補益興奮之，重用芍藥以制痙攣，有時是運動不規則痙攣，有時運動之不規則乃是腸中有內容發酵膨脹，故乾燥掀黏於各彎曲處而痛，乃用藥瀉下，恐瀉下重蹈下瀉之覆轍，乃以桂枝湯輔以大黃瀉之，庶幾不太傷腸胃，宜先活血補中暖胃為手段。

5-8-285 太陰為病。脈弱。其人續自便利。設當行大黃芍藥者。宜減之。以其人胃氣弱易動故也。

　　一般胃腸機能弱者本時時下利，不但古時有，今人亦復不少，原因多為工商社會謀生不易，時時緊張，飲食不時冷熱並進，飢飽不拘，初時乍見無甚關係，日積月累就大有變化了。古人體弱吸收不良而瀉者比比皆是，便溏代謝低落者不病時亦復不少，何況再加生病；如此則因有梗塞要用大黃、芍藥時，當減輕分量，蓋因腸胃本弱易致瀉故也，此種時時下利之病因甚多，有為神經性，有為免疫性，有為消化酵素缺乏，吾人當考之西醫醫籍，但只須臨床醫籍已可頭頭是道。

第二節　辨少陰病脈證并治

5-9-286 少陰之為病。脈微細。但欲寐也。

　　中醫所講之瘧非西醫之瘧疾，中醫所講之傷寒亦非西醫所講的腸熱病，前面已經講過，但是中醫是論症的，西醫是論病的，證中可以包括有這種病，故中醫所說的瘧雖非西醫所稱的瘧疾（malaria），但亦包括在中醫的瘧內。傷寒亦復如此，中醫所說的傷寒雖非西醫的傷寒（typhoid fever），但是亦包括西醫的傷寒在內，故知三陽症所指之熱病大都為其他熱病，傷寒包括在內的成分較少，只有在陽明篇末了幾條中，傷寒發熱為期較長者似乎相像，在陰病中則就包括西醫所說的傷寒病要多得多了。例如此條，脈細微但欲寐絕非開始病人就是如此，必然為發熱久而長期消耗體力已經不支，故脈搏微細，精神亦已經疲憊幾近崩潰才但欲寐，要知某種發熱長久之病的確占少數又少，但在此少數中長期發熱者，最普通最多者當時為傷寒，故此條所謂少陰乃長期發熱消耗體力衰竭之現象，但欲寐呼之仍可醒，但一時又寐之精力不足，非如陽明證之昏睡不易醒，此兩條件分別甚大，脈象細數亦衰竭之脈，非屬陽明之洪大或沉實。

5-10-287 少陰病。欲吐不吐。心煩。但欲寐。五六日。自利而渴者。
　　　　　屬少陰也。虛故引水自救。若小便色白者。少陰病形悉具。
　　　　　小便白者。以下焦虛。有寒不能制水。故令色白也。

　　小便色白色清，若健康人多飲水亦是如此一般，早晨起身第一次小便色均較黃而濁，乃隔夜整夜之代謝排出體外，自然色黃且濁而具臭味，如果此人是茶客善飲者，一、二大杯三、四小時之後，小便必然色白或色清，此不足為少陰證之證據。欲吐不吐心煩這種情況《傷寒論》中普遍常見，故亦不算數。五、六日自利而渴便有問題了，問題在何故自利，現今一般腸胃不良者也有自利現象，但不會利後即渴，若自利而渴是一種體工救濟行為，原因

在於心臟之搏力動量均不夠，搏力不夠腹腔靜脈壓回流低，因之脈管內壓高而向外溢出，自然腸子方面亦由腸壁向腸腔滲出，滲出液多，當然消化吸收低下則自利。口渴者因心搏力不足，腎上腺又不夠或者因久病而衰竭，則唾液腺分泌也不夠，「中醫謂腎陽不足以上達」其中有很深之機轉，一如老年人不管男女常患口乾、眼多目屎，一般稱「火氣」，非也，其實是內分泌已經不夠，心臟血管系統尤其小血管已漸漸硬化，循環不良亦不及刺激其唾液分泌，均為衰老也。此則非衰老乃衰竭，情況異但條件一樣。

5-11-288 病人脈陰陽俱緊。反汗出者。亡陽也。此屬少陰。法當咽痛而復吐利。

太陽篇麻黃湯中病人脈陰陽俱緊無汗，乃神經緊張、體溫難於疏泄而致此，今脈陰陽俱緊反汗出者是休克之前奏矣，脈搏極速是代償脈，蓋心肌跳動已不行事矣，如此之汗乃散汗冰涼又稱虛脫之冷汗，「心陽」中醫部分是指心臟動力，「亡陽」指心臟動力將脫矣，咽痛是喉頭小血管充血，心搏力已無力，使之循環生鬱血現象，故喉雖痛但不紅腫，非發炎之情況，乃缺血缺氧之情況，發炎是充血，此乃是鬱血呈紫色，或竟因血滯而缺血呈蒼白色，或竟因過敏組織胺溢出而血管擴張，血漿蛋白溢出而浮腫亦呈蒼白色而咽痛，咽喉如此腸胃道喉管亦復如此變化，則吐利而瀉。

5-12-289 少陰病。欬而下利譫語者。被火氣劫故也。小便必難。以強責少陰汗也。

少陰病本為心搏力不夠心臟衰弱之症，若既因滲透壓不良而下利，復又譫語是則受刺激而腸中毒素向上入腦而致此，一般少陰病腸中毒素入腦現象較多，蓋代謝率心搏力不足，惟患其血循環至腦不夠數，今反有譫語，毒素至腦本出諸於腸，由心搏力循環入腦，循環低落無法入腦，若被火，吾人都知火劫之刺激最為厲害，對神經、精神之振慄，非汗吐下可比喻，故而譫語。

少陰症是虛症，若發汗心搏力既應付而向上，循環力無法足夠以循環過濾腎小血球而生尿，故小便難。

5-13-290 少陰病。脈細沉數。病在裏。不可發汗。

少陰病本已身體衰弱心臟無力，故脈細沉數一派類似休克狀態，病在裡表乃是古人之想法，可以暫置一邊，如上述情況由古人來講「此無陽也」當然要強心，發汗何為擴張末梢血管毫無意義，真的達到末梢血管擴張之目的，當然也達到休克之目的，千古無此種醫生也無此種醫法。

5-14-291 少陰病。脈微。不可發汗。亡陽故也。陽已虛。尺脈弱濇者。復不可下之。

此條前半段言不可發汗，上條已詳述，後半段心搏力低下，一般人尺脈本弱，這種人則更弱，少陰病本已自利，若再下之，不死何待，此處之陽已虛乃指消化力代謝率低而言。

5-15-292 少陰病。脈緊。至七八日。自下利。脈暴微。手足反溫。脈緊反去者。為欲解也。雖煩下利。必自愈。

心臟脈微循環不夠，脈細數末梢循環不夠，本應手足冰涼，即不涼也不會溫，是心臟血管系統之常例，今是脈緊乃緊張已極但更須知者，脈之所以緊張脈細數，按病之程度來講還是比較高明些；蓋脈緊者神經尚能有力反射一過性的緊張，若脈細數者，要緊張亦無力緊張矣。脈緊七八日突然脈微手足漸溫則緊張已去，惟其緊張手足乃涼也，是好現象無疑。復又下利微煩，須知脈由緊而微者乃是水分下泄即在將下利而未下利的當口，血行漸恢復循行四肢乃溫，之後再利，雖有少煩，乃下利血液循環應付下焦，上焦略有不周到處，因為此時心臟之力已經不太順利，下焦得循環而下利，上焦略缺氧而少煩，實已難免。

5-16-293 少陰病下利。若利自止。惡寒而踡臥。手足溫者。可治。

　　自利是腸壁滲透液外溢至腸管腔,同時因食物不消化也不能吸收的緣故,代謝率大為低落,若利自止則證明腸的吸收在漸漸改善中,手足溫證明代謝率要漸漸改善,熱量獲得在增加,故手足溫,但部分開始改善而非全部改善故仍怕冷,踡臥是氧氣代謝不夠,太陽篇中前幾條用芍藥、甘草的道理是一樣的,既有如此先置條件當有可愈之機也。

5-17-294 少陰病。惡寒而踡。時自煩。欲去衣被者。可治。

　　惡寒而踡臥代謝低落尚未至全面潰散的程度,時自煩乃心臟送血氧及血糖至腦不夠而煩,末稍血管氧代謝率不夠則二氧化碳積聚,微小血管擴張,此非單指酸度高之末梢血管擴張,因假如純是酸度高的酸血症而擴張,則其人感熱而熱汗大出。此處是末稍血管的血循心臟搏力推動無力不夠之故,其人非但不熱反感極冷,代謝非過盛乃代謝低落也,既自煩要去衣被,可見腦中樞尚有調節功能,故而可愈。

5-18-295 少陰中風。脈陽微陰浮者。為欲愈。

　　脈象一道本非常抽象,一般最好從略,但本條既為講脈自不能不一說。陽脈微,輕按為微脈證明體力心搏力不太理想,重按則浮證明重按之尚有明顯的搏力,可知雖不理想但尚有餘力,可以推動循環故知會好。

5-19-296 少陰病。欲解時。從子至寅上。

　　子至寅上是腎上腺素最低落的半夜到開始漸漸興旺的黎明,腎上腺素與心搏力有很大關係,在最差時到漸漸復起時,少陰症之心搏力若可愈必從此時徐徐隨之上升而愈也。

5-20-297 少陰病。吐利。手足不逆冷。反發熱者。不死。脈不至者。
　　　　灸少陰七壯。

　　少陰病本屬心臟衰竭之病，心臟衰竭搏血力不夠，四肢離心區最遠而逆冷乃自然之理，今雖吐利手足仍溫證明尚未大逆惡之境，脈不至者乃吐利緊張之故，要以溫熱舒其緊張，從來都是從下焦著手方可鎮靜，從未用上焦近心臟區灸者，蓋灸可使組織血管充血也，下部充血可得鎮靜之效，上部充血則反愈來愈緊張了。灸少陰七壯，足少陰腎經之穴道都在腳之內側，無非使之灸而充血鎮靜緊張，所謂導血下行也。緊張既除，脈搏可能緩緩而出，吾人常見之。

5-21-298 少陰病。八九日。一身手足盡熱者。以熱在膀胱。必便血也。

　　若是真的西醫所說的傷寒症為腸熱病。八九日一身大熱，腸壁腐敗而便下或竟便血便膿均可，但不須要便鞭，便自然暢快而出，非必須結熱膀胱，自然便血也。

5-22-299 少陰病。但厥無汗。而強發之。必動其血。未知從何道出。
　　　　或從口鼻。或從目出者。是名下厥上竭。為難治。

　　少陰病本心力極差血液循環已窒息難行，今僅勉強維持而已，故四肢冰涼謂之厥，今強責其汗則惟有小血管破裂以應其強汗促進血行而已，口鼻眼結膜均為小血管最多處且易破裂故先出血，諸凡小血管充滯之黏膜面均可因之而出血，其另一理由乃是小血管因心臟推動薄弱本已可多處產生小血栓，在小血管血栓之產生必須消耗大量血小板為原料，血小板既減少則更易出血，如此惡性循環豈但不知血從何道出？豈但下厥上竭為難治，恐怕去死不遠矣！即現代之輸血也許能救急於萬一，恐怕亦不見得能治也。

5-23-300 少陰病。惡寒身蜷。而利。手足逆冷者。不治。

　　惡寒身蜷利止者尚有一線希望，若利不止而手足溫勉強有一絲希望，若手足亦逆冷是心寂亡陽，無法挽回矣。

5-24-301 少陰病。吐利煩躁。四逆者死。

既吐利又躁煩,電解質大變體液不規則,循環不上頭,不能帶氧及醣至大腦而躁煩,自然去死不遠。

5-25-302 少陰病。下利止而頭眩。時時自冒者死。

下利雖止而頭眩,此頭眩非一般之頭眩,乃心寂而血不上達。時時自冒,心寂休克之前心跳動疾而脈細極微,跳動疾速無倫,腦時時缺血,故時時自冒,死之前兆也。

5-26-303 少陰病。四逆惡寒而身踡。脈不至。不煩而躁者死。

惡寒身踡脈不至本已是心寂前兆,復加煩躁則氧不上達於腦故死。

5-27-304 少陰病。六七日。息高者死。

息高即呼吸至胸部而至是呼吸將絕之候,當然死。

5-28-305 少陰病。脈微細沈。但欲臥。汗出不煩。自欲吐。至五六日自利。復煩躁。不得臥寐者死。

一般所稱之少陰病大概都是所謂的臟病了,治臟者本半生死也,所謂的臟,並沒有現代臟器在西醫籍上描寫得複雜精專,大概是指我們現今傷寒腸熱症來講的臟即是腸子也,腸熱症熱發之太久,身體衰弱心搏力也不夠,即使目前的所謂少陰症了,按例此條與前幾條情形亦很相仿,唯一之不同處在於煩躁不得臥,乃知煩躁者氧氣在腦不夠矣,不得臥者臨命以前之高熱致不得臥,死證也。

以上數條均為死證,在現代醫學觀念亦未必一定死,還可以急救的,蓋古時候無輸血亦無輸送氧氣等觀念和設備,當然必死;而今不拘死與不死至少可以急救不至於遽死,甚至心臟將寂仍可以用電擊法使之蘇醒也,能否治療無法預料,若說當時立死未必如此也。

5-29-306 少陰病。始得之。反發熱。脈沈者。麻黃細辛附子湯主之。

　　麻黃細辛附子湯方：麻黃二兩　細辛二兩　附子一枚

　　發熱脈當浮不應該沉，沉之解釋亦可以說是不易候到脈，可知脈之跳動其脈波幅度、頻率均非常細微，心臟搏動之動量雖持諸電解質如鈣、鉀等維持，但部分情形的調節是屬於腦橋部分（pons medulla）之循環中樞的，以麻黃、細辛調節腦橋的循環中樞，其機轉是麻黃興奮呼吸循環中樞，細辛鎮靜呼吸循環中樞，復加附子興奮代謝直接強心，此乃是《傷寒論》上極有名之名方，其用處之多並不限於區區少陰條上，一般風濕骨頭痛用之亦多。

5-30-307 少陰病。得之二三日。麻黃附子甘草湯。微發汗。以二三日無證。故微發汗也。

　　麻黃附子甘草湯方：麻黃二兩　甘草二兩　附子一枚

　　少陰症發熱與一般不同是脈象並不與熱度成比例，如此情形只有腦症及真傷寒腸熱病有之，故前條的麻黃細辛附子湯即為此而設。此條的情況較前條為緩和，是發熱之後二、三日病情無大變化也無其他症象，使之微微發汗以作略為振奮而用，所謂微發汗也不過是結果而已，蓋其略為振奮之手段是用麻黃、附子對神經代謝之振奮，用甘草作調節。

5-31-308 少陰病。得之二三日以上。心中煩。不得臥。黃連阿膠湯主之。

　　黃連阿膠湯方：黃連四兩　黃芩二兩　芍藥二兩　雞子黃三兩
　　阿膠三兩

　　病得之二三日非屬所謂外界的風寒，而是少陰病亦即一般傷寒腸熱症，心中煩不得臥，原因是直接為喉頭以下一直到腸子的消化道因發炎而充血，自律神經緊張而影響大腦皮層生刺激故不得臥，一般現今的神經、精神治療法只是鎮靜中樞的大腦皮層，是無法達到治病的目的，有時候反而使病情愈

來愈惡化，甚至病人無藥則無法安眠，幾至不用藥無法度日，此都是未考慮中樞鎮靜之外的自律神經調節法，必須雙方同時進行方能收病效，黃連、黃芩退充血消炎兼鎮靜，芍藥制腸痙攣，雞子黃尤為可貴，對腦及喉頭有極大的作用，一般以為雞蛋常吃有什麼意思，此正犯了白米常吃反而在白虎湯派上大用處是一樣地誤解了。

5-32-309 少陰病。得之一二日。口中和。其背惡寒者。當灸之。附子湯主之。

　　附子湯方：附子二枚　茯苓三兩　人參二兩　白朮四兩　芍藥三兩

　此條所論之背惡寒是真正的代謝不足，譬如脈搏微弱、精神委靡、體溫不高或反而降低，當灸之。平時仲景很少用灸，今則實實在在的不足症，當用峻補故用灸之，或者用附子湯，附子、人參為改善興奮心臟、代謝之大藥，復加白朮、茯苓對水分代謝、腸子運化之大藥，用芍藥以調節其或有不當處之痙攣，或對靜脈回流之改善，是少陰病的重頭藥方。

5-33-310 少陰病。身體痛。手足寒。骨節痛。脈沉者。附子湯主之。

　此處之身體痛為代謝不足，手足寒是熱量不夠，骨節痛是熱量代謝均不夠乃致血行循環亦不及，脈沉是本病的代表徵象，附子湯是正用之方。

5-34-311 少陰病。下利便膿血者。桃花湯主之。

　　桃花湯方：赤石脂一斤　乾薑一兩　粳米一升

　下利便膿血是大腸壁膜腐敗而下，赤石脂為礦物藥以作腸壁受傷壁膜脫落之敷應劑，不使其腸內容物再生變化再受刺激，腸壁腐化而脫落當然是腸壁下之血管先生問題，不論其病原為傷寒菌或者任何細菌或作任何病原體乃致造成血栓，無數小血栓使之腐爛而脫落，若使血行循環略好自可改善。乾

薑為血管運動神經藥，自然對之有好處；粳米本是人常用之食物，能整腸利尿故用之，用之治久利亦有效。

但此當與痢疾分類，否則將害人匪淺矣。痢疾者乃腸黏膜急性發炎，其下多為似涕般黏液，病人且有裡急後重之症狀，當用白頭翁、芍藥、川連、黃柏等消炎劑。此則為腐化而脫落的腸壁膜，病人不感裡急後重，便下膿血，下之快利似為滑脫，所下也非一定為膿血，有時直接下黑糞中有斑駁的血點者乃腸穿孔之明證，是死證不可不辨，吾人以前見之多矣，近日腸傷寒已有特效藥 chloramphenicol，少見此種症象了。

5-35-312 少陰病。二三日至四五日。腹痛。小便不利。下利不止。便膿血者。桃花湯主之。

赤石脂是敷應劑固然不錯，其性收澀是固澀之劑，對滑脫之下利有效，今膿血並下情況是滑脫而不是痢疾之裡急後重，桃花湯是治病之良方。

5-36-313 少陰病。下利便膿血者。可刺。

少陰之便膿血是為滑脫之症，蓋腸壁腐敗腸已無權收縮蠕動矣，當用灸才對，可刺，無論是針灸或放血效果相當可疑只能從闕。

5-37-314 少陰病。吐利。手足逆冷。煩躁欲死者。吳茱萸湯主之。

總之少陰病之特點在於血液運行已不全且多微小血管血栓故多處可以出血，蓋別處生血栓將血小板消耗掉，另一處則生不夠，一如產婦之羊水因生產時而進入血中，可致血小板全部凝結，血無血小板之止栓則大出血而死亡。少陰症不拘為何病（一般所指大概是真的腸傷寒），情形與之相仿，但較為溫和而不如產婦羊水症之急促而險耳，故其吐利手足逆冷躁煩欲死者，均為腸子已有問題或腸將穿孔或腸將大出血，吳茱萸對胃腸之功效前已述過，是屬當用之大藥名方，雖總嫌太原始太簡單些，如今我人用方當勝之不少倍。

5-38-315 少陰病。下利咽痛。胸滿心煩。豬膚湯主之。

　　豬膚湯方：豬膚一斤

　　　上一味，以水一斗，煮取五升，去滓，加白蜜一升，白粉五合，
　　　熬香，和令相得，溫分六服。

　下利咽痛心煩重心在上焦咽喉，用溫和之滋潤藥較為可靠，一如用雞子黃一般，豬膚效果用之頗佳，但準備較繁複，今人多用其他方式代之而廢用矣，因為豬膚之油脂須刮乾淨，白粉即一般通用之米粉。溫病方中上焦清理藥不少，不必再用豬膚矣。

5-39-316 少陰病。二三日。咽痛者。可與甘草湯不差。與桔梗湯。

　　甘草湯方：甘草二兩

　　桔梗湯方：桔梗一兩　甘草二兩

　此種咽痛仍為鬱血，靜脈血流不暢，用甘草可緩解症象，若不差更加桔梗，此藥本具皂素且有溶血作用，故而用之，當可不言自明。

5-40-317 少陰病。咽中傷生瘡。不能語言。聲不出者。苦酒湯主之。

　　苦酒湯方：半夏十四枚　雞子一枚去黃內上苦酒

　　　上二味，內半夏，著苦酒中，以雞子殼，置刀環中，安火上，令
　　　三沸，去滓，少少含嚥之，不差，更作三劑。

　咽中生瘡不能語言或聲不出乃喉頭黏膜出血、瘀血生潰爛也，半夏去其滲透黏液而清理之。雞子本用以潤喉之妙藥，苦酒是上好米醋性收斂，則喉頭黏膜本來微血管量極豐富，由外收其潰爛口，由半夏、雞子潤滑及清理，可以少瘥，故當直接著於咽喉瘡口處，不可嚥下即為此也。

5-41-318 少陰病。咽中痛。半夏散及湯主之。

半夏散及湯方：半夏洗　桂枝去皮　甘草灸

上三味等分。

外治潰口用苦酒湯輔以內治。咽痛不拘有瘡、無瘡，總是以活絡血液、鎮靜、清理痰液黏液為主，此湯之用為內治與前條之外治相對，蓋以桂枝活絡散微小循環中之小血栓也。

5-42-319 少陰病。下利。白通湯主之。

白通湯方：蔥白四莖　乾薑一兩　附子一枚

下利用乾薑、附子強心興奮代謝，擴張運動血管以治其滑下之利本已足矣，用蔥白者蓋其能改善肺中之微小血管，間接以改善心臟之條件，助附薑之力甚大，故全用可以止利，利不止雖屬腸胃條件，但心肺條件卻更為重要，腸胃利不止一般不為重病，少陰症之所以稱陰症重病者乃直接影響心肺也。

5-43-320 少陰病。下利脈微者。與白通湯。利不止。厥逆無脈。乾嘔煩者。白通加豬膽汁湯主之。服湯。脈暴出者死。微續者生。

白通加豬膽汁湯方：蔥白四莖　乾薑一兩　附子一枚　人尿五合
豬膽汁一合

肺中之小血管極為微小，蔥白能擴張。一般內臟潰瘍性化膿及出血，人尿（尤其所謂童子之尿）對之相當有效。少陰之下利非屬一般病理，是從反滲透壓關係更且有腸壁潰瘍剝蝕等問題，所以代謝差而心肺之條件相當弱，見下利脈微者心肺衰竭的現象，用上條的白通湯以急救之，因為病情愈趨嚴重，利不止厥逆而無脈且乾嘔而煩者，恐單用白通湯已無能為力了，蓋乾嘔而煩且無脈已屬將無法挽回矣，豬膽汁消炎，蔥白擴充肺毛細血管對肺具直接性對心臟具間接性的疏導作用，其所以如此緊急者多為微小血管之受瘀塞，故以人尿通之，人尿善於解瘀，更兼擴張下行性血管，使心肺因血鬱量

減少而略有推動循環之活力。腸之潰瘍出血不止，心肺因自律神經故大受緊張乃至閉絕，故脈幾等於無，心煩乾嘔此等緊急情況自非白通湯不可，而加人尿則更使之具力量，若脈本無而暴出，可知心臟的維持心肌的持續導電量已經無力維持，電壓突生變化，心搏量突生一過性增大，而後總歸寂滅。若脈微續者則漸漸復甦，凡生物具有適存性，若漸漸亦步亦趨則可反應而適存，其潛力具驚人之程度，故吾人可見腹部積水數斗，心包膜積水在 X 光中見之如足球而其人不死，若突然生如許之水之一半或僅三分之一，則必猝然死亡，蓋無機會生拮抗之適存力也。脈之所以暴出及微續則與血管之開放速率有關，開放之速率之漸與疾又與白通湯中之強心、溶血兩力相互平衡有關，脈暴出之情形與吾人用毛地黃強心，而後用鈣劑以致心肌收縮大瞤動而死相同。

5-44-321 少陰病。二三日不已。至四五日。腹痛小便不利。四肢沈重疼痛。自下利者。此為有水氣。其人或欬。或小便不利。或下利。或嘔者。真武湯主之。

真武湯方：茯苓三兩　芍藥三兩　白朮二兩　生薑二兩　附子一枚

真武湯非此處才用，在太陽病中早已述過，為治水分之調節劑，詳見前。腹痛小便不利或自下利乃腸運動發生變化，氣體、積食及水分無法順利消化所致，真武湯豈但是理水之劑更是整腸之劑，理水則小便利，小便利本來病已愈之大半，自下利當然可愈，四肢沉重疼痛太陽篇中述之甚詳，當為水氣，真武湯自然亦是正用。其人或咳或小便利或嘔者本是後條補上之兼症，水氣即水分不調當然可使人咳嘔，但小便利之用真武湯條件較少，僅重心在頭部耳蝸迷路或腦中水分多於電解質時用之，但亦多數為小便不利者，若有腦症頭暈身冷兼見小便利，是主症既對副症從略，用之亦無太大不當。

5-45-322 少陰病。下利清穀。裏寒外熱。手足厥逆。脈微欲絕。身反不惡寒。其人面色赤。或腹痛。或乾嘔。或咽痛。或利止脈不出者。通脈四逆湯主之。

  通脈四逆湯方：甘草二兩　附子一枚　乾薑三兩

  下利清穀代謝已極為低下，腸胃消化力幾已告竭。脈細欲絕心搏力大降，已無力將血液足夠布循至全身，四肢距心區遠，故血循不達而厥逆冰冷，血液之集中在內、中樞以救濟緊急者，須心臟有力，腎上腺素有分泌方能，今無此潛力矣，外散之血液不能向內集中以衛中樞，末稍之血液則滯留於外，故裡寒；中樞回流之血液已逐漸降低，外熱者末稍之血流不再向內集中中樞以為救濟，滯留故外熱身反不惡寒面赤（頭部血液多外散而不向內，情況明顯而面部尤為易見）。腹痛咽痛乃末梢充血不行之壓迫性鈍痛，利止則心臟中樞略有力使腸分泌控制，電解質略可平衡，脈當出，若仍不出，通脈四逆陽方主之，與四逆湯之不同處無非重用以刺激之而已。

5-46-323 少陰病。四逆。其人或欬。或悸。或小便不利。或腹中痛。或泄利下重者。四逆散主之。

  四逆散方：甘草　枳實　柴胡　芍藥

  上四味各十分。

  四肢逆冷、咳、悸、小便不利、腹中痛、或泄，此均為神經症狀，理由無非是心搏力不夠，血流變慢，神經呈過敏狀態。蓋其病症較前節為輕，僅鎮靜即可，四逆散者甘草、芍藥、柴胡均為鎮靜劑，枳實為調節劑。

5-47-324 少陰病。下利六七日。欬而嘔渴。心煩不得眠者。豬苓湯主之。

  咳而嘔渴心煩不得眠亦是神經症狀，且見體液（水分）不平衡狀態，本可用五苓散而今不用，而用豬苓湯者，乃避免五苓散之略有擴張血管作用，

少陰症本心力不夠當忌之。豬苓湯有阿膠反可使血液濃度稍增高，血漿滲透壓高可使少部分水分回流至小血管，對少陰症有幫助。

5-48-325 少陰病。得之二三日。口燥咽乾者。急下之。宜大承氣湯。

　　故云少陰病陽明病，一定要說陽與陰有時實在無多大意義，陰症還不是一樣用大承氣湯，所謂急下存陰，事後補述，雖尚不致愈描愈黑，總難使人有許不懌。

5-49-326 少陰病。自利清水。色純青。心下必痛。口乾燥者。可下之。宜大承氣湯。

　　心下痛、口乾唇燥用大承氣湯無甚不對，少陰病三字又有何作用，其當與不當用大承氣湯全恃醫者之功夫，必須認清一乃循環衰竭，一乃積滯腹滿，兩者並非截然劃分為兩種界限之義，舉凡積滯在先心衰在後，或積滯而心衰，非用大承氣湯不可；反之則當然用四逆輩以強心，亦有因心臟衰弱而腸運動不良致便秘積滯者，可用四逆湯亦可用大承氣湯，更須審定條件矣。

5-50-327 少陰病。六七日。腹脹不大便者。急下之。宜大承氣湯。

　　此條理由與上相同。

5-51-328 少陰病。脈沉者。急溫之。宜四逆湯。

5-52-329 少陰病。飲食入口則吐。心中溫溫欲吐。復不能吐。始得之手足寒。脈弦遲者。此胸中實。不可下也。當吐之。若膈上有寒飲。乾嘔者不可吐也。當溫之。宜四逆湯。

　　飲食入口即吐心中溫溫欲吐後不能吐者，是胃幽門與十二指腸間有阻隔，胃酸既不能由幽門而進入十二指腸，後由胃之蠕動下達時阻塞而成逆蠕動，上逆由賁門而進食道下端，食道黏膜因胃酸而具灼熱感，故心下溫，因

胃向上逆蠕動故溫欲吐，飲食入口即吐，後不能吐乃胃蠕動上逆之力須配腹壁肌肉之收縮，少陰代謝差而腹壁肌肉無力，胸壁之肌肉亦無力，無法配合同作收縮，故胃雖收縮上逆而膈肌不與之配合，以致泛嘔但無法嘔吐。手足寒脈弦遲此胸中實者非也，蓋心臟搏力差，肺呼吸活量低下，代謝熱量不高，人此時精神必不振而非常疲倦委靡，此時用瀉下劑必定不討好，蓋胃腸之間不通也，且胃中壓力又高，不云溫溫欲吐乎，既要吐又吐不出，助其一臂之力吐之則胃壓減輕，一切症狀甚至阻塞可以全部解除，即使是解剖性非機能性之阻塞亦可解除於一時，趁一時之快。膈上有寒飲指肺支氣管有大量痰液，或竟心包膜、肋膜積水，用催吐劑一時緊張不及適應則成催命劑矣，蓋此種所謂寒飲者亦常常有壓力或牽引力刺激縱膈腔之食道，或因食道氣道而波及胃引發嘔吐，病毫不在胃，而胃中又空虛蓋入即吐，只能乾嘔，當然不可吐亦不可下，當溫之，宜四逆湯以興奮代謝以逐水方克有成也。

5-53-330 少陰病。下利脈微澀。嘔而汗出。必數更衣。反少者。當溫其上灸之。

下利而脈微澀嘔而汗出，證明腸胃中有物亟須排出，故腹腔中壓力遽增，數更衣即數次上廁所而所下之便反而不多，但體力很差故而脈微，此腸胃無力排出之故，當溫其上，用藥溫上即所謂升氣，複方之補中益氣湯、升陽益胃湯都屬之，若要灸其上則很可能為百會、支溝、曲池等穴也，隨副症情形而取。

第六章
辨厥陰、陰陽易差後勞復病脈證并治

第一節　辨厥陰病脈證并治

　　我祖父常講厥陰篇是寒熱隔雜之病，自是不錯，但治病若去其寒熱溫涼表裡虛實的古老概念，不啻對中醫之治病是一大解放，對西醫之有志於中醫而要想研究或明瞭中醫學者去一大害，實在是一件功德事。我們可以略知古老的概念以便讀古老的書，我人先哲先賢數千年來的經驗雖然不是全對，亦不見得全部荒唐而一概摒除，就是如此而已，不必發誓深究之，有害無益也，如以厥陰為例，就寒熱雜見，寒乎熱乎，如以症狀來講毫無標準，愈描愈黑，不讀反而好些，若以病理生理等新式醫學觀念來講，可以頭頭是道。

6-1-331　厥陰之為病。消渴。氣上撞心。心中疼熱。飢而不欲食。食則吐蚘。下之利不止。

　　口渴欲飲水，心搏衰弱跳動頻率速，復加引飲之水積在胃，病人感覺有氣上衝心，是此緣故。心中疼熱飢而不欲食，是胃壁黏膜因鬱血而動量低下，食則吐蚘，因不能食則與胃相連之腸無胃肌向下蠕動，則腸肌或停止蠕動或蠕動極慢幾乎像不蠕動，因之而略生逆蠕動，所以有如此怪現象者，蓋病久胃腸機能已極差。食則吐蚘，乃因蠕動不良或逆蠕動之結果，蛔蟲由腸入胃而吐出，下之則利不止，如此腸胃道不是充血便是化膿，動量大變下而成一往不返之局，當然利下不止矣。

6-2-332 厥陰中風。脈微浮為欲愈。不浮為未愈。

　　脈浮者乃脈之頻幅均大，是心臟搏力的恢復之機，心搏既強，血行當漸趨改善，故為欲愈，否則反是，情形就是如此簡單不必多講。

6-3-333 厥陰病。欲解時。從丑至卯上。

　　丑為子夜之後半夜，卯為天明之清早，均為腎上腺素由極衰弱進入將旺盛時間，病若欲愈，此時最為有利，蓋身體之抵抗力此時當漸旺。

6-4-334 厥陰病。渴欲飲水者。少少與之愈。

　　名為厥陰乃陰症大病，渴欲飲水少少與之而可愈，寧非陰陽之說不可靠乎，其實所謂厥陰病氣上衝心，雖然心臟有關係，一半還是喉頭關係，咽喉充血也好，鬱血也好，總脫離不了喉頭黏膜分泌之黏液失常，或竟黏度不同，或竟水分不夠而乾燥乃欲渴而引飲，此亦為要點之一。

6-5-335 諸四逆厥者。不可下之。虛家亦然。

　　四逆者四肢逆冷，厥者冷而不返熱，如此則心臟血搏力達四肢者少，血液之所以集中在內者，保護重要中樞以作救濟延命也，乃復下之是不欲其生也。

6-6-336 傷寒先厥。後發熱而利者。必自止。見厥復利。

　　先見厥乃是內臟有問題，一般係指腸子而言，若腸出血化膿等，血液自然集中於裡，四肢當然見厥冷，集中後腸黏膜已壞或因集中而血管壓（hydrostatic pressure）升高，則體液必從腸壁血管中滲入腸腔，消化蠕動均皆失常而大亂，乃被動地下利即所謂滑利也。迨至發熱則生炎症狀態，白血球集中腸壁產生抗菌力且分泌生熱素，病人乃見熱，利即自行調節而自止，再見厥則又轉生惡化，與前述一樣則又利。

6-7-337 傷寒始發熱六日。厥反九日而利。凡厥利者。當不能食。今反能食者。恐為除中。食以索餅。不發熱者。知胃氣尚在。必愈。恐暴熱來出而復去也。後日脈之。其熱續在者。期之旦日夜半愈。所以然者。本發熱六日。厥反九日。復發熱三日。并前六日。亦為九日。與厥相應。故期之旦日夜半愈。後三日脈之而脈數。其熱不罷者。此為熱氣有餘。必發癰膿也。

根據前條所述病情，吾人可知厥者病進熱者病退，今熱六日厥九日則腸壁之變化逆轉當然不是好現象，大概在厥利之時乃腸充血化膿惡化之時，當然病人不想吃，現在反而想吃，其實只要不影響胃，病人總是想吃些原無傷大雅（但又恐怕變成除中，「除中」為何方神聖，迨後條仲景解說再論），少少與些食物吃後並不發熱，其實吃了發熱與不發熱並非是重點，厥乃是重點，然不發熱比發熱（是胃食之後未生如腸之炎症）總要好些，乃云胃氣尚在必愈，不發熱一則以喜，又恐暴熱來出而復去，一則以憂，憂其腸胃同時發炎，當然更為嚴重，白血球要愈來愈高，我人視之當然亦要心驚肉跳。後日脈之，按脈發現熱仍在，希望在所說的丑至卯時熱去病安，於是屈指暗稱先是發熱六日厥九日，今有發熱三天，發熱之日期是三加六亦是九天，與發厥之日相等，再於晚上候脈熱仍在，那變成了熱比厥多了。厥為病，發熱乃為收拾病的時候，如白血球之噬菌、血液循環內入之修護、腐化之被巨大吞噬細胞帶走等，一時發生副作用亦可以說是病人抗病之表現，既然熱之不停則一切解決後尚有些物質腐敗潰爛，白血球、巨吞噬細胞等責任已了，不能不由腸子將之驅出則為癰膿（abscess）。

6-8-338 傷寒脈遲六七日。而反與黃芩湯徹其熱。脈遲為寒。今與黃芩湯。復除其熱。腹中應冷。當不能食。今反能食。此名除中。必死。

脈遲者是心力衰竭，非副交感神經興奮，用黃芩湯徹其熱即清其胃熱之意，如此胃熱既去，胃呈擴張現象，蓋胃之產生熱力有三：一、胃分泌酸作消化用。二、胃蠕動正常乃物理消化現象。三、當消化之醣分、蛋白質等養

分吸收,故胃有熱量乃胃作收縮與擴張並行,作消化行為而蠕動,今清胃熱是抑止胃之機能胃之熱量,則胃機能低下胃必擴張呆滯無力收縮矣。胃中空虛能食者以填其空虛,俾希能反射因生壓力而蠕動也,因寒而反能食稱「除中」,食後又因胃機能敗壞而無法產生胃之熱能及動量,故西醫有絕對不准吃(nothing by mouth, NPO),用點滴以補充營養者,恐食後轉生惡果,胃擴張、腸麻痺等,腸傷寒亦如此。除中恐怕是食後腸出血而死,乃名云除中,除中者死。

6-9-339 傷寒先厥後發熱。下利必自止。而反汗出。咽中痛者。其喉為痺。發熱無汗。而利必自止。若不止。必便膿血。便膿血者。其喉不痺。

此條前段在前條已述之,汗出咽痛者其喉為痺,喉頭潰爛而化膿,一般長期慢性病常見,是抗體不足現象,此汗出是咽中痛而出,反之汗出也會因緊張而咽中痛。發熱無汗利自止,前條也已說過。便膿血是黏膜潰爛,其喉不痺,抗體產生之條件及部位以淋巴腺而論為三處,第一處為喉扁桃腺,第二處為胸腺(該腺雖然在成人時於解剖學上變成絕薄或幾不見,但對抗體具極大的作用,一般突然猝死或死前非常恐怖,此腺立成非常腫大狀態),第三處乃盲腸(cecum)的闌尾處。如扁桃腺炎之喉頭不潰爛,則激烈抗病處必在盲腸連及闌尾處因而化膿,腸當然照例不吸收腐敗物致排膿血而出。

6-10-340 傷寒一二日至四五日。厥者必發熱。前熱者後必厥。厥深者熱亦深。厥微者熱亦微。厥應下之。而反發汗者。必口傷爛赤。

厥陰症厥為病進,熱為身之反應使病消退,前幾章已詳述,自無疑問,若不愈者內臟病勢尚未全愈,一如前條文所述必再回厥。厥深熱深,厥微熱微,此處是病毒感染重點在腸,與人之體力、抗體、免疫力及白血球之殺菌力互為拉鋸戰,則稱厥陰。若發汗則感染抗體免疫力之重心在上焦部位大戰,緊張而汗出,口傷而爛赤。

238

6-11-341 傷寒病厥五日。熱亦五日。設六日當復厥。不厥者自愈。厥終不過五日。以熱五日。故知自愈。

　　厥是病進，熱是體力反擊，厥五日熱五日大舉反擊將之攻克後，不能攻克病毒將再發作即再厥，今已不厥證明病勢已為體力所制，故可自漸全愈。

6-12-342 凡厥者。陰陽氣不相順接。便為厥。厥者。手足逆冷者是也。

　　此條前條已解釋非常清楚了，不再贅言。

6-13-343 傷寒脈微而厥。至七八日膚冷。其人躁無暫安時者。此為臟厥。非蚘厥也。蚘厥者。其人當吐蚘。令病者靜。而復時煩者。此為臟寒。蚘上入其膈。故煩。須臾復止。得食而嘔。又煩者。蚘聞食臭出。其人當自吐蚘。蚘厥者。烏梅丸主之。又主久利。

　　烏梅丸方：烏梅三百枚　細辛六兩　乾薑十兩　黃連十六兩　當歸四兩　附子六兩　蜀椒四兩　桂枝六兩　人參六兩　黃柏六兩

　　厥陰胃腸蠕動失常首先須安胃，第一必使胃酸不能一下分泌多，一下分泌少，烏梅正為此而用；第二當安定神經，否則厥又何來，故用細辛、黃連、黃柏、當歸，鎮靜消炎退充血；第三興奮代謝強心，人參、蜀椒、附子、桂枝正為其用；豈但治所謂蚘厥更治久利，見方便知矣，的確是好方，用處之多正不單在此處發揮也。

6-14-344 傷寒熱少微厥。指頭寒。默默不欲食。煩躁數日。小便利。色白者。此熱除也。欲得食。其病為愈。若厥而嘔。胸脅煩滿者。其後必便血。

　　厥微熱少病情不重，精神不佳不思飲食乃病後常見之現象。心裡煩躁數天後小便利色白，證明此煩躁非無代價，一切將愈，欲得食更佳，胃口亦第次恢復。

若手足厥冷而嘔吐，胸脅之間煩而滿悶則病未愈更且胸脅間有物，所謂雜物大都為腸子在肝叢區的部分發生蠕動失常，或氣體膨脹，或腸黏膜腐敗潰爛通過受阻，其後漸漸通過則便血，便任何物均無所謂，更有一點，若直腸痔靜脈因回流不良而膨脹生緊張，先破裂出血之先常生右上腹脅間不舒服，是臨床上常見的事實。而且潰瘍性結腸炎雖生在乙狀結腸及直腸，常經刺激後生癌，都是肝癌，其理由繁複，可參考西醫醫籍再反覆推敲，必有所得也。

6-15-345 病者手足厥冷。言我不結胸。小腹滿。按之痛者。此冷結在膀胱關元也。

手足厥冷血液奔集於裡，小腹按之鞕滿正結在此處，當無問題，寒結熱結須視情形而定，無所謂言我不結胸，可知結胸二字的病名當時非常流行，可能我人現今所常提起的癌症、高血壓、腦溢血等一般情形。

6-16-346 傷寒發熱四日。厥反三日。復熱四日。厥少熱多者。其病當愈。四日至七日。熱不除者。必便膿血。

此條前條說之又說，毋須再贅。

6-17-347 傷寒厥四日。熱反三日。復厥五日。其病為進。寒多熱少。陽氣退。故為進也。

此條與前條略同。

6-18-348 傷寒八七日。脈微手足厥冷。煩躁。灸厥陰。厥不還者死。

手足厥冷常見煩躁乃腦之氧、醣不夠，是險症，此條大概就是前條所稱的臟厥，灸厥陰太沖穴、任脈之關元氣海穴均可，厥而不還當然死亡。

6-19-349 傷寒發熱。下利厥逆。躁不得臥者死。

臟厥陽脫而煩躁不得臥，缺氧氣絕死矣。

6-20-350 傷寒發熱。下利至甚。厥不止者死。

發熱本具抗力以抗病，下利至甚則體力不勝病，厥冷不止者死矣，心寂而脫水也。

6-21-351 傷寒六七日不利。便發熱而利。其人汗出不止者死。有陰無陽故也。

死亡的原因是汗出不止，利不止同樣亦是死亡的條件，水分所以一直外溢而不收斂者，大抵是神經發生變故，此種變故並非屬神經本身，乃是電解質及神經內分泌，酵素衰竭而形成，學問極深，至今尚不能令人有一個滿意的答覆，只能等以後再說。

6-22-352 傷寒五六日。不結胸腹濡。脈虛復厥者。不可下。此亡血。下之死。

不結胸中膈不飽滿，腹部濡軟，脈搏虛弱而手足厥冷，是血液循環在內勉強維持，在外仍手足厥冷，一般代謝亦較低下是無疑問，如果用瀉下劑絕對是不可以。其人本屬血虛，亦即血液的有效容積（effective volume of blood）不夠，則血中固體成分的紅血球、白血球、血小板都較少，液體自應因固體物少而形成相對地多，液體既多則血中的血漿蛋白、白蛋白、球蛋白亦均少，唯一多的便是相對增加的水分而已，電解質、一般酵素亦少，活動力絕差，滲透壓較一般的人為高為敏感，故稱亡血。古人從人體當時的現象看，現代人可由實驗室數據來看，大概都不會太離譜，此是《傷寒論》全書的重心所在，不單指此一條也。一經瀉下，利可不止；一經發汗，汗可不止；汗利不止，蓋無法調節，不死何待，上條所示與此條所講不約而同。

6-23-353 發熱而厥。七日下利者。為難治。

厥之日長，下利之不止，死證已具，夫復何言。

6-24-354 傷寒脈促。手足厥逆。可灸之。

脈促是心臟搏動不良的表示，一般多為鉀、鈉之不平衡，臨床上多見者為瀉後脈促，鉀低下也，乃一過性者。若手足厥逆則嚴重了，蓋非但脈促且心搏力不夠，可灸之，一般用太冲、足三里都有效。

6-25-355 傷寒脈滑而厥者。裏有熱。白虎湯主之。

厥之一字不過是症象而已，可以極嚴重，可以不嚴重，其判斷當須參考病人很多條件，《傷寒論》除一般條件之外，在利、汗、腹滿、脅緊等，尚有脈作參考之條件。若脈滑即平時一般之脈反更為滑潤流利，當然病情較輕，認為是裡有熱外有寒，以前所講的白虎證。

6-26-356 手足厥寒。脈細欲絕者。當歸四逆湯主之。

當歸四逆湯方：當歸三兩　桂枝三兩　芍藥三兩　細辛三兩　甘草二兩　通草二兩　大棗二十五枚

此所謂內虛代謝低落至極之症也，故手足厥冷脈細欲絕，大劑興奮代謝，當歸、桂枝重用，芍藥以促進循環血行，芍藥、細辛重用以鎮靜其痙攣，甘草、大棗緩和且大補血液成分，通草去其上條所論及之相對變多之水分，凡水去則鈉低降，血鈉改少乃使小血管不致收縮太過，高手處方也。

6-27-357 若其人內有久寒者。宜當歸四逆加吳茱萸生薑湯。

當歸四逆加吳茱萸生薑湯方：當歸三兩　芍藥二兩　通草二兩　桂枝三兩　細辛三兩　生薑三兩　吳茱萸二升　大棗二十五枚

問題在內有久寒果為何義，久寒的意思是體內循環不良但卻不成問題，代謝不良略有問題亦不嚴重，內分泌之不平衡則極為嚴重，積水分銷滯留嚴

重，血紅素不夠、氧代謝不夠則更為嚴重，故稱內有久寒，當歸四逆加吳茱萸生薑大劑良方之數劑便效。

6-28-358 大汗出。熱不去。內拘急。四肢疼。又下利厥逆而惡寒者。四逆湯主之。

熱之去與不去須視病原是否受抑止或排除，大汗出與不出與熱之退與不退毫無關係。大汗出反而使汗去而鈉亦隨之降低，鈉低降則內拘急四肢疼（twisting pain）再下利，代謝盡為下利抑止，惡寒難免，是為脫水，現在須用點滴，當用四逆湯一樣可以效速而便捷，大凡脫水既非真正脫水，不過是水分調節不均而已，四逆湯強心溫裡促進循環，水之外溢者仍可回滲入血管。

6-29-359 大汗若大下利。而逆冷者。四逆湯主之。

與上條相仿，最重要者為厥冷，是充分必要條件。

6-30-360 病人手足厥冷。脈乍緊者。邪結在胸中。心下滿而煩飢。不能食者。病在胸中。當須吐之。宜瓜蒂散。

脈乍見緊常見於心胸及胸廓之間受壓力及梗塞，蓋心搏力突受外來之力干擾，設非全部受壓抑之前，脈必努力以搏出維持循環，故脈緊確定事實在，臨床上亦常見，但問題是究竟如何會成此變化，梗塞之來源當須特別注意，如此條先見手足厥冷脈管緊者，推定謂邪結在胸中，這是假想名字而已，如何結法，心下滿而煩可知在橫膈膜之上下處可能在胃附近，飢而不能食，從在胃附近更能推斷真正之原因在胃，胃若分泌酸則必有溫性灼熱感，胃若徒分泌大量黏液則必飽脹而不能食，病人於是手足厥冷，明其機轉則治療不難矣，若用瀉下法，因胃飽脹而動量差，甚則胃十二指腸幽門處難以下達，否則心下不可能滿而煩，更不可能飢而不能入，與其下瀉則不若使之湧吐，可使胃中黏液盡去，胃壓頓減，手足自然轉溫。

6-31-361 傷寒厥而心下悸。以飲水多宜先治水。當服茯苓甘草湯。却治其厥。不爾水漬入胃。必作利也。

《傷寒論》在此處已經續漸承認病之來源當由內而外矣。試看厥是外表症狀，心下悸是胃中蓄水，因心臟跳動而悸，故當先去其胃中之水，則悸乃止，當用茯苓甘草湯。方是正治。却治其厥，厥為外表症狀，見其厥當然用藥治厥，治厥之藥都為溫藥，一經興奮，腸動而去水，利之甚速，非水漬入胃必作利也。

6-32-362 傷寒六七日。大下後。寸脈沉而遲。手足厥逆。下部脈不至。喉咽不利。唾膿血。泄利不止者。為難治。麻黃升麻湯主之。

麻黃升麻湯方：黃麻二兩半　升麻一兩一分　當歸一兩一分　知母十八銖　黃芩十八銖　萎蕤十八銖　芍藥六銖　天門冬六銖　桂枝六銖　茯苓六銖　甘草六銖　石膏六銖　白朮六銖　乾薑六銖

傷寒六七日大下之後心力衰弱，故一般脈象寸脈本浮，今則見沉而遲，乃按之不甚感覺得出之謂，手足厥逆可知心力大為衰弱不及於末梢，當然甚不及至於下焦，下部脈不至，蓋下部脈本近乎沉弱不易候得，今則更難候得，幾乎可稱不至。咽喉不利唾膿血，因大下之後血液當集中於上焦、中樞、頭部、咽喉及心臟肺附近以為救濟，故末梢下焦稍不重要處自然只能循環低下以遷就上焦重要器官之非常狀態之劇變，頭部心臟肺各處之充血外面看不見，但咽喉可由外看得見咽喉鬱血，血流呆滯，更因水分缺乏，黏膜之脆弱，後由下部也缺血致腎上腺素分泌低下無法應變（亦即中醫所謂腎陽不能上達），扁桃腺鬱血浮腫而抗力免疫力大降，受感染而唾膿血，下焦缺血腸子吸收力消化酵素不夠則滲出液泄利滑利不止，此實極難治之病，蓋條件轉化極為複雜也，用麻黃升麻湯。此方藥味多而每種藥之量較少，要步步兼顧又不可使之偏差故用法如此。麻黃、桂枝以活血流以增抗體，當配合升麻、當歸，白朮、乾薑、甘草利下焦之水，知母、黃芩、萎蕤、天門冬清咽喉之鬱熱，知母消腫減少滲透液，茯苓、生石膏調節電解質而鎮靜神經，亦佳方也。

6-33-363 傷寒四五日。腹中痛。若轉氣下趨少腹者。此欲自利也。

不必傷寒，任何腹中痛有此現象，病人自知必先如廁。

6-34-364 傷寒本自寒下。醫復吐下之。寒格更逆吐下。若食入口即吐。乾薑黃芩黃連人參湯主之。

　　乾薑黃芩黃連人參湯方：乾薑　黃芩　黃連　人參各三兩

寒症當自下熱病當自汗，一般中醫悟知其理，寒症者胃腸呆滯動力低下，今用藥吐之則呆滯者因催吐使更呆滯動力更低下稱之謂寒格更逆吐下，若胃腸生逆動力，則食物入口即吐，此乃自然現象，所謂呆滯為刺激而充血，所以動量不足為刺激後之疲憊，乾薑運健血行促進蠕動，芩連消除充血更使胃運行正常，人參補其誤下。

6-35-365 下利有微熱而渴。脈弱者。令自愈。

下利有微熱而略渴，脈較弱乃發熱後心力疲憊關係，病本不重可自愈。

6-36-366 下利脈數。有微熱汗出。令自愈。設復緊為未解。

下利而脈數為緊張，稍過後緊張平靜自然微微汗出，乃為欲愈之好現象，若復見脈緊則為未解，可能病有變化，由此可知臟病、府病、陰症、陽症實在不必如此，自尋煩惱，部分情形亦如同一轍也。

6-37-367 下利。手足厥冷。無脈者。灸之不溫。若脈不還。反微喘者死。

脈不返心寂微喘者，肺呼吸自循環崩潰隨之而將停止故喘也。

6-38-368 少陰負趺陽者。為順也。

趺陽脈在人之足背，趺陽脈為負則為逆，焉得為順？此條恐有問題，中有缺字。

6-39-369 下利寸脈反浮數。尺中自濇者。必圊膿血。

　　寸脈本浮，今為浮而數乃更明顯。尺中脈本弱而難候，今自濇必更難候。則必下血，是否如此不得而知，但我人知寸脈大浮，尺脈大遲細者都為下焦有寒或有瘀塞，血行遲緩之脈。

6-40-370 下利清穀。不可攻表。汗出必脹滿。

　　下利清穀乃腸胃消化力幾完全停止，代謝之差已無以復加，再使之強行體表循環擴張末梢血管而出汗，腸內之完穀本尚有力排下，今則既無力排下亦更無力消化，停滯而發酵，腹乃脹滿。

6-41-371 下利脈沈弦者。下重也。脈大者為未止。脈微弱數者。為欲自止。雖發熱不死。

　　脈沉弦時，候之感覺微弱幾候不到的脈可知心力不足，心力既不足則遠處無緣得下達（中醫所謂氣不舉也），於是下重即如痢疾般欲下而不得下，即起又有下意。脈大者即脈搏起落幅度較寬，因下利而胃腸積滯未清乃見此脈，這類脈能候出，因起落幅度大似較為無力之感覺。脈微弱而數，脈跳動快而弱，因利而電解質發生變化所致，此為自動可以漸漸調節，故雖發熱可以不死。

6-42-372 下利脈沉而遲。其人面少赤。身有微熱。下利青穀者。必鬱冒汗出而解。病人必微厥。所以然者。其面戴陽。下虛故也。

　　下利脈沉及脈沉弦總離不開一個沉字，沉者脈要重按才得，亦即候之感覺不到之脈，與前條相同，此類脈在下利時乃心搏力不足以引血流至全身循環充沛程度，只能在上焦庶幾能維持重要心肺腦等器官以代償作生命的暫時維護及救濟，則下面既不達，下利清穀無法消化也。身雖熱無法發出，僅能微熱且微厥，此種情形若等代償完善則身體自動調節，緊張期已過則鬱冒汗

出而解,其面戴陽即面已紺紅,下身較涼之候,中醫認為非常危險之候,實則循環力不足之象。

6-43-373 下利脈數而渴者。令自愈。設不差。必圊膿血。以有熱故也。

下利脈數而渴是必為急性發炎之症,炎去自愈,蓋人之抵抗力尚不差也,若繼續發熱則炎症之代謝物(譬如:傷寒腸熱病之腐爛黏膜及附帶之血)當隨之而下。

6-44-374 下利後脈絕。手足厥冷。晬時脈還。手足溫者生。脈不還者死。

脈之重要在太陽篇、陽明篇都不如在陰症之重要,蓋陰症無他,因心臟循環經長期發熱而趨衰竭,候脈即所以測心臟搏力之條件也,手足厥冷乃心搏力衰竭之象,脈還乃心臟循環代償,脈不還則稱脈絕者死。

6-45-375 傷寒下利。日十餘行。脈反實者死。

下利日十餘行相當厲害矣,其脈當因病之急暴而漸漸衰竭,今反實(中醫常謂大虛有盛候)是心臟代償臨失敗之際,將停之搏動也,一如心臟用毛地黃後再用鈣則心肌必強烈收縮,無奈則一去不返矣。

6-46-376 下利清穀。裏寒外熱。汗出而厥者。通脈四逆湯主之。

下利清穀不化,心臟循環代謝力均差乃至無法將血液集中內部以為救濟,故表皮末梢血液乃滯留無向內作救濟之應急力,內寒而外熱。若汗出則為緊急情況略過。而厥者,手足漸涼則血液由外而內矣,用通脈四逆湯急救之。

6-47-377 熱利下重者。白頭翁湯主之。

白頭翁湯方:白頭翁二兩　黃柏三兩　黃連三兩　秦皮三兩

熱利是急性炎症之下利，腸壁黏膜既發炎又充血，一如痢疾然必急結後重，當重用白頭翁，此藥古稱性升，可升因炎而遲滯下脫之腸，實則此藥新鮮者效果極佳，是強烈抗癌劑，本身為生化上之配醣體（glucoside）且易揮發，藥肆所售不知保存，早已陳舊效果差多矣，所以持以治療熱利者徒靠黃連、黃柏、秦皮而已。

6-48-378 下利腹脹滿。身體疼痛者。先溫其裏。乃攻其表。溫裏宜四逆湯。攻表宜桂枝湯。

　　下利腹脹滿是腸胃積滯而代謝無力，當然要先使腸胃有力代謝，即不用瀉下之劑彼亦能自然調節恢復。身體疼痛因下利電解質水分不調節而致之，仍是下利關係。若裡安則外隨之而安，《傷寒論》必強調表裡，故裡用四逆湯，表用桂枝湯。

6-49-379 下利欲飲水者。以有熱故也。白頭翁湯主之。

　　既下利若代謝低下之一般陰症，自然不渴（但亦有大熱而大渴者，乃心搏力不夠，末梢充血潰散之末傳症也），今欲飲水者，急性熱病發炎故也，宜白頭翁湯。

6-50-380 下利譫語者。有燥屎也。宜小承氣湯。

　　故病實在無分陰陽、寒熱，但須知病機最為重要，有燥屎譫語用承氣湯，何故一定要判陰陽，要判病勢而非陰陽。

6-51-381 下利後更煩。按之心下濡者。為虛煩也。宜梔子豉湯。

　　下利後更煩（當然須無一切陰症循環衰弱現象），按之心下濡即胃部濡滑是食道下端胃小彎或胃上接賁處充血，胃中發酵，乃致自律神經緊張。用梔子退胃及食道之充血，以豆豉制胃中停渚之發酵。

6-52-382 嘔家有癰膿者。不可治嘔。膿盡自愈。

膿者非體內分泌物，乃異物也，必須排出體外，所以嘔者乃排出體外之生理反射、手段，若治之則與體工為難矣，膿嘔盡必自愈，此膿從何處來則頗費周章，可能為喉頭扁桃腺化膿，亦可能為腸壁潰腐逆行之膿，總之不可一概而論，須視當時條件而定。

6-53-383 嘔而脈弱。小便復利。身有微熱見厥者。難治。四逆湯主之。

脈弱身有微熱見厥者本是用四逆湯底子，但見嘔吐小便復利，尚雜有其他因素，既嘔則胃中酸度鹽分（NaCl）等失卻，脈可以弱亦可以強，蓋因嘔吐上逆脈數也。小便復利者，小便之利與不利，與嘔吐之向上壓、心臟之循環、過濾腎小球及膀胱之緊度有關，當不應見厥才是，今見厥則云難治，未必見得，蓋用六一散、四逆散等粉劑先使胃安定，其厥自然去除。

6-54-384 乾嘔吐涎沫。頭痛者。吳茱萸湯主之。

6-55-385 嘔而發熱者。小柴胡湯主之。

此二條以前均見過，與前亦無甚區別，存之不論。

6-56-386 傷寒大吐大下之極虛。復極汗者。其人外氣怫鬱。復與之水。以發其汗。因得噦。所以然者。胃中寒冷故也。

大吐大下電解質水分大為紊亂，鈉↓則脫水，鉀↓則腸胃肌肉蠕動無力，氯↓則消化力大差，代謝一般↓則人疲憊而無力，胃在極度刺激下必然收縮，與之水當然噁心而噦，故西醫治之必先禁食（NPO）而用點滴以俟其平安自行恢復，良策也，奈古時無之，又有何法？

6-57-387 傷寒噦而腹滿。視其前後。知何部不利。利之即愈。

噦即橫膈膜痙攣而生之症也，原因正多，不讀現代醫書正無法通曉，徒恃一二古方恐無濟於事。

6-58-388 問曰。病有霍亂者何。答曰。嘔吐而利。此名霍亂。

霍亂突然也，古人不知為感染，突然嘔吐而下利名云霍亂，但並不一定為霍亂弧菌感染之西說霍亂，不過是一種症狀而已，急性腸炎夏令最多，真正霍亂之霍亂絕少，但亦包括在內。

6-59-389 問曰。病發熱頭痛。身疼惡寒。吐利者。此屬何病。答曰。此名霍亂。自吐下。又利此。復更發熱也。

此處《傷寒論》表裡法，由表入裡，由裡達表均無法解釋矣，發熱、頭痛、惡寒為表症，吐利交作為裡症，究竟當何從？

6-60-390 傷寒。其脈微濇者。本是霍亂。今是傷寒。却四五日。至陰經上。轉入陰必利。本嘔下利者。不可治也。欲似大便。而反矢氣。仍不利者。此屬陽明也。便必鞕。十三日愈。所以然者。經盡故也。下利後當便鞕。鞕則能食者愈。今反不能食。到後經中。頗能食。復過一經能食。過之一日當愈。不愈者。不屬陽明也。

此本清清楚楚急性腸胃炎，病原多矣不勝枚舉，仲景硬要以六經來論病，於是愈說愈玄，不足取也，陰陽、六經、八法至此可謂全部破產矣。

按病理病情而論實在非常簡單，腸發炎而絞痛（colic pain），蠕動失常，大量腸液隨之下瀉，因腹中絞痛乃至吐利交作，原因為身體自然反應減卻腸胃中壓力，前者為瀉後者為嘔，嗣後若不脫水則不致於惡寒，脫水則外區循環血液濃度因脫水而高，血管隨之生適應性收縮則必惡寒，須用點滴則可立愈，愈後胃腸受害不淺，當漸漸恢復，胃先不能食，以後漸漸能食，腸經下

瀉之後一時無大便，大便在腸留久則水分為之吸收，過久則乾而硬，若再不愈恐生他種變化，再從而治之可也，何必陽明經中、經後等語言支吾，尊古崇古精神可嘉，但如此條文實在不敢恭維。

6-61-391 惡寒。脈微而復利。利止亡血也。四逆加人參湯主之。

　　四逆加人參湯方：甘草二兩　附子一枚　乾薑一兩半　人參一兩

　　大吐大下後體內不濟心力弱，消化不良而緩利，當強心興奮代謝即所謂陽虛補陽，不一定要從霍亂來，從任何病來都可以，有此現象即可推斷其病情，即可用其方，中醫學之奧妙處亦正在此，正可不必問其究竟患何病，但須知病之變化，或血液或神經為淺者，或代謝或內分泌或酵素為其深者，得此條件以之相配研究，若有突破則必有方，病必可治。

6-62-392 霍亂頭痛。發熱身疼痛。熱多欲飲水者。五苓散主之。寒多不用水者。理中丸主之。

　　理中丸方：人參　乾薑　甘草　白朮各三兩

　　實在霍亂二字可以不必用矣，無意義，但就病情當時情況所謂當機立斷可也，此二症均屬水分不平衡而生，前者水分積聚處不平衡有多有寡，五苓散調節之，後者代謝低落水分在腸，腸壁吸收不良，宜興奮代謝故用理中丸。

6-63-393 吐利止。而身痛不休者。當消息和解其外。宜桂枝湯小和之。

　　吐利既止一切自能自然恢復，不用藥正是上策，身痛不休亦能全愈，時間問題而已，若要用藥正可不必用桂枝湯，後世方較桂枝湯優良很多，隨處俯撿即可。

6-64-394 吐利汗出。發熱惡寒。四肢拘急。手足厥冷者。四逆湯主之。

　　四逆湯之主要目的在四肢拘急手足厥冷，吐利、汗出、發熱、惡寒是脫水現象，用點滴可以愈，四逆湯亦愈，不過其最大之分別在於用點滴須俟心

臟循環足夠並腎小絲球使之將脈多出點滴之水排除，即有小便即愈，否則大量點滴五瓶、六瓶必闖大禍，肺水腫腦水腫或發熱久久不退，點滴之過也。四逆湯效捷而便簡且無副作用，基於醫者識病之精也。

6-65-395 既吐且利。小便復利。而大汗出。下利清穀。內寒外熱。脈微欲絕者。四逆湯主之。

此心臟血管系統已失控制體液循環矣，吐、利、汗、小便等均體液所出，體液基於循環，循環基於心臟，立當強心宜四逆湯。

6-66-396 吐已下斷。汗出而厥。四肢拘急不解。脈微欲絕者。通脈四逆加豬膽湯主之。

通脈四逆加豬膽湯方：甘草二兩　乾薑三兩　附子一枚　豬膽汁半合

此乃四逆湯加豬膽汁，其對象為脈微欲絕，豬膽汁乃消炎利膽之劑更通大便，與脈微細欲絕之關係非常微妙，乃間接性，按心臟之跳動與膽道之關係頗為密切，蓋心膽處之自律神經出入於脊髓之同樣孔道前次已屢次提及。尤有進者，心臟極衰弱而極緊張，其最大問題乃靜脈滯留而不回右心，而不在動脈之搏動出左心室也，靜脈之大本營積聚負荷最大者厥為腹腔，腹腔各臟尤其十二指腸胃若能正面減輕心臟之負擔，則間接之所以能強心也，更精深者乃膽中含有（taurine），此物非但健腦更是強力強心劑，今人目前方知仲景千年以前即用，不得不讚其為聖也。

6-67-397 吐利發汗。脈平。小煩者。以新虛不勝穀氣故也。

脈頗平正有吐利稍為發煩是腸胃經大損變後尚未全部恢復之故，若大量進食不勝負擔而致此。

第二節　辨陰陽易差後勞復病脈證并治

6-68-398 傷寒陰陽易之為病。其人身體重。少氣。少腹裏急。或引陰中拘攣。熱上衝胸。頭重不欲舉。眼中生花。膝脛拘急者。燒褌散主之。

　　燒褌散方：婦人中褌近隱後，取燒作灰。

其非病也，實因久病之後身體極差極需休養以恢復體力，今與異性交則神經生強烈之興奮，神經興奮後必受抑制，此一切現象均是受抑制而產生，中醫謂「氣不上舉而下陷也」，補中益氣湯，六味地黃湯加減杜仲、牛膝、枸杞數方可愈，又何必要此種方式。

6-69-399 大病差後。勞復者。枳實梔子豉湯主之。

　　枳實梔子豉湯方：枳實三枚　梔子十四個　豉一升

大病差後消化不良而又勞碌則消化不良矣，枳實刺激腸胃蠕動，梔子鎮靜去其充血，豆豉常帶利水作用以促進胃口亦制酵。

6-70-400 傷寒差已後。更發熱。小柴胡湯主之。脈浮者。以汗解之。脈沈實者。以下解之。

小柴胡湯既鎮靜又帶補血退熱，自是良方。脈浮者以《傷寒論》觀念屬表，當以汗解，當然又是桂枝湯，但桂枝湯本是溫中增血糖之補藥，發汗自是其結果，脈沉實者消導腸胃，下之。

6-71-401 大病差後。從腰以下。有水氣者。牡蠣澤瀉散主之。

　　牡蠣澤瀉散方：牡蠣　澤瀉　蜀漆　葶藶子　商陸根　海藻　栝蔞根各等分

此方實為溫和去水之良方，從腰以下有水氣可知非但心力不足，腎過濾力也不夠，故從腰以下有水氣，腰以上心力能控制也。牡蠣、海藻、栝蔞根乃軟堅之物且能增加甲狀腺機能以促進代謝，是用慢性治療法，不同參附之峻補藥，是其高明處。澤瀉下下焦之水，葶藶去中焦之停渚，商陸根、蜀漆更全面清理興奮去水，絲絲入扣實為難得之佳方，不亞於白虎小青龍也。

6-72-402 大病差後。喜唾。久不了了。胸上有寒。當以丸藥溫之。宜理中丸。

「大病差後。喜唾。久不了了」乃肺活量不夠，小氣管壁常有多出之分泌蓄於氣管總感不清，若以理中丸溫之則肺血流改善，滲出液自然吸收矣。

6-73-403 傷寒解後。虛羸少氣。氣逆欲吐。竹葉石膏湯主之。

竹葉石膏湯方：竹葉二把　石膏一斤　半夏半斤　麥門冬一升
人參二兩　甘草二兩　粳米半升

此條與前條之情況差不多，若以中醫理論則又不啻天地之差矣，彼乃用熱藥此乃用涼藥，豈能說差不多，不諳醫理不能根本解決，徒以表面判斷者慘矣，殊不知前條乃肺喉間小血管血流不利有滲出液故用之。此條是肺葉中小血管因肺動量而動者為一半，屬心臟搏動而循環者一半，各出一半之力也，今久病大虛之後，心肺動量活力不夠，血液停滯乃生熱，熱本二氧化碳積貯，乃少氣。氣逆即氣上行似欲吐，故以竹葉石膏湯清熱所以補氣，人參補氣以助清熱也。

人參、麥門冬強心補肺滋潤津液即所謂稀釋微小血管之滯留，生石膏、竹葉調節其離子更兼清涼作用而生鎮靜，半夏止嘔鎮靜，甘草、粳米和胃利尿去熱。

6-74-404 病人脈已解。而日暮微煩。以病新差。人強與穀。脾胃氣尚弱。不能消穀。故令微煩。損穀則愈。

　　本已愈但身體未恢復健康不良，日暮本為肝機能最差之時，前已述過，肝機能差則消化分泌均隨之而下降，故人感微煩，其所以煩若少與之食物使消化負擔略為改輕以後，再漸漸調節而增加，自可適合故云損穀則愈。

參考文獻

Bunn HF, Forget BG, Ranney HM: Hemoglobinopathies. Saunders, Philadelphia, PA, 1977.
Erwin B: The Physiological Clock. English Universities Press, London, UK, 1967.
Fricke R, Hartmann F: Connective Tissues: Biochemistry and Pathophysiology. Springer, Berlin, Germany, 1974.
Gentilini P, Popper H, Sherlock S, Theodori U: Problems in Intrahepatic Cholestasis. S. Karger, Basel, Switzerland, 1978.
Gorlin R: Coronary Artery Disease. Saunders, Philadelphia, PA, 1976.
Hurwitz AL, Duranceau A, Haddad JK: Disorders of Esophageal Motility. Saunders, Philadelphia, PA, 1979.
Schultze HE, Heremans JF: Molecular Biology of Human Proteins: With Special Reference to Plasma Proteins. Vol. 1. Nature and Metabolism of Extracellular Proteins. Elsevier, Amsterdam, The Netherlands, 1966.
Siegel GJ, Agranoff BW, Katzman R, Albers RW: Basic Neurochemistry: Molecular, Cellular, and Medical Aspects. Little, Brown and Company, Boston, MA, 1976.

傷寒論病因病名索引

本索引之編碼規則按照頁碼（總條文編號）進行排序，如：1(2) 為第 1 頁之案例 2。

動量
  血管動量　　44(29),57(41),58(42),113(117),115(119),155(166)
    太陽病，熱多寒少，脈微弱　39(25),44(29)
    心搏出量　39(23),44(29),47(31),53(37),60(43),69(52),74(64),79(70),96(97),
           102(104),111(114),112(116),115(120),136(148),160(173),230(320)
    心動神經傳遞　96(97),118(126)
    肺微血管　　88(85)
    血管收縮　19(2),26(10),28(12),36(16),40(25),57(41),92(92),95(96),112(117),
          142(152),144(155),145(156),147(157),152(162),164(177),181(202)
  腸胃動量　22(6),64(46),67(51),100(101),114(118),127(136),176(189),182(205)
  胃之動力　149(158)
  腸子蠕動快　52(36),156(168)
  陽明中風　179(199),197(239)
  陽明中風　中寒　179(200)
  陽明中寒　180(201)
  陽明病不能食　182(204)
  陽明脈遲　182(205),186(218),195(233),198(241)
  陽明嘔多　185(214)
  傷寒，手足自溫　178(197),216-217(283)
  傷寒轉繫陽明者　179(198)
  胃中虛冷不能食者飲水則噦　195(234)
  發汗後臍下悸者，欲作奔豚　77(68)

心血管
  心
    心臟瓣膜　169(184),189(221)
    右心室三尖瓣　163(176)
    心動　96(97),104(106),152(162),170(186),179(198),195(233)

心臟病　27(10),28(12),83(77),95(96),131(140),169(184),171-172(186),201(249)
　　風濕性心臟病　169(184)
　　神經性心臟病　171(186)
心臟神經傳遞阻斷　172(186)
　　心律不整症　173(186)
　　心跳過速　35(16),77(68),134(147)
　　Bradycardia　152(162),173(186),182(205)
搏動　28(12),53(37),64(46),69(52),124(135),132(142),135-136(148),225(306),
　　　242(354),247(375),252(396),254(403)
　　少陰惡寒下利手足冷　223(300)
　　少陰頭眩時自冒　224(302)
　　吐利汗出脈微欲絕　252(395)
　　下利清穀，裡寒外熱，汗出厥　247(376)
　　發汗過多，心下悸　77(67)
　　心悸　47(31),69(52),105(109),118(126),120(129),124(135)
陽明心下鞕滿　185(215)
陽明脈反微濇　190(224)
收縮末梢血管　19(2),28(12),36(16),46-47(31),144(155),147(157),152(162),
　　　　　　164(177),165(178)
調節血管　26(10),63(45),104(106),115(120),148(158),202(253)
血管壁脫水硬化　151(161)
女性血壓低之治療　53(37)
太陽病，無汗惡風　51(33),52(37)
少腹滿　58,61(43),124(134)
衄乃解　66(49)
脈濇　66,68(51),104(106),189(222),190(224)
筋惕肉瞤　57-58(41)
腦血管意外　84(78)
血管
　　少陰脈微細　219(286)
　　少陰脈細沉數　221(290)
　　少陰脈緊　221(292)
　　少陰中風脈陽微陰浮　222(295)
　　少陰四逆惡寒身踡脈不至　224(303)
　　少陰發熱脈沉　225(306)

258

少陰脈微欲絕　231(322)
　　少陰脈沉　225(306),226(310),232(328)
　　少陰強發汗　223(299)
　　下利脈沉遲　246(372)
　　寸脈浮　111(115),127(136),161(175),244(362),246(369)
　　手足厥寒脈細欲絕　242(356)
　　四肢拘汗出厥脈微欲絕　252(396)
　　咽中乾煩躁吐逆　46(31)
　　酒客服桂枝湯　36-37(19)
　　脈大　97-98(99),178(196),246(369,371)
　　脈浮頭項強　17(1)
　　傷寒脈促　242(354)
　　傷寒脈滑　242(355)
　　鬱生濕，濕生火　27(11)
　　肝門脈及腸腔靜脈　127(136)
　　腸壁靜脈血管充血　160(172)
　　靜脈曲張　125(135),163(176),191(226)
　Internal carotid artery　162(175)
　末梢小血管　150(161),165(178)
　舒張末梢血管　144(155)
　腎小球血管收縮　145(156)
血液淋巴
　　紅血球　23(7),31(13),39(23),45(30),56(40),87(83),88-89(87),92(92),93(93),105(109),
　　　　114(118),116(124),133(142),150(161),152(162),173(186),241(352)
　　小紅血球症　173(186)
　　溶血　23(7),55-56(40),93(93),99-100(101),113-114(118),116(123-124),123(132),
　　　　125(135),133(142),139(150),152(162),182(206),184(210),197(239),199(244),
　　　　208(264),228(316),230(320)
　　白血球　21(3),27(11),29(13),52(34),94(95),108(112),139(150),169(184),190(223),
　　　　236(336),237(337),238(340),241(352)
　　血小板　31(13),56(40),66(49),72(59),87(83),89-90(87),104(106),105(109),114(118),
　　　　116(124),123(132),124(133),150(161),209(268),223(299),227(314),241(352)
　　　少陰吐利手足冷　227(314)
　　　血小板無力症　150(161)
　　血糖　19(2),22(6),23(8),30(13),34(14),36(16,18),38(22),40(25),58(41-42),63(45),

259

　　　　　　　66(49),75(65),77(68),79(71),80(72),90(88),94(94-95),95(96),96(97),104(106),
　　　　　　　105(109),144(154),151(161),160(172-173),161(173),171(186),178(197),
　　　　　　　192(229),216(281),222(294),253(400)
　　血糖低下　38(22),66(49),216(281)
　　若下之，身重　69(52)
卵磷脂　83(77),151(161)
脂肪酸　171(186),203-204(254)
血漿蛋白　27(11),46(31),72(59),88-90(87),99(101),112(117),116(124),150(161),
　　　　　169(184),194(231),220(288),241(352)
醣蛋白基鍵　151(161)
血紅素　31(13),92(92),132(142),152(162),173(186),243(357)
　　血紅素不足症　173(186)
　　內有久寒　242-243(357)
血栓　26(10),92(91),114(118),123(132),127(136),152(162),208(264),223(299),
　　　226(311),227(314),229(318)
栓塞　84(78),133(142),163(176),171(186)
缺血　78(69),84(78),112-113(117),115(120),160(173),220(288),224(302),244(362)
下血　115(121),122,124(132),124(134),125(135),135,137(148),145(156),164(177),
　　　181(202),191(226),246(369)
退充血　52(36),85-86(81),88(86),100(101),108(112),122(131),130(139),134(146),
　　　　140(150),148(158),153(163),155(166),156(168),161(173),166(181),194(231),
　　　　196(236),199(243),204(255),207-208(264),209(268),226(308),239(343)
貧血　31(13),35(16),37(19),40(26),63(45),70(54),81(74),88,90(87),90(88),98(99),
　　　104(106),157(169),169(184)
　　惡性貧血　157(169)
亡血　73(61),92(92),93(93),161(175),164(177),241(352),251(391)
膽紅素　23(7),102-103(104),106(110),114(118),133(142),152(162),178(197),
　　　　182(205-206),184(209),197(239),199(243),208(265),209(266-268),217(283)
　　太陰身黃　216-217(283)
　　溶血性黃疸　23(7),114(118),133(142)
淋巴　21(4),22(7),24(9),39(23),52(34),55(40),89(87),99-100(101),101(102),102(104),
　　　104(106),107(111),108(112),114(118),122(132),133(144),135-136(148),
　　　162(175),166(182),172(186),184(210),196(237),197(239),238(339)
　　耳蝸平衡器　89(87)
　　身為振振搖者　78(70)

免疫
　　抗體　　18(1),22(7),24(8),27(11),31(13),61(43),65(48),70(54),94(94),129(137),151(161),
　　　　　160(172),163(175),169(184),238(339-340),244(362)
　　　　腸胃道過敏　　142(153),186(216)
　　　　上氣道過敏　　162(175)
　　　　Allergic rhinitis　　155(166)
　　Rheumatism　　169(184),173(186)
　　傷寒厥者必發熱　　238(340)
　　傷寒厥五日熱五日　　239(341)
　　紅斑狼瘡　　26(10)
　　骨髓　　28(12),114(118),124(133)
　　組織胺　　18(1),29(13),34(14-15),35(15),40(25),51(33),52(34),63(45),109(113),
　　　　　145(156),151-152(161),162(175),168(183),220(288)
電解質
　　Ca^{2+}　　38(23),45(30),146(156),151(161),171(186)
　　　　代謝不良　　38(22),242(357)
　　　　心肌收縮　　38(23),189(221),230(320)
　　Fe^{2+}　　45(30)
　　I^-　　146(156)
　　K^+　　38-39(23),45(30),93(93),132(142),135-136(148),146(156),171(186)
　　　　Hypokalemia　　38(23),52(36)
　　　　　太陽病下之，微喘者　　63(46)
　　　　　桂枝證下之，脈促者　　52(36)
　　　　　傷寒吐下後，心下逆滿　　78(70)
　　　　Hyperkalemia　　38(23)
　　　　傳導電力　　38(23)
　　Mg^{2+}　　45(30),146(156)
　　Na^+　　25(10),39(23),45(30),132(142),142(152),144(154)
　　　　四肢微急　　37-38(22)
　　Zn^{2+}　　45(30)
　　氯　　38(23),79(70),93(93),110(114),204(256),249(386)
　　酸鹼度　　42(28)
　　　　三陽合病，但欲睡眠　　211(273)
　　　　陽明口燥　　184(212)
　　　　陽明外證　　176(191)

陽明病其人多汗　190(223)
傷寒六七日目中不了了，睛不和　205(259)
腹膜　102(103),133(143),134(145),144(155),146(156),158(170)
　　腹膜炎　102(103),133(143),134(145),144(155),146(156)
礦物質離子藥　156(168)
補 electrolyte　157(169)

水分代謝
心下有水氣，或渴或利或噎　58(43)
心下有水氣，服湯已渴者　62(44)
太陽中風，身疼痛　57(41)
太陽病發汗後，大汗出　80(74)
中風發熱，有表裡證，水逆　83(77)
三陽合病　192(229),211(273)
亡津液　73(61-62),176(190),185(213),202(252)
手足漐漐汗出　193(230),217(283)
汗出多　195(232),198(241),202(252)
陽明病無汗　182(206),183(207),198(242-243)
脫水　19(2),23(7),31(13),35(16),73(62),74(63-64),86(81),88(85),110-111(114),
　　　119(128),120(129),133(143),148(158),151(161),164(177),190(223),206(260),
　　　241(350),243(358),249(386),250(390),251(394)
　太陽病下之　35(16),38(23),63(46),135(148)
　汗出拘急肢疼下利　243(358)
　頭眩　32(13),78(70),88-89(87),182(205),183(208),224(302)
調節水分　58(42),68(51),79(70),81(74),89(87),115(119),142(152),186(216),194(231)
　少陰咳，嘔，渴，不得眠　231(324)
　發熱身疼　251(392)
　腰下有水氣　253-254(401)
　水腫　38(22),79(70),81(74),112(116),115(120),142(152),157(169),162(175),
　　　　252(394)
積水　54(39),58(42-43),60-61(43),63(44),64(47),81(74),130(138-139),132(142),
　　　136(148),141(151),150(161),154(165),173(186),196(236),197(239),
　　　216(280-281),230(320),233(329),242(357)
　腦血管水分多　148(158)
　胸腔肋膜積水　129(138)
　胸中有水分（寒實結胸）　139(150)

肋膜積水　130(139),150(161),233(329)
腹水　61(43),150(161),163(176),197(239)
胃積水　216(280-281)
腸分泌多而積水　136(148)

冷汗　19-20(2),30,32(13),34(14),46(31),58(41),71(56-57),74(62),99(100),147(157),
154(164),170(185),189(221),192(229),206(261),216(281),220(288)

熱汗　19(2),33(14),36(18),41(28),71(56-57),99(100),105(108),112(117),147(157-158),
170(185),176(191),179(198),194(231),198-199(243),200(247),201-202(251),
206(260-261),222(294),245(366)

汗腺　147(157)

滲透壓　42(28),46(30-31),61(43),80-81(74),89(87),130(139),135-136(148),141(151),
146(156),149-150(161),187(218),188(219),190(223),197(239),220(289),
229(320),232(324),241(352)

意欲得水　137(149)

香港腳濕疹　36(19),162(175)

腎元　132(142),145(156),151(161)

小便不利　22-23(7),44(30),58,61(43),73-74(62),80-81(74),99-100(101),110-111(114),
124(133-134),131,133(142),145(156),154(165),167(183),168-169(184),
180(201),181(202),183(209),184(210),186(216),194(231),198-199(243),
200(249),208-209(266),227(312),230(321),231(323)

小便自利　122(132),124(133),167-168(183),178(197),196(237),198(240),216-217(283)

顱內壓　96(97),130(139)

腸胃

胃不和　152(163),155(166),211(271)

胃炎　134(146),155(166),250(390)

胃中有邪氣　166-167(182)

慢性胃炎　134(146)

胃壓升高　119(128),147(158),182(205)

胃肌肉　39(23),148(158),249(386)

胃黏膜分泌因子缺乏　157(169)

心下痞鞕痛　150(161)

嘔吐　25(9),37(19,21),52(35),83(77),93(94),101(102),107(111),119(128),121(131),
136(148),161(174),162-163(175),166(181-182),167(182),169(184),177(195),
195(234),196(238),202(251),215(278),233(329),240(344),249(383-384),
250(388)

噫氣不除　158(170)
十二指腸潰瘍　111(114),168(183),201(250)
吐利止，身痛　251(393)
吐利，手足不逆冷　223(297)
吐利煩躁四逆　224(301)
嘔而發熱　147(158),162(175),249(385)
吐利（霍亂）　250(388-390),251(391-392)
吐，利，汗，脈平，小煩　252(397)
嘔家有癰膿　249(382)
嘔，脈弱　249(383)
嘔，下利（急性腸胃炎）　250(390)
乾嘔，吐涎頭痛　249(384)
厥，嘔，胸脅煩滿　239(344)
太陽陽明合病不下利但嘔　52(35)
體痛嘔逆　20-21(3)
噦而腹滿　250(387)
下利厥逆　241(349),243(358)
下利微熱而渴　245(365)
下利脈數　245(366),247(373)
下利手足厥無脈　245(367)
下利脈實　247(375)
下利清穀　195(233),231(322),246(370,372),247(376),252(395)
下利七日　242(353)
下利腹脹　248(378)
下利脈絕　247(374)
下利欲飲水　248(379)
下利虛煩　248(381)
下利讝語　248(380)
自利而渴　219(287)
自利不渴　216(282)
少陰下利，利止惡寒　222(293)
少陰下利脈微濇，嘔，汗出　233(330)
少陰手足寒欲吐　232(329)
少陰下利便膿血　226(311),227(312-313)
少陰下利　220(289),221(292),222(293),224(302),226(311),227(312-313),228(315),
　　　　　229(319-320),230(321),231(322,324),233(330)

少陰下利腹痛，溲不利，肢疼　230(321)
少陰利不止，無脈，乾嘔，煩　229(320)
桂枝證下之，利不止　52(36)
太陽陽明合病必自下利　51(34)
熱利下重　247(377)
胰臟癌　140(150)
腸癌　141(151),163(175-176)
　　大腸癌　141(151)
　　結腸癌　163(176)
　　直腸癌　163(176)
胃癌　163(175)
腸胃積滯　37(20),38(22),55(39),72(60),176(190),186(216),248(378)
腸胃充血　61(43),69(52),73(62),86(81)
腸炎　28(12),71(59),102(103),132(142),144(155),163(176),240(344),250(388)
熱入血室　142(152-153),144(154),191(226)
胰蛋白酶缺乏　206(260)
寒格更逆吐下　245(364)
臟厥　239(343),240(348),241(349)
大汗，煩渴，脈洪大　41(28),178(196)
大吐大下與水得噦　249(386)
大病差勞復　253(399)
形似瘧，日再發　41(27)
心下滿飢煩不能食　243(360)
太陰病脈浮　216(281)
少陰口燥咽乾　232(325)
少陰腹脹不大便　232(327)
便血　91(89),115(121),223(298),239-240(344)
病人藏無他病，時發熱　71(57)
胸中窒者　87(82)
發汗後，不惡寒但熱者　80(73)
陽明症　67-68(51),122(132),176(189),189(222),192(229),206(260)
傷寒發汗已解，半日許復煩　72(60)
瀉法　73(62),111(114),155(167)
結腸炎　132(142),163(176),240(344)
結腸收水能力太差　151(161)

結腸脹滿　148(158)
腸道發酵　133(144)
腸胃道充血　166(181)
腸胃感染　166(182)
腸胃膨脹　158(170)
腸胃痙攣（G—I spasm）　37(20),87-88(84),158(170)
腹中雷鳴　154-155(166),155(167)
痔瘡　57(41),106(110),114(118),123(132),137(148),163(175)
針足三里對腸胃影響　24(9)
胃氣不和，譫語　46-47(31)
惡寒脈微復利　251(391)
厥陰消渴　235(331)
傷寒除中　237(337-338),238(338)
傷寒厥而心下悸　244(361)
傷寒先厥，熱而利止　236(336),238(339)
脈弱續自便利　218(285)
脈已解，日暮微煩　255(404)
腹滿而吐，食不下，自利　215(278)

肝膽
　肝
　　VDM　26-27(10)
　　白天安靜晚上煩　74(64)
　　肝機能　24(8),26-27(10),38(22),39(24),55(39),64(47),69(52),72(59),73(62),75(64),
　　　　　　82(76),95(95),99-100(101),104(106),144(154),181(203),183-184(209),
　　　　　　185(215),188(220),197(239),255(404)
　　肝之解毒　148(158)
　　肝經鬱結充血　146(156)
　　肝癌　125(135),163(176),240(344)
　膽
　　膽道區　161(174)
　　膽道、膽囊感染　133(144)
　　Cholangitis　161(174)
　　Cholecystitis　161(174)
　　結石　98(99),106(110),132(142),161(174),163(176)
　肝膽症候群　161(174)

鼻咽胸腔疾病
  鼻
    鼻縱膈　18(1),34(14),35(15),168(183)
    黏膜下血管擴張　115(121),195(235)
    衄家不可發汗　92(91)
  咽喉
    大病差後，喜唾　254(402)
    少陰下利咽痛　228(315),231(322)
    少陰咽痛　220(288),228(315-316),229(318),231(322)
    少陰咽中生瘡　228(317)
    少陰咽中痛　229(318)
    咽痛復吐利　220(288)
    咽中痛喉痺　238(339)
    厥陰渴欲飲水　236(334)
    傷寒解後，少氣欲吐　254(403)
    喉頭炎　71(59),115(120),159(171),183(208)
    喉頭肌肉鬆弛　158(170)
    咽喉乾燥者，不可發汗　90(88)
    喉頭有物堵住之異樣感　85-86(81)
  胸腔
    病有結胸有藏結　127(136)
    氣喘（asthma）　37(20),53(37),62(43),192(228)
    太陽陽明合病，喘而胸滿　54(39)
      兼痰多　54(39)
      兼腸胃積滯飽脹　55(39)
    支氣管炎　71(59),159(171)
    咳嗽　24(9),37(20),76-77(66),159(171),183(207-208)
    URI　162(175),166(182)
    胸腔　54(39),58-60,62(43),117(125),127-128(136),129(138),130(139),131(141),
        135-136(148),140(150),145(156),150-151(161),162(175),211(270)
      胸腔感染　129(138)
    胸口悶　152(162)
    胸中有熱　166-167(182)
    縱膈腔　127(136),168(183),233(329)
    短氣煩躁　66-68(51),131-132(142)

橫膈膜　37(20),51(33),58(43),71(59),77(68),78(69),85(81),87(82),101(102),
　　　　102(104),103(105),107(111),114(118),130(139),132(142),138(150),
　　　　179(199),192(228),196(237),243(360),250(387)
　　客氣動膈　131-132(142),194(231)
　肋膜炎　59(43),107(111),129(138),134(147),146(156)
　心肺　38(22),47(31),54(39),61(43),69(52),72(59),73(62),74(64),77(68),79(70),
　　　　87(84),117(125),128(136),129(137),131(141),134(147),136(148),145(156),
　　　　154(164),159(171),180(201),229(319-320),230(320),246(372),254(403)
　心肺循環　79(70),159(171)
　肺臟感染　158(170)
　肺活量　60-61(43),90(88),93(93),127-128(136),129(137),142(153),145(156),
　　　　254(402)
　肺泡清除　152(161)
　肺性高血壓　145(156)
　肺癌　140(150),163(175)
　肺塵埃沉積　163(175)
　結核病　163(175)
神經系統
　大腦體溫調節中樞　164(177)
　腦下垂體　32(13),117(125),162(175)
　剛痙（急性腦膜炎）　130(139)
　Optic chiasm　81(74),162(175)
　腦炎善後　173(186)
　脊髓反射障礙　141(151)
　CNS　120(129)
　脊髓神經　42(28),96(98),100(101),116(124),124(132),125(135),141(151),162(175),
　　　　170(185),193(229),199(244),208(264)
　尾閭神經　99(99),110(113),148(158),186(218),199(244)
　中樞神經　31(13),53(37),55(40),99-100(101),120(129),144(155),199(244)
　　神志不清之因　41(26)
　　煩躁　40(26),44(28),46-47(31),48(32),57(41),66-68(51),74(64),80(72,74),81(74),
　　　　112(117),118(126),131(141),132(142),194(231),205(258),224(301,303,305),
　　　　227(314),239(344),240(348),241(349)
　脈遲，腦中痛　53(37)
　鈍痛　52(37),104(106),231(322)

自律神經　24(8),37(19),53(37),57(41),58(43),63(45),67-68(51),70(56),71(59),77(67),
　　　　　82(76),85(80-81),86(81),87(83),90(88),104(106),105(109),109(113),
　　　　　132(142),141(151),144(155),151(161),152(163),158(170),163(176),
　　　　　166(180),179(198),199(244),201(249),207(263),209(268),211(271),
　　　　　212(276-277),225-226(308),230(320),248(381),252(396)
ANS　25-26(10),37(19),141(151)
　副交感神經　30(13),58(43),67(51),69(52),85(80),99(99),100(101),102(104),
　　　　　　110(113),147(157),148(158),153(163),186-187(218),190(224),
　　　　　　192(228),199(244),205(258),216(280),237(338)
　　薦骨神經　69(52),124(133),147(157),186(218),199(244)
　　頭部腦神經　147(157)
　　影響 ANS 之因素　25(10)
　　太陰病欲解　216(280)
　少陰,心中煩(ANS 緊張)　225(308)
肋間神經　99(101),191(226),196(237)
膈下神經　191(226)
盜汗　131-132(142),184(211)
女性神經質　19(2),53(37),77(68),132(142)
Hysteria　117(125),155(166)
神經老化　151(161)
神經緊張　19(2),30(13),43(28),53(37),57(41),70(56),90(88),91(89),96(98),98(99),
　　　　　99(100),107(111),109(113),132(142),144(155),148(158),152(162),154(164),
　　　　　165-166(180),183(207),196(237),203(253),207(263),211(271-272),
　　　　　212(276-277),220(288),225(308),248(381)
失眠　93-94(94),148(158),151(161)
膈神經　51(33),102(104),130(139)
心動神經　96(97),104(106),152(162),179(198),195(233)
胃神經　52(35),148(158),158(170),160(172),217(283)
神經性大熱　159(171)
火生風　27(11)
少陰四逆　224(301,303),231(323)
少陰無證　225(307)
少陰發熱脈沉　225(306)
咳而下利譫語　220(289)
陰陽易之為病　253(398)

發汗後，水藥不得入口為逆　85(80)
發汗後，虛煩不得眠　85(81)
發汗後，飲水多必喘　84(79)
尺脈遲　69(53)
坐禪　67(51)
脈弦　68(51),104(106),135-136(148),141(151),189(222),197(239),211(271),
　　　232-233(329)
脈浮緊　36(18),53(37),57(41),58(43),66(49-50),69(53),71(58),170(185),184(211),
　　　194(231)
脈微弱　44(29),57-58(41),134(147),246(371)

內分泌系統
　甲狀腺　26(10),82(76),90(87),92(93),104(106),112(116),115(120),146(156),150(161),
　　　157(169),172(186),254(401)
　　甲狀腺機能過高症　172(186)
　　甲狀腺機能過低症　104(106),112(116),172(186)
　副甲狀腺　150(161)
　荷爾蒙　25-26(10),32(13),53(37),84(78),90(87),114(119),117(125),141(151),142(152),
　　　151(161),155(166),181(202),184(209),189(222),199(244)
　腎臟及腎上腺附近　163(175)
　胰島素　30(13),45(30),132(142),157(169)
　攝護腺　132(142)
　Cortisol　171(186)
　ADH　81(74),110-111(114),141(151),142(152),162(175),183-184(209),193(229),
　　　197(239)
　Estrogen　142(152),184(209)
　Angiotensin　26(10),145(156)
　Calmodin　111(114)

神經內分泌
　Acetylcholine　53(37)
　Autacoid　109(113),142(152)
　Catecholamine　19(2),53(37)
　　分泌時間
　　　少陰病欲解　222(296)
　　　厥陰欲解　236(333)

270

分泌過少
　　　太陽中風　19(2),28-29(13),57(41),113(118),149(161)
　　　發汗漏不止　37-38(22)
　　大量分泌
　　　太陽傷寒　20(3),118(127)
　Epinephrine　19(2),51(33),136(148)
　Norepinephrine　19(2),104(106),181(202)
　腎上腺素　19-20(2),20(3),23(8),26(10),28(12),30(13),36(16,18),38(22),51(33),58(42),
　　　　　64(47),66(49),69(52),74(64),76(66),77(68),90(88),104(106),114(118),
　　　　　118(125,128),136(148),144(154),145(156),151(161),157(169),171(186),
　　　　　205(258),212(277),222(296),231(322),236(333),244(362)
　　脈浮數，法當汗出而愈　69(52)
　　脈浮緊，汗不出　36(18)
　腎上腺皮質酮　39(23),43(28),47(31),169(184)
　Dopamine　92(92),157(169),181(202)
　Histamine　18(1),51(33),145(156),181(202)
　Melanin　92(92)
　Monoamine　109(113),181(202)
　Prostaglandin　34(14),53(37),141(151)
　Serotonin (5-HT)　34(14),67(51),181(202),186(216)
　Substance P　25(9),92(92),110(113),141(151),152(163),181(202),199(244)
　Bradykinin　141(151),181(202)
　VSM　26(10),74(64)
有關代謝的疾病
　　太陰中風，四肢煩疼　216(279)
　　少陰惡寒而踡　222(293-294),224(303)
　　少陰口中和惡寒　226(309)
　　少陰體痛，手足寒，脈沉　226(310)
　　代謝旺　36(18),41(28),46(30),92(93),95(95),150(161)
　　利尿激素　81(74),141(151),183(209)
　　代謝率　18(1),24(8),26(10),37(19),41(28),67(51),95(95),172(186),179(198),220(289),
　　　　　221(291),222(293-294)
　　興奮代謝　36(18),37(19),38(22),39(24),45(30),67(51),74(64),80(72),103(105),
　　　　　　105(109),132(142),150(161),154(164),168(183),169(184),195(233),
　　　　　　225(306),229(319),233(329),239(343),242(356),251(391,392)

代謝產物　57(41),92(93),95(95),137(149),145(156),164(177),167-168(183),183(209),
　　　　　190(223),193(229)
能量　24(8),57(41),63(45),79(70),104(106),119(128),132(142),156(168),168(183),
　　　181(202),189(221)
肺之代謝　145(156)
$CO_2\uparrow$　132(142),134(146),137(149),164(177),184(212)
脂類　159(171)
酸血症　41-42(28),76(66),80(73),92(93),159(171),164(177),165(178),211(273),
　　　　222(294)
酸度增高　76(66),102(104),159(171),184(212)
Lactic acid　137(149)
維生素 B_{12}　157(169),169(184)
小便清者　71-72(59)
發汗下之，病仍不解煩躁者　80(72)
發汗病不能解反惡寒者　79(71)
發汗後，身疼痛，脈沉遲者　75(65)

其他

過性降壓　148(158)
癌症　43(28),46(30),71(59),125(135),140(150),151(161),240(345)
皮膚病　26(10),36(19),91(90),142(152),151(161)
　　皮膚上似有蟻爬　157(169)
　　皮膚瞤動　152(162)
痿症　157-158(169)
白帶　25(9),32(13),61(43),86(81),158(170)
革蘭氏陰性菌內毒素之大熱　159(171)
Streptococcus infection　129(138),169(184)
上火　51(33)
大汗大下後之治則　73(62),243(359)
女性外感分治　70(54)
口渴之因　63(44),81(74),82(76),83(77),115(119-120),220(287)
五苓散之用途　68(51),73(62),80-82(74),82(75-76),83(76-77),115(119),137(149),
　　　　　　　154(165),194-195(231),201-202(251),251(392)
太陽症陽明症之區別　68(51),176(189)
太陽病，項背強几几　34(15),51(33)
白瘖　84(78)

少陰息高　224(304)
手足冷，腹滿按痛　240(345)
怕冷之因　19(1),20(3),22(6),23-24(8),63(45),66(49),74(62-63),160(173)
風溫　22(7)
耳聾　84(78)
風濕關節熱　57(41)
面色緣緣正赤　66-67(51)
柴胡之作用及應用　55-56(40),85(81),99-100(101),105(107),106(110),111(114),
　　　　　　　　144(155),146(156),231(323)
強肝法　74(64)
陰虛口渴　63(44)
感冒應急之變化　64(47)
　　太陽病外證未解　63(45),64(47)
微熱不退　82(74)
調節過敏　63(45)
頭痛有熱　71(59)
Carcinoid syndrome 之治療　68(51)
蛋白質不足　83(77)
身熱欲衣，身寒不欲衣　28(12)
傷寒之傳與不傳　21(4-5)
傷寒溫病之差　22(6),64(47),119(128)
傷寒大下，寸脈沉遲，手足厥　244(362)
傷寒差後，發熱　253(400)
諸四逆厥者　236(335)

方劑索引

本索引之編碼規則按照頁碼（總條文編號）進行排序，如：1(2) 為第 1 頁之案例 2。

二畫
　十棗湯　　133(144),149-150(161)
三畫
　大承氣湯　　186-187(218),188(219-220),189(222),191(225,227),193(230),199(245),
　　　　　　200(247-249),201(249),205(258-259),206(259-262),207(263),232(325-327)
　大黃黃連瀉心湯　　152(163),160-161(173)
　大陷胸湯　　131(142),133(143-144),134(145),147-148(158)
　大陷胸丸　　130(139)
　大柴胡湯　　72(60),103(104),105-106(110),133(144),161(174),184(209)
　小建中湯　　104(106),105(109)
　小青龍湯　　54(39),58,60-62(43),62-63(44)
　小承氣湯　　186-187(218),188(219),190(223-224),203(254),204(257),205(258),
　　　　　　206(259),248(380)
　小陷胸湯　　134(146)
　小柴胡湯　　55-56(40),72(60),86(81),99-100(101),100(102),103(104-105),104(106),
　　　　　　105(110),107(111),142(152-153),146-147(157),148(158),196(237-238),
　　　　　　197(238-239),211(270,272),249(385),253(400)
四畫
　文蛤散　　137(149)
　五苓散　　68(51),73(62),80-82(74),82(75-76),83(76-77),103(104),112(116),115(119),
　　　　　　137(149),140(150),150(161),154(165),162(175),164(177),168(183),
　　　　　　194-195(231),201-202(251),231(324),251(392)
五畫
　生薑瀉心湯　　154(166)
　半夏瀉心湯　　147-148(158)
　半夏散及湯　　229(318)
　四逆湯　　46-47(31),80(72),95(96),96(97),99(100),150(161),195(233),201(250),

275

216(282),231(322),232(326,328-329),233(329),242(356),243(358-359),247(376),248(378),249(383),251-252(394),252(395-396)
四逆加人參湯　251(391)
四逆散　55(40),100(101),111(115),231(323),249(383)
甘草附子湯　79(71),168(184)
甘草瀉心湯　155-156(167)
甘草湯　46-47(31),48(32),77(67),78(70),82-83(76),170-172(186),225(307),228(316),244(361)
白虎湯　41(27),43-44(28),71(56),83(77),112(116),164(177),165(178-179),170(185),192-193(229),194(231),195(232),211(273),226(308),242(355)
白虎加人參湯　41-42(28),164(177),165(178-179),178(196),194(231)
白通湯　229(319-320),230(320)
白通加人尿豬膽汁湯　229(320)
白頭翁湯　247(377),248(379)
瓜蒂散　161-162(175),243(360)
去桂加白朮湯　167(183)

六畫
竹葉石膏湯　140(150),254(403)

七畫
芍藥甘草湯　46(31),48(32)
芍藥甘草附子湯　79(71)
吳茱萸湯　201(250),227(314),249(384)
赤石脂禹餘糧湯　156(168)
牡蠣澤瀉散　253(401)

八畫
抵當湯　122(132),124(133-134),125(135),199(244),207-208(264)
抵當丸　124(134)
附子湯　37(22),39(24),74(64),79(71),167(183),168(184),225(306-307),226(309-310)
附子瀉心湯　154(164)
炙甘草湯　170-172(186)

九畫
枳實梔子豉湯　253(399)
厚朴生薑半夏甘草人參湯　78(69)
禹餘糧丸　92-93(93)
苦酒湯　228(317),229(318)

方劑索引

　　保產無憂散（十三太保）　32(13)
十畫
　　桂枝湯　28,30-33(13),33-34(14),35(15-16),36(16,18-19),37(19-21),40-41(26),
　　　　41(27-28),42(28),44(30),46-47(31),48(32),53-54(37),56(40),58(41),63(45),
　　　　64(46-47),65(48),68(51),70-71(56),71(57,59),72(59-60),75-76(66),80(72),
　　　　94(94),95(96),96(97),99(100),104(106),105(109),115(119-120),117-118(125),
　　　　144-145(155),159(171),160-161(173),165(179-180),178(196),198(241),
　　　　200(247),206(261),216(281),217(284),248(378),251(393),253(400)
　　桂枝甘草湯　77(67)
　　桂枝甘草龍骨牡蠣湯　118(126)
　　桂枝加附子湯　37(22)
　　桂枝附子湯　167(183)
　　桂枝加芍藥生薑各一兩人參三兩新加湯　75(65)
　　桂枝加芍藥湯　217(284)
　　桂枝加大黃湯　217(284)
　　桂枝加桂湯　117(125)
　　桂枝去桂加茯苓白朮湯　44(30)
　　桂枝加厚朴杏仁湯　63(46)
　　桂枝二麻黃一湯　41(27)
　　桂枝二越婢一湯　44(29)
　　桂枝加葛根湯　34(15)
　　桂枝去芍藥湯　38-39(23)
　　桂枝去芍藥加附子湯　39(24)
　　桂枝去芍藥加蜀漆牡蠣龍骨救逆湯　114(119)
　　桂枝人參湯　159-160(172)
　　桂枝麻黃各半湯　39(25)
　　茯苓桂枝甘草大棗湯　77(68)
　　茯苓四逆湯　80(72)
　　茯苓甘草湯　82-83(76),244(361)
　　茯苓桂枝白朮甘草湯　78(70)
　　柴胡桂枝乾薑湯　145(156)
　　柴胡桂枝湯　99(100),144-145(155),165(180)
　　柴胡加芒硝湯　107(111)
　　柴胡加龍骨牡蠣湯　110-111(114)
　　茵陳蒿湯　198-199(243),208(266)

277

烏梅丸　239(343)
桃核承氣湯　108,110(113)
桃花湯　226(311),227(312)
真武湯　81(74),83(77),88-90(87),96(97),109(113),115(120),163(175),230(321)
桔梗湯　228(316)

十一畫
旋復代赭湯　158(170)
乾薑附子湯　74(64)
通脈四逆加豬膽湯　252(396)
通脈四逆湯　231(322),247(376)
麻黃湯　52-54(37),54(38-39),55(39-40),56(40),66(49),70(54-55),71(58),92(91),170(185),197(239),198(242),220(288)
麻黃杏仁甘草石膏湯　75-76(66),159(171)
麻黃細辛附子湯　225(306-307)
麻黃附子甘草湯　225(307)
麻黃升麻湯　244(362)
麻黃連翹赤小豆湯　209(268)
梔子湯　88(86)
梔子豉湯　85-86(81),87(82-83),194(231),196(236),248(381),253(399)
梔子甘草豉湯　85(81)
梔子生薑豉湯　85-86(81)
梔子乾薑湯　88(85)
梔子厚朴湯　87(84)
梔子柏皮湯　209(267)
理中丸　251(392),254(402)

十二畫
黃連湯　52(36),166(182)
黃芩湯　166(181),237(338)
黃連阿膠湯　225(308)
黃芩加半夏生薑湯　166(181)

十三畫
當歸四逆湯　242(356)
當歸四逆加吳茱萸生薑湯　242(357)
葛根湯　34(15),51(33-34),52(34-35),63(45)
葛根黃芩黃連湯　52(36)

278

十五畫
　　調胃承氣湯　　46-47(31),80(73),97,99(99),108(112),121-122(131),186(217),
　　　　　　　　　204(255-256)
　　豬苓湯　　194(231),195(232),231-232(324)
　　豬膚湯　　228(315)
十六畫
　　燒褌散　　253(398)

國家圖書館出版品預行編目（CIP）資料

傷寒論之現代基礎理論及臨床應用 ／ 惲子愉 著.
－－ 新北市：華藝學術出版：華藝數位發行，
2020.12
面； 公分
ISBN 978-986-437-183-9（平裝）

1. 傷寒論 2. 中醫典籍

413.32　　　　　　　　　　　　　　109016775

傷寒論之現代基礎理論及臨床應用

作　　　者／惲子愉
責任編輯／詹雅婷
封面設計／張大業
版面編排／莊孟文

發　行　人／常效宇
總　編　輯／張慧銖
業　　　務／吳怡慧
出　　　版／華藝數位股份有限公司　學術出版部（Ainosco Press）
　　　　　　地　　址：234 新北市永和區成功路一段 80 號 18 樓
　　　　　　電　　話：(02)2926-6006　傳真：(02)2923-5151
　　　　　　服務信箱：press@airiti.com
合作出版／惲純和、葉姿麟
發　　　行／華藝數位股份有限公司
　　　　　　戶名（郵政／銀行）：華藝數位股份有限公司
　　　　　　郵政劃撥帳號：50027465
　　　　　　銀行匯款帳號：0174440019696（玉山商業銀行 埔墘分行）
法律顧問／立暘法律事務所　歐宇倫律師

　ISBN ／ 978-986-437-183-9
　　DOI ／ 10.978.986437/1839
出版日期／ 2020 年 12 月
定　　價／新台幣 550 元

版權所有・翻印必究　　Printed in Taiwan
（如有缺頁或破損，請寄回本公司更換，謝謝）